常见疾病护理常规

CHANGJIANJIBING HULI CHANGGUI

主编 刘阳 蔡敏 孙媛媛 宋鲁燕 林蕊

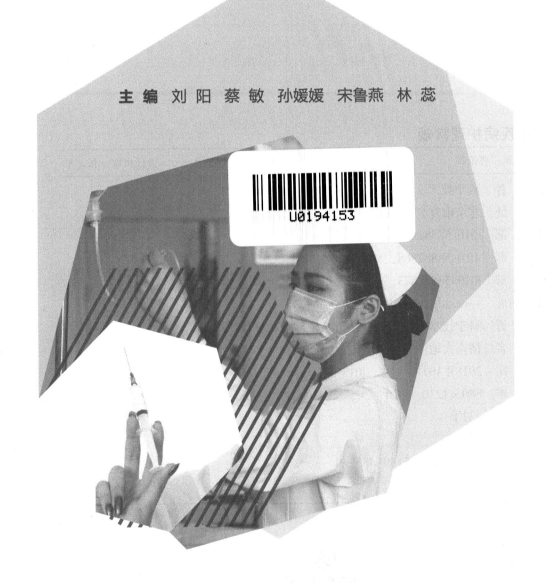

科学技术文献出版社
SCIENTIFIC AND TECHNICAL DOCUMENTATION PRESS

·北京·

图书在版编目（CIP）数据

常见疾病护理常规 / 刘阳等主编. — 北京：科学技术文献出版社，2018.10
ISBN 978-7-5189-4852-9

Ⅰ. ①常… Ⅱ. ①刘… Ⅲ. ①常见病 — 护理 Ⅳ. ①R47

中国版本图书馆CIP数据核字(2018)第228632号

常见疾病护理常规

策划编辑：曹沧晔	责任编辑：曹沧晔	责任校对：赵 瑷	责任出版：张志平

出 版 者	科学技术文献出版社
地 址	北京市复兴路15号 邮编 100038
编 务 部	(010) 58882938，58882087（传真）
发 行 部	(010) 58882868，58882870（传真）
邮 购 部	(010) 58882873
官方网址	www.stdp.com.cn
发 行 者	科学技术文献出版社发行　全国各地新华书店经销
印 刷 者	济南大地图文快印有限公司
版 次	2018年10月第1版　2018年10月第1次印刷
开 本	880×1230　1/16
字 数	432千
印 张	14
书 号	ISBN 978-7-5189-4852-9
定 价	148.00元

前　言

　　随着社会经济的不断发展和生活水平的逐步提高，人们对护理服务提出了更高更深的要求。与此同时，护理学科的不断拓展和延伸，新理论、新技术不断涌现并广泛应用于临床，有效减轻了患者病痛，提高了群众健康水平。目前，关于临床护理的书籍众多，但部分书籍存在内容繁杂，实用性不强等不妥之处。本书作者在参考大量国内外文献资料的基础上，结合临床工作实际，编写了此书。

　　本书首先介绍了临床护理基本操作，如口服给药法、注射给药法、外周静脉通路的建立与维护等内容；其次介绍了临床常见疾病护理，如呼吸内科疾病护理、心内科疾病护理、消化内科疾病护理、内分泌科疾病护理、风湿免疫科疾病护理、消化外科疾病护理等内容；最后介绍了血液肿瘤科疾病护理、皮肤整形护理等内容。

　　本书的作者，从事本专业多年，具有丰富的临床经验和深厚的理论功底。希望本书能为医务工作者处理相关问题提供参考，本书也可作为医学院校学生和基层医生学习之用。

　　在编写过程中，由于作者较多，写作方式和文笔风格不一，再加上时间有限，难免存在疏漏和不足之处，望广大读者提出宝贵的意见和建议，谢谢。

编　者
2018 年 10 月

目 录

第一章

临床护理基本操作

第一节 口服给药法

药物经口服后，经胃肠道吸收后，可发挥局部或全身治疗的作用。

一、摆药

（一）药物准备类型

1. 中心药房摆药 目前国内不少医院均设有中心药站，一般设在医院内距离各病区适中的地方，负责全院各病区患者的日间用药。

病区护士每日上午在医生查房后把药盘、长期医嘱单送至中心药站，由药站专人处理医嘱，并进行摆药、核对。口服药摆每日 3 次量，注射药物按一日总量备齐。然后由病区护士当面核对无误后，取回病区，按规定时间发药。发药前须经另一人核对。

各病区另设一药柜，备有少量常用药、贵重药、针剂等，作为临时应急用。所备的药物须有固定基数，用后及时补充，交接班时按数点清。

2. 病区摆药 由病区护士在病区负责准备自己病区患者的所需药品。

（二）用物

药柜（内有各种药品）、药盘（发药车）、小药卡、药杯、量杯（10～20mL）、滴管、药匙、纱布或小毛巾、小水壶（内盛温开水）、服药单。

（三）操作方法

1. 准备 洗净双手，戴口罩，备齐用物，依床号顺序将小药卡（床号、姓名）插于药盘上，并放好药杯。

2. 按服药单摆药 一个患者的药摆好后，再摆第 2 个患者的药，先摆固体药再摆水剂药。

（1）固体药（片、丸、胶囊）：左手持药瓶（标签在外），右手掌心及小指夹住瓶盖，拇指、示指和中指持药匙取药，不可用手取药。

（2）水剂：先将药水摇匀，左手持量杯，拇指指在所需刻度，使与视线处于同一水平，右手持药瓶，标签向上，然后缓缓倒出所需药液。应以药液低面的刻度为准。同时有几种水剂时，应分别倒入不同药杯内。更换药液时，应用温开水冲洗量杯。倒毕，瓶口用湿纱布或小毛巾擦净，然后放回原处。

3. 其他 如下所述。

（1）药液不足 1mL 须用滴管吸取计量，1mL = 15 滴。为使药量准确，应滴入已盛好少许冷开水药杯内，或直接滴于面包上或饼干上服用。

（2）患者的个人专用药，应注明床号、姓名、药名、剂量、时间，以防差错。专用药不可借给他人用。

（3）摆完药后，应根据服药单查对 1 次，再由第 2 人核对无误后，方可发药。如需磨碎的药，可用乳钵研碎。用清洁巾盖好药盘待发。清洗滴管、乳钵等，清理药柜。

二、发药

（一）用物

温开水、服药单、发药车。

（二）操作方法

1. 准备　发药前先了解患者情况，暂不能服药者，应作交班。

2. 发药查对，督促服药　按规定时间，携服药单送药到患者处，核对服药单及床头牌的床号、姓名，并询问患者姓名，回答与服药本一致后再发药，待患者服下后方可离开。

3. 根据不同药物的特性正确给药　如下所述。

（1）抗生素、磺胺类药物应准时给药，以保持药物在血液中的有效浓度。

（2）健胃、助消化药物宜在饭前或饭间服。对胃黏膜有刺激的药宜在饭后服。

（3）对呼吸道黏膜有安抚作用的保护性镇咳药，服后不宜立即饮水，以免稀释药液降低药效。

（4）某些由肾排出的药物，如磺胺类，尿少时可析出结晶，引起肾小管堵塞，故应鼓励多饮水。

（5）对牙齿有腐蚀作用和使牙齿染色的药物，如铁剂，可用饮水管吸取，服后漱口。

（6）服用强心苷类药物应先测脉率、心率及节律，若脉率低于60次/分或节律不齐时不可服用。

（7）有配伍禁忌的药物，不宜在短时间内先后服用，如呋喃妥因与碳酸氢钠溶液等碱性药液。

（8）催眠药应就寝前服用。

发药完毕，再次与服药单核对一遍，看有无遗漏或差错。药杯集中处理。清洁药盘放回原处。需要时做好记录。

（三）注意事项

（1）严格遵守三查七对制度（操作前、中、后查，核对床号、姓名、药名、浓度、剂量、方法、时间），防止发生差错。

（2）老、弱、小儿及危重患者应协助服药，鼻饲者应先注入少量温开水，后将药物研碎、溶解后由胃管注入，再注入少量温开水冲洗胃管。更换或停止药物，应及时告诉患者。若患者提出疑问，应重新核对清楚后再给患者服下。

（3）发药后，要密切观察服药后效果及有无不良反应，若有反应，应及时与医生联系，给予必要的处理。

（刘　阳）

第二节　注射给药法

注射给药是将无菌药液或生物制品用无菌注射器注入体内，达到预防、诊断、治疗目的的方法。

一、药液吸取法

1. 从安瓿内吸取药液　将药液集中到安瓿体部，用消毒液消毒安瓿颈部及砂轮，在安瓿颈部划一踞痕，重新消毒安瓿颈部，拭去碎屑，掰断安瓿。将针尖斜面向下放入安瓿内的液面下，手持活塞柄抽动活塞吸取所需药量。抽吸毕将针头套上空安瓿或针帽备用。

2. 从密封瓶内吸取药液　除去铝盖的中央部分并消毒密封瓶的瓶塞，待干。往瓶内注入与所需药液等量空气（以增加瓶内压力，避免瓶内负压，无法吸取），倒转密封瓶及注射器，使针尖斜面在液面下，轻拉活塞柄吸取药液至所需量，再以示指固定针栓，拔出针头，套上针帽备用。

若密闭瓶或安瓿内系粉剂或结晶时，应先注入所需量的溶剂，使药物溶化，然后吸取药液。黏稠药液如油剂可先加温（遇热变质的药物除外），或将药瓶用双手搓后再抽吸，混悬液应摇匀后再抽吸。

3. 注射器内空气驱出术　一手指固定于针栓上，拇指、中指扶持注射器，针头垂直向上，一手抽动活塞柄吸入少量空气，然后摆动针筒，并使气泡聚集于针筒口，稍推动活塞将气泡驱出。若针头偏于一侧，则驱气时应使针头朝上倾斜，使气泡集中于针头根部，如上法驱出气泡。

二、皮内注射法

皮内注射法是将少量药液注入表皮与真皮之间的方法。

（一）目的

（1）各种药物过敏试验。
（2）预防接种。
（3）局部麻醉。

（二）用物

（1）注射盘或治疗盘内盛2%碘酊、75%乙醇、无菌镊、砂轮、无菌棉签、开瓶器、弯盘。
（2）1mL注射器、4½号针头，药液按医嘱。药物过敏试验还需备急救药盒。

（三）注射部位

（1）药物过敏试验在前臂掌侧中、下段。
（2）预防接种常选三角肌下缘。

（四）操作方法

（1）评估：了解患者的病情、合作程度、对皮内注射的认识水平和心理反应，过敏试验还需了解患者的"三史"（过敏史、用药史、家族史）；介绍皮内注射的目的、过程，取得患者配合；评估注射部位组织状态（皮肤颜色、有无皮疹、感染及皮肤划痕阳性）。

（2）准备用物：并按医嘱查对后抽好药液，放入铺有无菌巾的治疗盘内，携物品至患者处，再次核对。

（3）助患者取坐位或卧位，选择注射部位，以75%乙醇消毒皮肤、待干。乙醇过敏者用生理盐水清洁皮肤。

（4）排尽注射器内空气，示指和拇指绷紧注射部位皮肤，右手持注射器，针尖斜面向上，与皮肤呈5°刺入皮内，放平注射器，平行将针尖斜面全部进入皮内，左手拇指固定针栓，右手快速推注药液0.1mL。也可右手持注射器左手推注药液，使局部可见半球形隆起的皮丘，皮肤变白，毛孔变大。

（5）注射毕，快速拔出针头，核对后交代患者注意事项。
（6）清理用物，按时观察结果并正确记录。

（五）注意事项

（1）忌用碘酊消毒皮肤，并避免用力反复涂擦。
（2）注射后不可用力按揉，以免影响结果观察。

三、皮下注射法

皮下注射法是将少量药液注入皮下组织的方法。

（一）目的

（1）需迅速达到药效和不能或不宜口服时采用。
（2）局部供药，如局部麻醉用药。
（3）预防接种，如各种疫苗的预防接种。

（二）用物

注射盘，1~2mL注射器，5~6号针头，药液按医嘱准备。

（三）注射部位

上臂三角肌下缘、上臂外侧、股外侧、腹部、后背、前臂内侧中段。

（四）操作方法

（1）评估患者的病情、合作程度、对皮下注射的认识水平和心理反应；介绍皮下注射的目的、过程，取得患者配合；评估注射部位组织状态。

（2）准备用物，并按医嘱查对后抽好药液，放入铺有无菌巾的治疗盘内，携物品至患者处，再次核对。

（3）助患者取坐位或卧位，选择注射部位，皮肤做常规消毒（2%碘酊以注射点为中心，呈螺旋形向外涂擦，直径在5cm以上，待干，然后用75%乙醇以同法脱碘2次，待干）或安尔碘消毒。

（4）持注射器排尽空气。

（5）左手示指与拇指绷紧皮肤，右手持注射器、示指固定针栓，针尖斜面向上，与皮肤呈30°～40°，过瘦者可捏起注射部位皮肤，快速刺入针头2/3，左手抽动活塞观察无回血后缓缓推注药液。

（6）推完药液，用干棉签放于针刺处，快速拔出针后，轻轻按压。

（7）核对后助患者取舒适卧位，整理床单位，清理用物，必要时记录。

（五）注意事项

（1）持针时，右手示指固定针栓，切勿触及针梗，以免污染。

（2）针头刺入角度不宜超过45°，以免刺入肌层。

（3）对皮肤有刺激作用的药物，一般不作皮下注射。

（4）少于1mL药液时，必须用1mL注射器，以保证注入药量准确无误。

（5）需经常做皮下注射者，应建立轮流交替注射部位的计划，以达到在有限的注射部位吸收最大药量的效果。

四、肌内注射法

肌内注射法是将少量药液注入肌肉组织的方法。

（一）目的

（1）给予需在一定时间内产生药效，而不能或不宜口服的药物。

（2）药物不宜或不能静脉注射，要求比皮下注射更迅速发生疗效时采用。

（3）注射刺激性较强或药量较大的药物。

（二）用物

注射盘、2～5mL注射器，6～7号针头，药液按医嘱准备。

（三）注射部位

一般选择肌肉较丰厚、离大神经和血管较远的部位，其中以臀大肌、臀中肌、臀小肌最为常用，其次为股外侧肌及上臂三角肌。

1. 臀大肌内注射射区定位法 如下所述。

（1）十字法：从臀裂顶点向左或向右侧画一水平线，然后从该侧髂嵴最高点做一垂直线，将臀部分为4个象限，选其外上象限并避开内角（内角定位：髂后上棘至大转子连线）即为注射区。

（2）连线法：取髂前上棘和尾骨连线的外上1/3处为注射部位。

2. 臀中肌、臀小肌内注射射区定位法 如下所述。

（1）构角法：以示指尖与中指尖分别置于髂前上棘和髂嵴下缘处，由髂嵴、示指、中指所构成的三角区内为注射部位。

（2）三指法：髂前上棘外侧三横指处（以患者的手指宽度为标准）。

（3）股外侧肌内注射射区定位法：在大腿中段外侧，膝上10cm，髋关节下10cm处，宽约7.5cm。

此处大血管、神经干很少通过，范围较大，适用于多次注射或2岁以下婴幼儿注射。

（4）上臂三角肌内注射射区定位法：上臂外侧、肩峰下2～3横指处。此处肌肉不如臀部丰厚，只能做小剂量注射。

（四）患者体位

为使患者的注射部位肌肉松弛，应尽量使患者体位舒适。

（1）侧卧位下腿稍屈膝，上腿伸直。

（2）俯卧位足尖相对，足跟分开。

（3）仰卧位适用于病情危重不能翻身的患者。

（4）坐位座位稍高，便于操作。非注射侧臀部坐于座位上，注射侧腿伸直。一般多为门诊患者所取。

（五）操作方法

（1）评估患者的病情、合作程度、对肌内注射的认识水平和心理反应；介绍肌内注射的目的、过程，取得患者配合；评估注射部位组织状态。

（2）准备用物，并按医嘱查对后抽好药液，放入铺有无菌巾的治疗盘内，携物品至患者处，再次核对。

（3）协助患者取合适卧位，选择注射部位，常规消毒或安尔碘消毒注射部位皮肤。

（4）排气，左手拇指、示指分开并绷紧皮肤，右手执笔式持注射器，中指固定针栓，用前臂带动腕部的力量，将针头迅速垂直刺入肌内，一般刺入2.5～3cm，过瘦者或小儿酌减，固定针头。

（5）松左手，抽动活塞，观察无回血后，缓慢推药液。如有回血，酌情处理，可拔出或进针少许再试抽，无回血方可推药。推药同时注意观察患者的表情及反应。

（6）注射毕，用干棉签放于针刺处，快速拔针并按压。

（7）核对后协助患者穿好衣裤，安置舒适卧位，整理床单位。清理用物，必要时做记录。

（六）Z径路注射法和留置气泡技术

1. Z径路注射法　注射前以左手示指、中指和环指使待注射部位皮肤及皮下组织朝同一方向侧移（皮肤侧移1～2cm），绷紧固定局部皮肤，维持到拔针后，迅速松开左手，此时位移的皮肤和皮下组织位置复原，原先垂直的针刺通道随即变成Z形，该方法可将药液封闭在肌肉组织内而不易回渗，利于吸收，减少硬结的发生，尤其适用于老年人等特殊人群，以及刺激性大、难吸收药物的肌内注射。

2. 留置气泡技术　方法为用注射器抽吸适量药液后，再吸入0.2～0.3mL的空气。注射时，气泡在上，当全部药液注入后，再注入空气。其方法优点：将药物全部注入肌肉组织而不留在注射器无效腔中（每种注射器的无效腔量不一，范围从0.07～0.3mL），以保证药量的准确；同时可防止拔针时，药液渗入皮下组织引起刺激，产生疼痛，并可将药液限制在注射肌肉局部而利于组织的吸收。

（七）注意事项

（1）切勿将针梗全部刺入，以防从根部衔接处折断。万一折断，应保持局部与肢体不动，速用止血钳夹住断端取出。若全部埋入肌肉内，即请外科医生诊治。

（2）臀部注射，部位要选择正确，偏内下方易伤及神经、血管，偏外上方易刺及髋骨，引起剧痛及断针。

（3）推药液时必须固定针栓，推速要慢，同时注意患者的表情及反应。如系油剂药液更应持牢针栓，以防用力过大针栓与乳头脱开，药液外溢；若为混悬剂，进针前要摇匀药液，进针后持牢针栓，快速推药，以免药液沉淀造成堵塞或因用力过猛使药液外溢。

（4）需长期注射者，应经常更换注射部位，并用细长针头，以避免或减少硬结的发生。若一旦发生硬结，可采用理疗、热敷或外敷活血化瘀的中药如蒲公英、金黄散等。

（5）2岁以下婴幼儿不宜在臀大肌处注射，因幼儿尚未能独立行走，其臀部肌肉一般发育不好，有可能伤及坐骨神经，应选臀中肌、臀小肌或股外侧肌内注射。

（6）两种药液同时注射又无配伍禁忌时，常采用分层注射法。当第一针药液注射完，随即拧下针筒，接上第二副注射器，并将针头拔出少许后向另一方向刺入，试抽无回血后，即可缓慢推药。

五、静脉注射法

（一）目的

（1）药物不宜口服、皮下或肌内注射时，需要迅速发生疗效者。

（2）做诊断性检查，由静脉注入药物，如肝、肾、胆囊等检查需注射造影剂或染料等。

（二）用物

注射盘、注射器（根据药量准备）、7～9号针头或头皮针头、止血带、胶布，药液按医嘱准备。

（三）注射部位

1. 四肢浅静脉　肘部的贵要静脉、正中静脉、头静脉；腕部、手背及踝部或足背浅静脉等。

2. 小儿头皮静脉　额静脉、颞静脉等。

3. 股静脉　位于股三角区股鞘内，股神经和股动脉内侧。

（四）操作方法

1. 四肢浅表静脉注射术　如下所述。

（1）评估患者的病情、合作程度、对静脉注射的认识水平和心理反应；介绍静脉注射的目的、过程，取得患者配合；评估注射部位组织状态。

（2）准备用物，并按医嘱查对后抽好药液，放入铺有无菌巾的治疗盘内，携物品至患者处，再次核对。

（3）选静脉，在注射部位上方6cm处扎止血带，止血带末端向上。皮肤常规消毒或安尔碘消毒，同时嘱患者握拳，使静脉显露。备胶布2～3条。

（4）注射器接上头皮针头，排尽空气，在注射部位下方，绷紧静脉下端皮肤并使其固定。右手持针头使其针尖斜面向上，与皮肤呈15°～30°，由静脉上方或侧方刺入皮下，再沿静脉走向刺入静脉，见回血后将针头与静脉的角度调整好，顺静脉走向推进0.5～1cm后固定。

（5）松止血带，嘱患者松拳，用胶布固定针头。若采血标本者，则止血带不放松，直接抽取血标本所需量，也不必胶布固定。

（6）推完药液，以干棉签放于穿刺点上方，快速拔出针头后按压片刻，无出血为止。

（7）核对后安置舒适卧位，整理床单位。清理用物，必要时做记录。

2. 股静脉注射术　常用于急救时加压输液、输血或采集血标本。

（1）评估、查对、备药同四肢静脉注射。

（2）患者仰卧，下肢伸直略外展（小儿应有人协助固定），局部常规消毒或安尔碘消毒皮肤，同时消毒术者左手示指和中指。

（3）于股三角区扪股动脉搏动最明显处，予以固定。

（4）右手持注射器，排尽空气，在腹股沟韧带下一横指、股动脉搏动内侧0.5cm垂直或呈45°刺入，抽动活塞见暗红色回血，提示已进入股静脉，固定针头，根据需要推注药液或采集血标本。

（5）注射或采血毕，拔出针头，用无菌纱布加压止血3～5分钟，以防出血或形成血肿。

（6）核对后安置舒适卧位，整理床单位。清理用物，必要时做记录，血标本则及时送检。

（五）注意事项

（1）严格执行无菌操作原则，防止感染。

（2）穿刺时务必沉着，切勿乱刺。一旦出现血肿，应立即拔出，按压局部，另选它处注射。

（3）注射时应选粗直、弹性好、不易滑动而易固定的静脉，并避开关节及静脉瓣。

（4）需长期静脉给药者，为保护静脉，应有计划地由小到大，由远心端到近心端选血管进行注射。

（5）对组织有强烈刺激的药物，最好用一副等渗生理盐水注射器先行试穿，证实针头确在血管内后，再换注射器推药。在推注过程中，应试抽有无回血，检查针梗是否仍在血管内，经常听取患者的主诉，观察局部体征，如局部疼痛、肿胀或无回血时，表示针梗脱出静脉，应立即拔出，更换部位重新注射，以免药液外溢而致组织坏死。

（6）药液推注的速度，根据患者的年龄、病情及药物的性质而定，并随时听取患者的主诉和观察病情变化，以便调节。

（7）股静脉穿刺时，若抽出鲜红色血，提示穿入股动脉，应立即拔出针头，压迫穿刺点 5 ~ 10 分钟，直至无出血为止。一旦穿刺失败，切勿再穿刺，以免引起血肿，有出血倾向的患者，忌用此法。

（六）特殊患者静脉穿刺法

1. 肥胖患者　静脉较深，不明显，但较固定不滑动，可摸准后再行穿刺。
2. 消瘦患者　皮下脂肪少，静脉较滑动，穿刺时须固定静脉上下端。
3. 水肿患者　可按静脉走向的解剖位置，用手指压迫局部，以暂时驱散皮下水分，显露静脉后再穿刺。
4. 脱水患者　静脉塌陷，可局部热敷、按摩，待血管扩张显露后再穿刺。

六、动脉注射法

（一）目的

（1）采集动脉血标本。
（2）施行某些特殊检查，注入造影剂如脑血管检查。
（3）施行某些治疗，如注射抗癌药物作区域性化疗。
（4）抢救重度休克，经动脉加压输液，以迅速增加有效血容量。

（二）用物

（1）注射盘、注射器（按需准备）7 ~ 9 号针头、无菌纱布、无菌手套、药液按医嘱准备。
（2）若采集血标本需另备标本容器、无菌软塞，必要时还需备酒精灯和火柴。一些检查或造影根据需要准备用物和药液。

（三）注射部位

选择动脉搏动最明显处穿刺。采集血标本常用桡动脉、股动脉。区域性化疗时，应根据患者治疗需要选择，一般头面部疾病选用颈总动脉，上肢疾病选用锁骨下动脉或肱动脉，下肢疾病选用股动脉。

（四）操作方法

（1）评估患者的病情、合作程度、对动脉注射的认识水平和心理反应；介绍动脉注射的目的、过程，取得患者配合；评估注射部位组织状态。

（2）准备用物，并按医嘱查对后抽好药液，放入铺有无菌巾的治疗盘内，携物品至患者处，再次核对。

（3）选择注射部位，协助患者取适当卧位，消毒局部皮肤，待干。

（4）戴手套或消毒左手示指和中指，在已消毒范围内摸到欲穿刺动脉的搏动最明显处，固定于两指之间。

（5）右手持注射器，在两指间垂直或与动脉走向呈 40° 刺入动脉，见有鲜红色回血，右手固定穿刺针的方向及深度，左手以最快的速度注入药液或采血。

（6）操作完毕，迅速拔出针头，局部加压止血 5 ~ 10 分钟。

（7）核对后安置患者舒适卧位，整理床单位。清理用物，必要时做记录，如有血标本则及时送检。

（五）注意事项

（1）采血标本时，需先用 1：500 的肝素稀释液湿润注射器管腔。

（2）采血进行血气分析时，针头拔出后立即刺入软塞以隔绝空气，并用手搓动注射器使血液与抗凝剂混匀，避免凝血。

（刘　阳）

第三节　外周静脉通路的建立与维护

一、外周留置针的置入

（1）经双人核对医嘱，对患者进行评估，告知患者用药的要求，征得同意后，开始评估血管，血管选择应首选粗直弹性好的前臂静脉，注意避开关节。

（2）按六步法洗手、戴口罩。按静脉输液，进行物品准备，包括利器盒、6cm×7cm 透明贴膜、无菌贴膜、清洁手套、22~24G 留置针，要注意观察准备用物的质量有效期。

（3）将用物推至床边，经医患双向核对、协助患者取舒适体位。再次选择前臂显露好，容易固定的静脉。

（4）核对液体后，开始排气排液，连接头皮针时，要将头皮针针尖插入留置针肝素帽前端，进行垂直排气，待肝素帽液体注满后再将头皮针全部刺入，回挂于输液架，准备无菌透明敷料。

（5）用含碘消毒剂，以穿刺点为中心进行螺旋式、由内向外皮肤消毒 3 次，消毒范围应大于固定敷料尺寸。

（6）将止血带扎于穿刺点上方 10cm 处。戴清洁手套。再次排气，双向核对，调松套管及针芯。

（7）穿刺时，将针头斜面向上，一手的拇指、示指夹住两翼，以血管上方 15°~30° 进针，见到回血后，压低穿刺角度，再往前进 0.2cm，注意进针速度要慢，一手将软管全部送入，拔出针芯，要注意勿将已抽出的针芯，再次插入套管内。

（8）穿刺后要及时松止血带、松拳、松调节器。

（9）以穿刺点为中心，无张力方法粘贴透明敷料，要保证穿刺点在敷料中央。脱手套，在粘贴条上注明穿刺的时间和姓名，然后覆盖于白色隔离塞，脱去手套，用输液贴以 U 形方法固定延长管。

（10）调节滴速，填写输液卡。核对并告知患者注意事项。

二、外周静脉留置针封管

（1）按六步法洗手、戴口罩。

（2）准备治疗盘：无菌盘内备有 3~4mL 肝素稀释液、无菌透明敷料（贴膜）、棉签、含碘消毒液、弯盘。

（3）显露穿刺部位，关闭调节器。

（4）分离头皮针与输液导管后，用肝素稀释液以脉冲式方法冲管，当剩至 1mL 时，快速注入，夹闭留置针，拔出针头。用输液贴以 U 形方法固定延长管。

（5）整理床单位，取下输液软袋及导管按要求进行处理。

三、外周静脉留置针置管后再次输液

（1）经双人核对医嘱后，按照六步法洗手、戴口罩。准备用物，包括 75% 乙醇、小纱布、输液贴、头皮针、输入液体、弯盘。

（2）查对床号姓名，对患者说明操作目的、观察穿刺局部，查对液体与治疗单，排气排液。

（3）揭开无菌透明敷料、反垫于肝素帽下，用 75% 乙醇棉球（棉片）摩擦消毒接口持续 10 秒（来回摩擦 10 遍）。

（4）再次排气排液后，将头皮针插入肝素帽内，打开留置针及输液调节器，无菌透明敷料固定肝素帽，头皮针导管。

（5）调节滴速，填写输液卡。整理好患者衣被，整理用物并做好观察记录。

四、外周静脉留置针拔管

（1）按六步法洗手后，准备治疗盘，内装：棉签、无菌透明敷料、含碘消毒液、弯盘。

（2）显露穿刺部位，去除固定肝素帽的无菌透明敷料，轻轻地将透明敷料边缘搓起，以零角度揭开敷料，用含碘消毒液消毒穿刺点2遍。

（3）用干棉签按压局部，拔出留置针，无渗血后用输液贴覆盖穿刺点。

（4）整理床单位并做好拔管记录。

（刘　阳）

第四节　中心静脉通路的建立与维护

一、中心静脉穿刺置管术

中心静脉置管术是监测中心静脉压（CVP）及建立有效输液给药途径的方法，主要是经颈内静脉或锁骨下静脉穿刺，将静脉导管插到上腔静脉，用于危重患者抢救、休克患者、大手术患者、静脉内营养、周围静脉穿刺困难、需要长期输液及使需经静脉输入高渗溶液或强酸强碱类药物者。局部皮肤破损、感染，有出血倾向者是其禁忌证。

（一）锁骨下静脉穿刺

锁骨下静脉是腋静脉的延续，起于第一肋骨的外侧缘，成年人长3~4cm。

1. 选择穿刺点　锁骨上路、锁骨下路。后者临床常用。

2. 穿刺部位　为锁骨下方胸壁，该处较为平坦，可进行满意的消毒准备，穿刺导管易于固定，敷料不易跨越关节，易于清洁和更换；不影响患者颈部和上肢的活动，利于置管后护理。

3. 置管操作步骤　以右侧锁骨下路穿刺点为例。

（1）穿刺点为锁骨与第一肋骨相交处，即锁骨中1/3段与外1/3交界处，锁骨下缘1~2cm处，也可由锁骨中点附近进行穿刺。

（2）体位：平卧位，去枕、头后仰，头转向穿刺对侧，必要时肩后垫高，头低位15°~30°，以提高静脉压使静脉充盈。

（3）严格遵循无菌操作原则，局部皮肤常规消毒后铺无菌巾。

（4）局部麻醉后用注射器细针做试探性穿刺，使针头与皮肤呈30°~45°向内向上穿刺，针头保持朝向胸骨上窝的方向，紧靠锁骨内下缘徐徐推进，可避免穿破胸膜及肺组织，边进针边抽动针筒使管内形成负压，一般进针4cm可抽到回血。若进针4~5cm仍见不到回血，不要再向前推进以免误伤锁骨下动脉，应慢慢向后退针并边退边抽回血，在撤针过程中仍无回血，可将针尖撤至皮下后改变进针方向，使针尖指向甲状软骨，以同样的方法徐徐进针。

（5）试穿确定锁骨下静脉的位置后，即可换用导针穿刺置管，导针穿刺方向与试探性穿刺相同，一旦进入锁骨下静脉位置，即可抽得大量回血，此时再轻轻推进0.1~0.2cm，使导针的整个斜面在静脉腔内，并保持斜面向下，以利导管或导丝推进。

（6）让患者吸气后屏气，取下注射器，以一只手固定导针并以手指轻抵针尾插孔，以免发生气栓或失血，将导管或导丝自导针尾部插孔缓缓送入，使管腔达上腔静脉，退出导针。如用导丝，则将导管引入中心静脉后再退出导丝。

（7）抽吸与导管相连接的注射器，如回血通畅说明管端位于静脉内。

（8）取下输液器，将导管与输液器连接，先滴入少量等渗液体。

（9）妥善固定导管，无菌透明敷料覆盖穿刺部位。

（10）导管放置后需常规行X线检查，以确定导管的位置。插管深度，左侧不宜超过15cm，右侧不宜超过 12cm，已能进入上腔静脉为宜。

（二）颈内静脉穿刺

颈内静脉起源于颅底，上部位于胸锁乳突肌的前缘内侧；中部位于胸锁乳突肌锁骨头前缘的下面和颈总动脉的后外侧；下行至胸锁关节处与锁骨下静脉汇合成无名静脉，继续下行与对侧的无名静脉汇合成上腔静脉进入右心房。

1. 选择穿刺点部位　颈内静脉穿刺的进针点和方向，根据颈内静脉与胸锁乳突肌的关系，分为前路、中路、后路 3 种。

2. 置管操作步骤　如下所述。

（1）以右侧颈内中路穿刺点为例，确定穿刺点位，锁骨与胸锁乳突肌的锁骨头和胸骨头所形成的三角区的顶点，颈内静脉正好位于此三角区的中心位置，该点距锁骨上缘 3～5cm。

（2）体位：患者平卧，去枕，头后仰，头转向穿刺对侧，必要时肩后垫一薄枕，头低位 15°～30° 使颈部充分外展。

（3）严格遵循无菌操作原则，局部皮肤常规消毒后铺无菌巾。

（4）局部麻醉后用注射器细针做试探性穿刺，使针头与皮肤呈 30°，与中线平行直接指向足端。进针深度一般为 3.5～4.5cm，以进针深度不超过锁骨为宜。边进针边抽回血，抽到静脉血即表示针尖位于颈内静脉。如穿入较深，针已对穿颈静脉，则可慢慢退出，边退针边回抽，抽到静脉血后，减少穿刺针与额平面的角度（约 30°）。

（5）试穿确定颈内静脉的位置后，即可换用导针穿刺置管，导针穿刺方向与试探性穿刺相同。当导针针尖到达颈静脉时旋转取下注射器，从穿刺针内插入引导钢丝，插入时不能遇到阻力。有阻力时应调整穿刺位置，包括角度、斜面方向和深浅等。插入导丝后退出穿刺针，压迫穿刺点同时擦净钢丝上的血迹。需要静脉扩张器的导管，可插入静脉扩张器扩张皮下或静脉。将导管套在引导钢丝外面，导管尖端接近穿刺点，引导钢丝必须伸出导管尾端，用手抓住，右手将导管与钢丝一起部分插入，待导管进入颈静脉后，边退钢丝、边插导管。一般成年人从穿刺点到上腔静脉右心房开口处约 10cm，退出钢丝。

（6）抽吸与导管相连接的注射器，如回血通畅说明管端位于静脉内。

（7）用生理盐水冲洗导管后即可接上输液器或 CVP 测压装置进行输液或测压。

（8）妥善固定导管，用无菌透明敷料（贴膜）覆盖穿刺部位。

二、外周静脉置入中心静脉导管

外周静脉置入中心静脉导管，是指经外周静脉穿刺置入的中心静脉导管，其导管尖端的最佳位置在上腔静脉的下 1/3 处，临床上常用于 7 天以上的中期和长期静脉输液治疗，或需要静脉输注高渗性、有刺激性药物的患者，导管留置时间可长达 1 年。

（一）置管操作步骤

（1）操作前，要先经双人核对医嘱。再对患者进行穿刺前的解释工作，得到患者的理解配合。

（2）对患者的穿刺部位静脉和全身情况进行评估。血管选择的标准：在患者肘关节处，取粗而直、静脉瓣少的贵要静脉、正中静脉或头静脉，要注意避开穿刺周围有皮肤红肿、硬结、皮疹和感染的情况。当血管选择好以后，要再次向患者告知穿刺时可能发生的情况，以及穿刺配合事项，经同意，签署知情同意书。

（3）操作前，要按照六步法进行洗手、戴口罩。准备用物，具体包括：治疗盘内装有 75% 乙醇、含碘消毒液、生理盐水 100mL、利多卡因 1 支。治疗盘外装有三向瓣膜 PICC 穿刺导管套件 1 个、PICC 穿刺包（穿刺包内装有测量尺、无菌衣、无粉手套 2 副、棉球 6 个、镊子 2～3 把、止血带、大单 1 条、治疗巾 2 块、洞巾 1 块、20mL 空针 2 副、5mL 空针 1 副、1mL 空针 1 副、大纱布 3 块、小纱布 2 块。剪刀、10cm×12cm 无菌透明敷料 1 张）、免洗手消毒液。

（4）查对患者床号与姓名，嘱患者身体移向对侧床边，打开 PICC 穿刺包，手臂外展与身体呈 90°，拉开患者袖管，测量置管的长度与臂围，具体测量方法是：从穿刺点沿静脉走行，到右胸锁关节，再向下至第3肋间，为置入导管的长度。接着，在肘横纹上10cm处，绕上臂一圈，测出臂围值，做好测量的记录。

（5）戴无菌手套，取出无菌巾垫于穿刺手臂下方，助手协助倒消毒液。消毒皮肤要求是先用乙醇棉球，以穿刺点为中心，进行螺旋式摩擦消毒，范围为直径≥10cm，当去除皮肤油脂后，再用碘剂以同样的方法，顺时针方向与逆时针方向分别交叉，重复两次进行消毒。建立无菌屏障。铺治疗巾，将止血带放于手臂下方，为扩大无菌区域，还应铺垫大单，铺洞巾。

（6）穿无菌衣、更换无粉手套，先抽取20mL生理盐水2次，再用2mL，最后用1mL注射器抽取利多卡0.5mL。打开PICC穿刺导管套件。用生理盐水预冲导管，用拇指和示指轻轻揉搓瓣膜，以确定导管的完整性。再分别预冲连接器、减压套筒、肝素帽和导管外部，最后，将导管浸入生理盐水中充分润滑导管，以减少对血管的刺激。打开穿刺针，去除活塞，将穿刺针连接5mL注射器。

（7）扎止血带，并嘱患者握拳，在穿刺点下方，皮下注射利多卡因呈皮球状，进行局部麻醉。静脉穿刺时，一手固定皮肤，另一手持针以进针角度呈15°～30°的方向进行穿刺。见到回血后，保持穿刺针与血管的平行，继续向前推进1～2mm，然后，保持针芯位置，将插管鞘单独向前推进，要注意避免推进钢针，造成血管壁的穿透。

（8）松开止血带，嘱患者松拳，以左手拇指与示指固定插管鞘，中指压住插管鞘末端处血管，防止出血，接着，从插管鞘内撤出穿刺针。一手固定插管鞘，另一手将导管自插管鞘内缓慢、匀速地2cm长度推进。当插入20cm左右时，嘱患者头侧向穿刺方，转头并低头，以确保穿刺导管的通畅。在送管过程中，左手的中指要轻压血管鞘末端，以防出血。当导管置入预定的长度时，在插管鞘远端，用纱布加压止血并固定导管。将插管鞘从血管内撤出，连接注射器抽回血，冲洗导管。双手分离导管与导丝衔接处，一手按压穿刺点并固定导管，另一手将导丝以每次3～5cm均匀的速度轻轻抽出，然后撤出插管鞘。当确认预定的置入长度后，在体外预留5～6cm，以便于安装连接器。

（9）修剪导管长度，注意勿剪除毛茬，安装连接器。先将减压套筒套到导管上，将导管连接到连接器翼形部分的金属柄上，使导管完全平整的套住金属柄，再将翼形部分的倒钩和减压套筒上的沟槽对齐锁定，最后，轻轻牵拉导管以确保连接器和导管完全锁定。用生理盐水，以脉冲式方法进行冲管，当推至所剩1mL液体时，迅速推入生理盐水，连接肝素帽。

（10）导管的固定，是将距离穿刺点0.5～1cm处的导管安装在固定翼的槽沟内。在穿刺点上方，放置一块小纱布吸收渗血，使导管呈弧形，用胶带固定接头，撤出洞巾，再用无菌透明敷料固定导管，要注意无菌透明敷料下缘与胶带下缘平齐。用第2条胶带，以蝶形交叉固定于贴膜上，用第3条胶带，压在第2条胶带上，将签有穿刺时间与患者姓名胶带固定于第3条胶带上。用小纱布或输液贴，包裹导管末端，固定在皮肤上。为保护导管以防渗血，用弹力管状绷带加压包扎穿刺处。

（11）向患者交代注意事项。整理用物并洗手。摄胸部X线片，以确定导管末端的位置，应在上腔静脉下1/3处。

（12）最后在病历上填写置管情况并签名。

（二）PICC置管后输液

（1）输液前，要先进行双人核对医嘱和治疗单，按照六步洗手法进行洗手、戴口罩。准备治疗盘，盘内装有：乙醇棉片、无菌贴膜、已经连有头皮针的含20mL生理盐水的注射器、预输入的液体、弯盘、治疗单，以及免洗手消毒液。

（2）进入病房先查对床号姓名，并与患者说明操作的目的，观察穿刺部位，必要时测量臂围。

（3）查对液体与治疗单，常规排气、排液。揭开输液无菌透明敷料反垫于肝素帽下。用75%乙醇棉球，擦拭消毒接口约10秒钟。再接入头皮针，抽回血，确定导管在血管腔内后，以脉冲式方法冲洗导管，当推至所剩液体为1mL时，快速推入。

（4）分离注射器，连接输液导管，松调节器。最后，用无菌透明敷料固定肝素帽和头皮针，在固定头皮针时，固定完毕后，整理患者衣被，调节滴数，交代注意事项并做好记录。

（三）PICC 冲洗与正压封管

为了预防导管堵塞，保持长期使用，给药前、后，使用血液制品，静脉采血后应冲管。休疗期应每周冲洗 1 次并正压封管。

（1）用六步法洗手、戴口罩。

（2）准备治疗盘，内装贴膜、含 10～20mL 生理盐水注射器 1 副、弯盘。

（3）经查对床号姓名，观察穿刺部位，关闭输液调节器。

（4）揭开输液无菌透明敷料反垫于肝素帽下分离输液导管与头皮针，接 10～20mL 生理盐水注射器，以脉冲式方法冲洗导管。推至最后 1mL 时，进行正压封管。具体方法是：将头皮针尖斜面退至肝素帽末端，待生理盐水全部推入后，拔出头皮针，用无菌透明敷料固定肝素帽。

（5）整理患者衣被，做好观察记录。

（四）PICC 维护操作

为保证外周中心静脉导管的正常使用，应保证每天对患者进行消毒维护。

（1）要按六步洗手法进行洗手、戴口罩。

（2）准备用物：治疗盘内装有石油烷、免洗手消毒液、棉签、皮尺、胶布、肝素帽、头皮针连接预冲注射器、弯盘、PICC 维护包（包内装有无菌手套、2 副、75% 乙醇、碘附棉棒各 3 根、乙醇棉片 3 块、小纱布 1 块、10cm×12cm 高潮气通透贴膜 1 张、胶带 4 条）。

（3）查对床号和姓名，与患者说明导管维护的目的。观察穿刺部位情况，必要时测量臂围。

（4）揭敷料时，要注意由下往上揭，以防带出导管，同时，还要避免直接接触导管。消毒双手，用石油烷擦除胶布痕迹。

（5）戴无菌手套：用消毒棉片消毒固定翼 10 秒钟。用 75% 的乙醇棉棒，去除穿刺点直径约 1cm 以外的胶胨，再用碘附棉棒，以穿刺点为中心进行皮肤消毒 3 次，消毒范围应大于无菌透明敷料范围，包括消毒导管。预冲肝素帽，去除原有肝素帽，用 75% 乙醇棉片，擦拭导管末端。

（6）将注满生理盐水的肝素帽连接导管，用生理盐水，以脉冲式方法进行冲管，当冲至剩 1mL 液体时，将头皮针拔出，使针尖位于肝素帽内，快速推入，然后拔出头皮针。

（7）更换无菌手套，安装固定翼，随后，将导管呈弧形进行胶带固定接头。用透明敷料固定导管，固定时，要保证贴膜下缘与胶带下缘平齐，第 2 条胶带以蝶形交叉固定于无菌透明敷料上，第 3 条胶带压在第 2 条胶带上，第 4 条签上姓名与时间后固定于第 3 条胶带上。用无菌小纱布包裹导管末端，用胶带固定于皮肤，做好维护记录。

三、植入式输液港建立与维护

（一）操作前准备

1. 置管部位的选择　置管部位的选择要综合比较其他发生机械性并发症、导管相关性血流感染的可能性。置管部位会影响发生继发导管相关性血流感染和静脉炎的危险度。置管部位皮肤菌群的密度是造成 CRBSI 的一个主要危险因素。由经过培训的医生依不同的治疗方式和患者体型来选输液港植入的途径：大静脉植入、大动脉植入、腹腔内植入，输液座放于皮下。输液港导管常用的植入部位主要为颈内静脉与锁骨下静脉。非随机实验证实了颈内静脉置管发生相关性感染的危险率高。研究分析显示，床旁超声定位的锁骨下静脉置管与其他部位相比，可以显著降低机械性并发症。对于成年患者，锁骨下静脉对控制感染来说是首选部位。当然，在选择部位时其他的一些因素也应该考虑。目前临床应用较多的是锁骨下静脉，实际植入的位置要根据患者的个体差异决定。植入位置解剖结构应该能保证注射座稳定，不会受到患者活动的影响，不会产生局部压力升高或受穿衣服的影响，注射座隔膜上方的皮下组织厚度在 0.5～2cm 为适宜厚度。

2. 经皮穿刺导管植入点选择　自锁骨中外 1/3 处进入锁骨下静脉，然后进入胸腔内血管。

（二）输液港的选择

由医生依不同的治疗方式和患者体型做出选择。标准型及急救凹形输液港适用于不同体型的成年人及儿童患者。双腔输液港适用于同时输入不兼容的药物。术中连接式导管可于植入时根据需要决定静脉导管长度。

输液港种类有多种选择：①单腔末端开口式导管输液港或单腔三向瓣膜式导管输液港；②小型单腔末端开口式导管输液港或小型单腔式三向瓣膜式导管输液港；③双腔末端开口式导管输液港或双腔三向瓣膜式导管输液港。

输液港附件——无损伤针的选择：①蝶翼针输液套件适用于连续静脉输注；②直形及弯形无损伤针适用于一次性静脉输注。

（三）穿刺输液操作步骤

（1）向患者说明操作过程并做好解释工作。

（2）观察穿刺点和局部皮肤有无红、肿、热、痛等炎性反应，若有应随时更换敷料或暂停使用。

（3）消毒剂及消毒方法：先用乙醇棉球清洁脱脂，向外用螺旋方式涂擦，其半径 10～12cm。以输液港为圆心，再用碘附棉球消毒 3 遍。

（4）穿刺输液港：触诊定位穿刺隔，一手找到输液港注射座的位置，拇指与示指、中指呈三角形，将输液港拱起；另一手持无损伤针自三指中心处垂直刺入穿刺隔，直达储液槽基座底部。穿刺时动作要轻柔，感觉有阻力时不可强行进针，以免针尖与注射座底部推磨，形成倒钩。

（5）穿刺成功后，应妥善固定穿刺针，不可任意摆动，防止穿刺针从穿刺隔中脱落。回抽血液判断针头位置无误后即可开始输液。

（6）固定要点：用无菌纱布垫在无损伤针针尾下方，可根据实际情况确定纱布垫的厚度，用无菌透明敷料固定无损伤针，防止发生脱落。注明更换无菌透明敷料的日期和时间。

（7）输液过程中如发现药物外渗，应立即停止输液，并即刻给予相应的医疗处理。静脉连续输。

（8）退针，为防止少量血液反流回导管尖端而发生导管堵塞，撤针应轻柔，当注射液剩下最后 0.5mL 时，为维持系统内的正压，以两指固定泵体，遍推注边撤出无损伤针，做到正压封管。

（9）采血标本时，用 10mL 以上注射器以无菌生理盐水冲洗，初始抽至少 5mL 血液并弃置，儿童减半，在更换注射器抽出所需的血液量，诸如备好的血标本采集试管中。

（10）连接输液泵设定压力超过 25psi（磅/平方英寸）时自动关闭。

（11）以低于插针水平位置换肝素帽。

（12）封管，以加压的形式从圆形注射港的各角度边推注药液边拔针的方法拔出直角弯针针头暂停输注，每月用肝素盐水封管 1 次即可。

（四）维护时间及注意事项

1. 时间　如下所述。

（1）连续性输液，每 8 小时冲洗 1 次。

（2）治疗间歇期，正常情况下每 4 周维护 1 次。

（3）动脉植入、腹腔植入时，每周维护 1 次。

2. 维护注意事项　如下所述。

（1）冲、封导管和静脉注射给药时必须使用 10mL 以上的注射器，防止小注射器的压强过大，损伤导管、瓣膜或导管与注射座连接处。

（2）给药后必须以脉冲方式冲管，防止药液残留注射座。

（3）必须正压封管，防止血液反流进入注射座。

（4）不能用于高压注射泵推注造影剂。

（刘　阳）

第二章

呼吸内科疾病护理

第一节　急性呼吸道感染

一、急性上呼吸道感染

急性上呼吸道感染（acute upper respiratory tract infection）简称上感，是鼻腔、咽或喉部急性炎症的总称，是最常见的急性呼吸道感染。发病率高，传染性强，70％～80％的感染由病毒引起，主要为鼻病毒、流感病毒、副流感病毒、呼吸道合胞病毒、腺病毒等；细菌感染可直接或继发于病毒感染之后，以溶血性链球菌最常见，其次为流感嗜血杆菌、肺炎链球菌和葡萄球菌等。上述病毒、细菌可存在于健康人的上呼吸道，当全身或呼吸道局部防御功能低下时，原已经存在或外侵的病毒、细菌迅速繁殖而发病。由于病毒类型多，病毒之间无交叉免疫，人体产生的免疫力弱且短暂，故一个人一年内可多次发病。全年均可发生，冬春季多发。年老体弱、有呼吸道慢性炎症者更易发病，少数患者可引起严重并发症。

（一）健康史

询问患者发病前有无与急性上呼吸道感染患者密切接触史；有无受凉、淋雨及过度疲劳等诱因；呼吸道有无慢性炎症。

（二）身体状况

1. 普通感冒　又称急性鼻炎，俗称"伤风"，以鼻咽部的炎症为主。起病较急，开始有咽干、喉痒、打喷嚏、鼻塞及流清水样鼻涕，2～3天后鼻涕变稠，可伴咽痛、流泪及声音嘶哑，如引起咽管炎可致听力减退。一般无发热或仅有低热、轻度头痛、全身不适。体检可见鼻腔黏膜充血、水肿及分泌物，咽部轻度充血。

2. 以咽喉炎为主要表现的上呼吸道感染　如下所述。

（1）急性病毒性咽炎和喉炎：以咽喉部炎症为主。急性病毒性咽炎表现为咽部发痒和灼热感，咽痛轻且短暂，可伴有发热及乏力等。体检可见咽部充血、水肿，颌下淋巴结肿大伴触痛。急性病毒性喉炎表现为声音嘶哑、说话困难、咳嗽时咽喉疼痛，可伴发热或咽炎。护理体检可见喉部充血、水肿，局部淋巴结肿大有触痛。

（2）急性疱疹性咽峡炎：表现为明显咽痛、发热。体检可见咽充血、软腭、悬雍垂、咽及扁桃体表面有灰白色疱疹及浅表溃疡，周围有红晕。多见于儿童，夏季多发，病程约为1周。

（3）急性咽结膜炎：表现为发热、咽痛、畏光及流泪，咽及结膜明显充血。常发生于夏季，常通过游泳传播，儿童多见。

（4）急性咽-扁桃体炎：由细菌感染引起。起病急，咽痛明显，畏寒、发热，体温超过39℃，伴头痛、乏力、食欲减退、恶心、呕吐及全身肌肉酸痛。体检可见咽部明显充血，扁桃体肿大，表面有脓性分泌物，颌下淋巴结肿大伴触痛。

3. 并发症 上呼吸道感染如未经及时恰当的治疗，可并发急性鼻窦炎、中耳炎及急性气管·支气管炎等。部分患者也可并发病毒性心肌炎、肾小球肾炎及风湿热等。

（三）心理－社会状况

患者因发热等症状导致情绪低落，或因发生并发症而焦虑。也有少数患者对疾病抱无所谓态度，不及时就诊而延误病情。

（四）辅助检查

1. 血常规 病毒感染者，白细胞计数多正常或偏低，淋巴细胞比例升高。细菌感染者，白细胞计数及中性粒细胞比例增高，可有核左移现象。

2. 病原学检查 病毒分离和病毒抗原的血清学检查，有利于判断病毒类型。细菌培养和药物敏感试验可判断细菌类型，并可指导临床用药。

（五）治疗要点

目前尚无特效的抗病毒药物，以对症处理为主。确定有细菌感染者可选用抗生素治疗。

（六）常见护理诊断/问题

1. 舒适度减弱 与病毒、细菌感染有关。

2. 体温过高 与病毒或细菌感染有关。

（七）护理措施

1. 一般护理 如下所述。

（1）环境与休息：发热时应卧床休息，保持病室内空气新鲜和适宜的温度、湿度。

（2）饮食护理：给予高蛋白、高维生素、充足热量、清淡易消化饮食，避免刺激性食物。发热者应适当增加饮水量。

2. 病情观察 观察患者体温和上呼吸道感染主要症状的变化，如头痛、咽痛程度，咳嗽的程度和性质等。

3. 对症护理 高热伴头痛者，应进行物理降温，必要时遵医嘱使用药物降温。患者出汗后应及时更换内衣和被褥，保持皮肤的清洁和干燥，注意保暖。进食后漱口或给予口腔护理，防止口腔感染。

4. 用药护理 遵医嘱用药，并告知患者药物的名称、作用、剂量、用法、不良反应及注意事项。马来酸氯苯那敏（扑尔敏）有头晕、嗜睡等不良反应，指导患者宜在睡前服用，并告知驾驶员和高空作业者应避免使用；应用解热镇痛药者，应注意避免大量出汗，以防引起虚脱等。

5. 心理护理 告知患者本病预后良好，多数于1周内康复，仅有少数患者咳嗽迁延不愈。对出现并发症的患者，护士应与患者进行耐心的沟通，对病情做客观评价，解答患者的心理顾虑，缓解患者焦躁情绪。

6. 健康指导 如下所述。

（1）疾病预防指导：向患者和家属讲解本病的病因、诱因和防治原则等，告知患者：①避免诱发因素：包括避免与感冒患者的接触；避免受凉、淋雨；避免过度疲劳；在感冒流行季节尽量少去公共场所，防止交叉感染。②提高机体抵抗力：坚持有规律的、适度的运动，增强体质，坚持冷水浴面或面部按摩，劳逸适度，生活规律，是预防上呼吸道感染最好的方法。

（2）疾病知识指导：指导患者识别并发症，出现下列情况应及时就诊：①药物治疗后症状不缓解。②出现耳鸣、耳痛、外耳道流脓等中耳炎症状。③恢复期出现胸闷、心悸，眼睑水肿、腰酸或关节痛者。

二、急性气管－支气管炎

急性气管－支气管炎（acute broncho－bronchitis）是由细菌、理化刺激或变应原引起的气管－支气管黏膜的急性炎症，临床主要症状为咳嗽、咳痰，好发于冬季或气温骤降时。部分病例由上呼吸道感染迁延而来。

（一）健康史

询问有无急性上呼吸道感染患者接触史，有无受寒、接触刺激性气体、粉尘和变应原的病史。

（二）身体状况

急性起病，常先有上呼吸道感染症状，继之出现咳嗽，病初为干咳或少量黏痰，痰量逐渐增多，咳嗽加剧。伴有支气管痉挛者，可出现不同程度的胸闷、气急。部分患者有低至中度发热。体检双肺呼吸音粗糙，可闻及干、湿性啰音。

（三）心理 – 社会状况

由于起病急，咳嗽、咳痰等症状明显，患者常出现紧张、焦虑等心理反应。

（四）辅助检查

细菌感染严重时白细胞总数和中性粒细胞增高；痰涂片和培养可发现致病菌；胸部 X 线检查表现为肺纹理增粗，少数病例无异常表现。

（五）治疗要点

急性气管 – 支气管炎的治疗包括：适当休息，避免吸入粉尘和刺激性气体；酌情应用氢溴酸右美沙芬、喷托维林等镇咳剂；对有痰者不宜给予可待因等强力镇咳药，痰液黏稠不易咳出时，可给予祛痰药或雾化治疗；细菌感染导致的急性气管 – 支气管炎，给予青霉素、大环内酯类、头孢菌素类药物，以口服为主，必要时静脉注射；伴支气管痉挛者，可给予氨茶碱、β_2 受体激动剂治疗。

（六）常见护理诊断/问题

1. 清理呼吸道无效　与呼吸道感染、痰液黏稠有关。
2. 气体交换受损　与过敏、炎症引起支气管痉挛有关。

（七）护理措施

1. 一般护理　如下所述。

（1）休息与活动：咳嗽症状重或伴发热时应卧床休息，保持病室内空气新鲜和适宜的温度、湿度，避免受凉。

（2）饮食护理：给予高蛋白、高维生素、低脂肪、清淡易消化饮食，避免刺激性食物。鼓励患者多饮水。

（3）口腔护理：餐后漱口，每日口腔护理 3 次，保持口腔湿润和舒适，防止口腔感染。

2. 病情观察　密切观察咳嗽程度和痰液量及性状，痰液是否易于咳出，有无痰中带血、胸痛及呼吸困难；监测体温变化。

3. 对症护理　指导患者有效咳嗽、排痰的技巧，保持气道通畅。体温超过 39℃ 时给予物理降温，必要时遵医嘱应用降温药，用药后 30 分钟观察并记录降温效果；体温下降出汗时，及时更换衣服，避免受凉。

4. 用药护理　应用解热镇痛药者，应注意避免大量出汗，及时补充液体，以防引起虚脱；应用青霉素、头孢菌素前，应详细询问有无过敏史，过敏者禁用此类药物；静脉注射红霉素速度不宜过快、浓度不宜过高，以免引起注射部位疼痛或静脉炎。

5. 心理护理　向患者介绍疾病的有关知识，告知患者本病预后良好，仅少数体质弱者可迁延不愈，以消除患者的顾虑，缓解其紧张、焦虑心理。

6. 健康指导　如下所述。

（1）疾病预防指导：向患者和家属讲解本病的病因和诱因，指导患者坚持冷水浴面或面部按摩，适当运动，增强体质；避免受凉、淋雨、过度劳累等诱发因素，避免与感冒患者的接触，防止交叉感染。

（2）疾病知识指导：指导患者患病期间增加休息，避免劳累；饮食选择富含维生素、清淡、易消化的食物；按医嘱用药，病情变化时及时就诊。

（刘　阳）

第二节　支气管哮喘

支气管哮喘（bronchial asthma）简称哮喘，是由多种细胞（如嗜酸性粒细胞、肥大细胞、T淋巴细胞、中性粒细胞、气道上皮细胞等）和细胞组分参与的气道慢性炎症性疾病。这种慢性炎症导致气道反应性增加和广泛多变的可逆性气流受限，并引起反复发作性喘息、气急、胸闷或咳嗽等症状，常在夜间和（或）清晨发作或加剧，多数患者可自行缓解或治疗后缓解。全球约有1.6亿哮喘患者，发达国家患病率高于发展中国家，城市高于农村。我国的患病率为1%~4%，儿童患病率高于青壮年，约半数在12岁以前发病。成年男女患病率大致相同。

支气管哮喘的病因尚未完全明了，受遗传因素和环境因素双重影响。①遗传因素：约40%的哮喘患者有家族史，患者的亲属患病率高于群体患病率，且亲缘关系越近患病率越高；患者病情越重，其亲属患病率也越高。②环境因素：包括吸入性变应原、感染、食物、药物等。环境因素为哮喘的主要激发因素。

哮喘的发病机制非常复杂，变态反应、气道慢性炎症、气道反应性增高和神经等因素及其相互作用被认为与哮喘的发生关系密切。免疫介导性气道慢性炎症是哮喘发生的本质，炎症持续存在，使气道对各种刺激因子出现过强或过早的收缩反应，称气道高反应性，是哮喘病理生理改变的重要特征。气道高反应性受遗传因素影响，常有家族倾向。此外，神经功能失调，如β肾上腺素受体功能低下和迷走神经张力亢进，也被认为是哮喘发病的重要环节。

（一）健康史

详细询问与哮喘有关的病因和诱因，如是否吸入各种特异性和非特异性变应原（花粉、螨虫、真菌、动物毛屑、工业粉尘、刺激性气体等）；有无感染史（细菌、病毒、原虫、寄生虫等）；发病前是否进食鱼、虾、蟹、蛋类、牛奶等食物或服用普萘洛尔、阿司匹林等药物；有无气候变化、受凉、剧烈运动、妊娠以及激动、烦躁不安、焦虑等精神因素；有无哮喘家族史等。

（二）身体状况

1. 症状　发作前常有先兆症状，如鼻及眼睑发痒、干咳、打喷嚏、流泪等。典型表现为发作性呼气性呼吸困难或发作性胸闷和咳嗽，伴哮鸣音。严重者被迫采取坐位或呈端坐呼吸，甚至出现发绀等。部分患者以咳嗽为唯一症状（咳嗽变异性哮喘），干咳或咳大量白色泡沫样痰。哮喘可在数分钟内发作，持续数小时至数天，应用支气管舒张药后或自行缓解。夜间和凌晨发作或加重是哮喘的特征之一。有些青少年表现为运动时出现胸闷、咳嗽和呼吸困难，称运动性哮喘。

2. 体征　发作时胸部呈过度充气状态，呼气延长，双肺闻及广泛哮鸣音。但严重哮喘发作时，哮鸣音可不出现（寂静胸），伴心率增快、奇脉、胸腹反常运动和发绀。非发作期可无异常体征。

3. 并发症　发作时可并发自发性气胸、纵隔气肿、肺不张；长期反复发作和感染者可并发慢性支气管炎、肺气肿、支气管扩张症、慢性肺源性心脏病等。

4. 支气管哮喘的分期　支气管哮喘可分为急性发作期和非急性发作期。前者指气促、胸闷、咳嗽等症状突然发生或加剧，常有呼吸困难，以呼气流量降低为其特征，多因接触变应原等刺激物或治疗不当而诱发。此时依据临床表现、动脉血气分析和肺功能将急性发作期的病情分为轻度、中度、重度和危重4个级别。非急性发作期指哮喘患者虽无急性发作，但在相当长的时间内仍有不同频度和（或）不同程度的哮喘症状出现（喘息、咳嗽、胸闷等），肺通气功能下降。

（三）心理-社会状况

哮喘发作时出现呼吸困难、濒死感，易导致患者精神紧张、烦躁，甚至恐惧；若哮喘连续发作，患者易对家属、医护人员或平喘药物产生依赖心理；症状缓解后，患者常担心哮喘复发、不能痊愈而影响工作和生活；由于哮喘病情反复发作，需长期甚至终身治疗，可加重患者及家属精神和经济负担，使其产生悲观情绪。

（四）辅助检查

1. 痰液检查　痰涂片可见嗜酸性粒细胞增多。

2. 呼吸功能检查　①通气功能检测：哮喘发作时呈阻塞性通气功能障碍。呼气流速指标显著下降，第一秒用力呼气容积（FEV_1）、第一秒用力呼气容积占用力肺活量（FVC）比值（FEV_1/FVC%）和呼气峰值流速（PEF）均减少；肺容量指标可见用力肺活量降低，残气量、功能残气量和肺总量增加。缓解期通气功能指标可逐渐恢复。②支气管激发试验：用以测定气道反应性。吸入激发剂（醋甲胆碱、组胺）后 FEV_1 下降≥20%，为激发试验阳性，提示存在气道高反应性。③支气管舒张试验：用以测定气流受限的可逆性。吸入支气管舒张剂（沙丁胺醇、特布他林）后 FEV_1 较用药前增加≥12%，且其绝对值增加≥200mL，提示存在可逆性的气道阻塞。④呼气峰值流速（PEF）及其变异率测定：用以反映气道通气功能的变化，若昼夜 PEF 变异率≥20%，则符合气道可逆性改变的特点。

3. 动脉血气分析　哮喘发作时，PaO_2 不同程度降低。轻、中度哮喘，由于过度通气可使 $PaCO_2$ 下降，pH 上升，表现为呼吸性碱中毒；重度哮喘导致气道严重阻塞时，$PaCO_2$ 上升，可出现呼吸性酸中毒，如缺氧明显可并发代谢性酸中毒。

4. 胸部 X 线检查　哮喘发作时两肺野透亮度增加，呈过度充气状态；并发感染时，可见肺纹理增粗和炎性浸润阴影。缓解期多无明显异常。

5. 特异性变应原的检测　用可疑变应原进行皮肤变应原测试，可寻找过敏源，指导脱敏治疗，并有助于减少患者对变应原的接触。

（五）治疗要点

哮喘经长期规范化治疗，可使大多数患者达到良好和完全的临床控制。治疗目的为控制症状，防止不可逆气道阻塞，尽可能保持肺功能正常，维持正常活动能力。目前，寻找引起哮喘发作的变应原或其他非特异性刺激因素，立即使患者脱离变应原接触是防治哮喘最有效的方法。

哮喘治疗性药物分为控制性药物和缓解性药物。控制性药物主要用于治疗气道慢性炎症，需长期使用达到哮喘维持临床控制的目的，又称抗炎药。控制性药物包括：吸入型糖皮质激素（ICS）、白三烯调节剂（扎鲁司特、孟鲁司特）、长效 β_2 受体激动剂（LABA）、缓释茶碱、色甘酸钠、抗 IgE 抗体和联合药物。缓解性药物指按需使用的药物，通过迅速解除支气管痉挛从而缓解哮喘症状，亦称解痉平喘药。缓解性药物有：短效 β_2 受体激动剂（SABA）、短效抗胆碱能药物（SAMA）、短效茶碱和全身用糖皮质激素。其中糖皮质激素是目前控制哮喘发作最有效的药物，其主要机制为抑制炎性细胞的迁移和活化，抑制炎症介质生成和释放，控制气道慢性非特异性炎症，增强平滑肌 β_2 受体的反应性。部分哮喘患者可行免疫疗法，采用特异性变应原（如螨、花粉、猫毛等）做定期反复皮下注射，剂量由低至高，以产生免疫耐受性，使患者脱（减）敏；或采用非特异性免疫疗法，如注射卡介苗、转移因子、疫苗等生物制品抑制变应原反应的过程。

（六）常见护理诊断/问题

1. 气体交换受损　与支气管痉挛、气道炎症、气道阻力增加有关。

2. 清理呼吸道无效　与支气管黏膜水肿、分泌物增多、痰液黏稠、无效咳嗽有关。

3. 知识缺乏　缺乏正确使用定量雾化吸入器用药和如何避免接触变应原的相关知识。

4. 潜在并发症　呼吸衰竭、纵隔气肿。

（七）护理目标

患者能进行有效呼吸，发绀减轻或消失，呼吸困难缓解；能够进行有效咳嗽，痰液排出顺利；能正确使用定量雾化吸入器；并发症得到有效防治。

（八）护理措施

1. 环境与体位　提供安静、舒适、温湿度适宜的环境，保持室内空气清洁、流通。室内不宜放置花草，避免使用皮毛、羽绒或蚕丝织物，不养宠物。避免接触一切可疑变应原，有明确过敏源者，应尽快脱离。哮喘发作时，协助患者采取舒适的半卧位或坐位，对端坐呼吸者提供床旁桌支撑，以减少体力消耗。

2. 饮食护理　发作期患者以清淡、易消化、高维生素、足够热量的流质、半流质食物为主，避免进食硬、冷、油腻食物，忌食易致过敏的食物，如鱼、虾、蟹、蛋类、乳制品等。戒烟、酒。对呼吸明显增快、出汗、痰液黏稠的患者鼓励其多饮水，每日饮水 2 500～3 000mL，或遵医嘱静脉补液，以纠正脱水，稀释痰液。

3. 氧疗护理　哮喘发作时患者常伴有不同程度的低氧血症，应遵医嘱给予鼻导管或面罩吸氧，吸氧流量为 1～3L/min，吸氧浓度一般不超过40%。吸氧时应注意呼吸道湿化，避免干燥、寒冷的气流刺激而导致气道痉挛。在给氧过程中，监测患者意识状态和动脉血气分析，若患者出现神志改变，$PaO_2 < 60mmHg$，$PaCO_2 > 50mmHg$ 时，应准备进行机械通气。

4. 口腔与皮肤护理　哮喘发作时，患者常会大量出汗，应每日用温水擦浴，勤换衣服和床单，保持皮肤的清洁、干燥和舒适。协助并鼓励患者咳嗽后用温水漱口，保持口腔清洁。

5. 病情观察　哮喘常在夜间发作，夜班护士应加强巡视和观察，注意哮喘发作的前驱症状。哮喘发作时，观察患者呼吸的频率、节律、深度，辅助呼吸肌是否参与呼吸运动，意识状况以及痰液黏稠度和咳嗽的能力等，监测呼吸音、哮鸣音变化，监测动脉血气分析和肺功能情况，以评估病情严重程度和治疗效果。

6. 促进排痰　鼓励患者多饮水，痰液黏稠者可定时给予蒸汽或氧气雾化吸入。指导患者进行有效咳嗽、协助拍背，以利于痰液排出。无效者可用负压吸引器吸痰。

7. 用药护理　如下所述。

（1）支气管哮喘的常用药物、用药方法及不良反应：支气管哮喘的用药方法包括定量气雾剂吸入、干粉吸入、持续雾化吸入，也可采用口服或静脉注射。由于吸入法给药，药物直接作用于呼吸道，局部浓度高且作用迅速，全身不良反应小，常为首选用药途径。

（2）指导患者掌握定量雾化吸入器和干粉吸入器的使用方法

1）定量雾化吸入器（MDI）：MDI 的正确使用是保证吸入治疗成功的关键。吸入过程中需要患者协调呼吸动作，护士应先为患者演示，再指导患者反复练习，直至完全掌握。用药时先打开盖子，摇匀药液，深呼气至不能再呼时张口，将 MDI 喷嘴置于口中，双唇包住咬口，以慢而深的方式经口吸气，同时用手指按压喷药，至吸气末屏气 10 秒，使较小的雾粒沉降在气道远端，然后缓慢呼气，休息 3 分钟后可再重复使用 1 次。对不易掌握 MDI 吸入方法的儿童或重症患者，可在 MDI 上加储药罐，简化操作，增加吸入到下呼吸道和肺部的药量，避免雾滴在口咽部沉积引起刺激，增加雾化吸入疗效。

2）干粉吸入器：较常使用的有都宝装置和准纳器。护士应指导患者将药物正确放入干粉吸入器，吸入前先呼气，然后用口唇含住吸嘴用力深吸气，再将吸嘴从嘴部移开，继续屏气 5～10 秒后恢复正常呼吸。

8. 心理护理　对急性发作期患者，护士应加强巡视，多陪伴、安慰患者，使患者产生信任和安全感，减轻紧张、恐惧心理。哮喘反复发作者可有抑郁、焦虑、性格改变和社会适应能力下降的表现，应指导亲属多关心、支持患者，病情许可时，鼓励患者参加体育锻炼和社会活动，以减轻患者的不良情绪反应。

9. 健康指导　如下所述。

（1）疾病知识指导：向患者介绍哮喘的基本知识，指导患者熟悉哮喘的激发因素、治疗方法、控制目标和治疗效果，提高患者治疗的依从性。

（2）疾病预防指导：帮助患者寻找并尽量避开变应原。居室内不放置花草，不饲养宠物，不使用地毯、羊毛及羽绒制品，经常清洗床上用品，保持室内空气清新；避免接触可能诱发哮喘的药物；避免食用易导致过敏以及辛辣、刺激性食物，戒烟酒；避免强烈的精神刺激、剧烈运动和持续喊叫等过度换气动作；避免接触刺激性气体，冬季外出戴围巾和口罩，避免冷空气刺激；在缓解期应加强体育锻炼和耐寒锻炼，以增强体质。对某些无法回避的过敏源，如粉尘、花粉、尘螨等，可采用脱敏疗法或迁移治疗。

（3）病情监测指导：指导患者识别哮喘发作的先兆表现和哮喘加重的征象，学会哮喘发作时的紧急自我处理方法。做好哮喘记录或写哮喘日记，有条件者利用峰流速仪来监测最大呼气峰流速值（PEFR），为治疗和预防提供参考资料。

（4）用药指导：与患者共同制订长期管理和防治计划，依据哮喘的分期、分度遵医嘱用药。指导患者了解所用药物的名称、剂量、用法及注意事项，了解药物的主要不良反应及应对措施，帮助患者及家属掌握药物吸入技术。嘱患者随身携带支气管舒张气雾剂，出现哮喘发作先兆时，立即吸入并保持平静，以减轻哮喘的发作。

10. 护理评价　患者呼吸困难是否减轻或消失；咳嗽是否有效，痰液能否顺利咳出；患者是否掌握定量雾化吸入器的使用方法；并发症是否得到有效防治。

（刘　阳）

第三章

心内科疾病护理

第一节 心肌炎

一、概述

心肌炎是指心肌实质或间质局限性或弥漫性病变，由多种病因所致。小儿时期心肌炎主要由病毒及细菌感染或急性风湿热引起。病情轻重不一，轻者可无症状，重者出现疲乏无力、恶心、呕吐、胸闷、呼吸困难等症状。可因心源性休克或严重心律失常而猝死。按发病原因可分为3种类型。

（1）感染性心肌炎：由细菌、病毒、真菌、螺旋体和原虫等感染所致。

（2）反应性心肌炎：为变态反应及某些全身性疾病在心肌的反应。

（3）中毒性心肌炎：由药物、毒物反应或中毒而引起的心肌炎性病变。

其中病毒性心肌炎最常见。病毒性心肌炎是指人体感染嗜心性病毒（肠道病毒、黏病毒、腺病毒、巨细胞病毒及麻疹、腮腺炎、乙型脑炎、肝炎病毒等），引起心肌非特异间质性炎症。该炎症可呈局限性或弥漫性，病程可以是急性、亚急性或慢性。急性病毒性心肌炎患者多数可完全恢复正常，很少发生猝死，一些慢性发展的病毒性心肌炎可以演变为心肌病。

目前，全球对病毒性心肌炎发病机制尚未完全明了，但是随着病毒性心肌炎实验动物模型和培养搏动心肌细胞感染柯萨奇B组病毒致心肌病变模型的建立，对病毒性心肌炎发生机制的阐明已有了很大的发展。以往认为该病过程有两个阶段：①病毒复制期。②免疫变态反应期。但是近来研究结果表明，第一阶段除有病毒复制直接损伤心肌外，也存在有细胞免疫损伤过程。

第一阶段：病毒复制期，该阶段是病毒经血液直接侵犯心肌，病毒直接作用，产生心肌细胞溶解作用。第二阶段：免疫变态反应期，对于大多数病毒性心肌炎（尤其是慢性期者），病毒在该时期内可能已不存在，但心肌仍持续受损。目前认为该期发病机制是通过免疫变态反应，主要是T细胞免疫损伤致病。

二、临床表现

病毒性心肌炎的临床症状具有轻重程度差异大，症状表现常缺少特异典型性的特点。约有半数患者在发病前（1~3周）有上呼吸道感染和消化道感染史。但他们的原发病症状常轻重不同，有时症状轻，易被患者忽视，须仔细询问才能被注意到。

（一）症状

（1）心脏受累的症状：可表现为胸闷、心前区隐痛、心悸、气促等。

（2）有一些病毒性心肌炎是以一种与心脏有关或无关的症状为主要或首发症状就诊的

1）以心律失常为主诉和首发症状就诊者。

2）少数以突然剧烈的胸痛为主诉者，而全身症状很轻。此类情况多见于病毒性心肌炎累及心包或胸膜者。

3）少数以急性或严重心功能不全症状为主就诊。

4）少数以身痛、发热、少尿、昏厥等严重全身症状为主，心脏症状不明显而就诊。

（二）体征

1. 心率改变　或心率增快，但与体温升高不相称；或为心率减缓。

2. 心律失常　节律常呈不整齐，期前收缩最为常见，表现为房性或为室性期前收缩。其他缓慢性心律失常如房室传导阻滞、病态窦房结综合征也可出现。

3. 心界扩大　病情轻者心脏无扩大，一般可有暂时性扩大，可以恢复。

4. 心音及心脏杂音　心尖区第一心音可有减低或分裂或呈胎心音样。发生心包炎时有心包摩擦音出现。心尖区可闻及收缩期吹风样杂音，系发热、心腔扩大所致；也可闻及心尖部舒张期杂音，也为心室腔扩大、相对二尖瓣狭窄所产生。

5. 心力衰竭体征　较重病例可出现左侧心力衰竭或右侧心力衰竭的体征，甚至极少数出现心源性休克的一系列体征。

（三）分期

病毒性心肌炎根据病情变化和病程长短可分为四期。

1. 急性期　新发病者临床症状和体征明显而多变，病程多在 6 个月以内。

2. 恢复期　临床症状和客观检查好转，但尚未痊愈，病程一般在 6 个月以上。

3. 慢性期　部分患者临床症状、客观检查呈反复变化或迁延不愈，病程多在 1 年以上。

4. 后遗症期　患心肌炎时间已久，临床已无明显症状，但遗留较稳定的心电图异常，如室性期前收缩、房室或束支传导阻滞、交界区性心律等。

三、诊断标准

（1）在上呼吸道感染、腹泻等病毒感染后 1~3 周或急性期中出现心脏表现（如舒张期奔马律、心包摩擦音、心脏扩大等）和（或）充血性心力衰竭或阿-斯综合征者。

（2）上述感染后 1~3 周或发病同时新出现的各种心律失常而在未服抗心律失常药物前出现下列心电图改变者

1）房室传导阻滞或窦房阻滞、束支传导阻滞。

2）2 个以上导联 ST 段呈不平型或下斜型下移≥0.05mV，或多个导联 ST 段异常抬高或有异常 Q 波者。

3）频发多形、多源成对或并行性期前收缩；短阵室速、阵发性室上速或室速，扑动或颤动等。

4）2 个以上以 R 波为主波的导联 T 波倒置、平坦或降低 < R 波的 1/10。

5）频发房性期前收缩或室性期前收缩。

注：具有（1）至（3）任何一项即可诊断。具有（4）或（5）或无明显病毒感染史者要补充下列指标以助诊断：①左室收缩功能（减弱经无创或有创检查证实）。②病程早期有 CPK、CPK-MB、GOT、LDH 增高。

（3）如有条件应进行以下病原学检查

1）粪便、咽拭子分离出柯萨奇病毒或其他病毒和（或）恢复期血清中同型病毒抗体滴度较第一份血清升高 4 倍（双份血清应相隔 2 周以上），或首次滴度 >1：640 者为阳性，1：320 者为可疑。

2）心包穿刺液分离出柯萨奇病毒或其他病毒等。

3）心内膜、心肌或心包分离出病毒或特异性荧光素标记抗体检查阳性。

4）对尚难明确诊断者可长期随访。在有条件时可做心肌活检以帮助诊断。

5）在考虑病毒性心肌炎诊断时，应除外甲状腺功能亢进症、β 受体功能亢进症及影响心肌的其他疾患，如风湿性心肌炎、中毒性心肌炎、冠心病、结缔组织病及代谢性疾病等。

四、治疗原则

目前病毒性心肌炎尚无特效治疗方法。一般治疗原则以休息、对症处理和中西医综合治疗为主。本病多数患者经休息和治疗后可以痊愈。

（一）休息

休息对本病的治疗意义是减轻心脏负担，防止心脏扩大、发生心力衰竭和心律失常。即使是已有心脏扩大者，经严格休息一个相当长的时间后，大多数也可使心脏恢复正常。具体做法是：卧床休息，一般卧床休息需 3 个月左右，直至症状消失、心电图正常。如果心脏已扩大或有心功能不全者，卧床时间还应延长到半年，直至心脏不能继续缩小、心力衰竭症状消失。其后在严密观察下，逐渐增加活动量。在病毒性心肌炎的恢复期中，应适当限制活动 3~6 个月。

（二）西医药治疗

1. 改善心肌营养和代谢　具有改善心肌营养和代谢作用的药物有维生素 C、维生素 B_6、维生素 B_{12}、辅酶 A、肌苷、细胞色素 C、三磷腺苷（ATP）、三磷胞苷（CTP）、辅酶 Q_{10} 等。

2. 调节细胞免疫功能　目前常用的有人白细胞干扰素、胸腺素、免疫核糖核酸等。目前由于各地在这类药物生产中质量、含量的不一致，在使用时需对一些不良反应、变态反应注意。中药黄芪已在调节细胞免疫功能方面显示出良好作用。

3. 治疗心律失常和心力衰竭　详见心律失常和心力衰竭有关内容。需注意的是：心肌炎患者对洋地黄类药物耐受性低，敏感性高，用药量需减至常规用药量的 1/2~2/3，以防止发生洋地黄类药物中毒。

4. 治疗重症病毒性心肌炎　重症病毒性心肌炎表现为短期内心脏急剧增大、高热不退、急性心力衰竭、休克，高度房室传导阻滞等。

（1）肾上腺皮质激素：肾上腺皮质激素可以抑制抗原抗体，减少变态反应，有利于保护心肌细胞、消除局部的炎症和水肿，有利于挽救生命，安度危险期。但是地塞米松等肾上腺皮质激素对于一般急性病毒感染性疾病属于禁用药。病毒性心肌炎是否可以应用此类激素治疗，现也意见不一。因为肾上腺皮质激素有抑制干扰素的合成，促进病毒繁殖和炎症扩散的作用，有加重病毒性心肌炎心肌损害的可能，所以现在一般认为病毒性心肌炎在急性期，尤其是前 2 周内，除重症病毒性心肌炎患者外，一般是禁用肾上腺皮质激素的。

（2）治疗重症病毒性心肌炎高度房室传导阻滞或窦房结损害应首先及时应用人工心脏起搏器度过急性期。

（3）对于重症病毒性心肌炎患者，特别是并发心力衰竭或心源性休克者，近期有人提出应用 1，6 - 二磷酸果糖（FDP）5g 静脉滴注。1，6 - 二磷酸果糖是糖代谢过程的底物，具有增加能量的作用，有利于心肌细胞能量的代谢。

五、常见护理问题

（一）活动无耐力

1. 相关因素　①头痛、不适。②虚弱、疲劳。③缺乏动机、沮丧。

2. 预期目标　①患者活动耐力增加了。②患者进行活动时，虚弱、疲劳感减轻或消失。③患者能说出影响其活动耐力的因素。④患者能参与所要求的身体活动。

3. 措施　如下所述。

（1）心肌炎急性期，有并发症者，需卧床休息，待体温、心电图及 X 线检查恢复正常后逐渐增加活动量。

（2）进行必要的解释和鼓励，解除心理紧张和顾虑，使能积极配合治疗和得到充分休息。不要过度限制活动及延长患者卧床休息时间，鼓励患者白天坐在椅子上休息。下床活动前患者要做充分的活动准备，并为患者自理活动提供方便，如抬高床头，使患者便于起身下床。

（3）鼓励采取缓慢的重复性的活动，保持肌肉的张力，如上下肢的循环运动等。为患者提供安全的活动场所，把障碍物移开。

（4）合理安排每日的活动计划，在 2 次活动之间给予休息时间，不要急于求成。若患者在活动后出现心悸、气促、呼吸困难、胸闷、胸痛、心律失常、血压升高、脉搏加快等反应，则应停止活动，并以此作为限制最大活动量的指征。

（二）舒适的改变：心悸、气促

1. 相关因素　①心肌损伤。②心律失常。③心功能不全。
2. 预期目标　①患者主诉不适感减轻。②患者能够运用有效的方法缓解不适。
3. 措施　如下所述。

（1）心肌炎并发心律失常或心功能不全时应增加卧床时间，协助生活护理，避免劳累。保持室内空气新鲜，呼吸困难者给予吸氧，半卧位。

（2）遵医嘱给药控制原发疾病，补充心肌营养。

（3）给予高蛋白、高维生素、易消化的低盐饮食；少量多餐。避免刺激性食物。高热者给予营养丰富的流质或半流质饮食。

（4）安慰患者，消除其紧张情绪，鼓励患者保持最佳的心理状态。指导患者使用放松技术，如：缓慢地深呼吸，全身肌肉放松等。

（5）戒烟、酒。

（三）心排血量减少

1. 相关因素　心肌收缩力减弱。
2. 预期目标　患者保持充足的心排血量，表现为生命体征正常。
3. 措施　如下所述。

（1）尽可能减少或排除增加心脏负荷的原因及诱发因素，如有计划地护理患者，减少不必要的干扰，以保证充足的休息及睡眠时间；嘱患者卧床休息，协助患者满足生活需要；减少用餐时的疲劳，给予易消化、易咀嚼的食物，嘱患者晚餐要少吃一点。

（2）为患者提供一个安静、舒适的环境，限制探视，保证患者充分休息。根据病情给予适当的体位。保持室内空气新鲜，定时翻身拍背，预防呼吸道感染。

（3）持续吸氧，流量根据病情调节。输液速度不超过 20～30 滴/分。准备好抢救用物品和药物。

（四）潜在并发症：心律失常

1. 评估　如下所述。

（1）加强床旁巡视，观察并询问患者有无不适。

（2）严密心电监护，记录心律失常的性质、每分钟次数等。

2. 措施　如下所述。

（1）心肌炎并发轻度心律失常者应适当增加休息，避免劳累及感染，心律失常如影响心肌排血功能或有可能导致心功能不全者，应卧床休息。

（2）给予易消化饮食，少量多餐，禁烟、酒，禁饮浓茶、咖啡。

（3）准备好抢救药品及物品。

（五）潜在并发症：充血性心力衰竭

1. 评估　如下所述。

（1）观察神志及末梢循环情况：意识状态、面色、唇色、甲床颜色等。

（2）测量生命体征变化。

（3）了解心力衰竭的体征变化，如水肿轻重、颈静脉怒张程度等。

（4）准确记录液体出入量，注意日夜尿量情况，夜尿量增多考虑有无早期心衰和隐性水肿的可能。

病情允许可每周测量体重，如体重增加，一般情况较差，要警惕早期心力衰竭所致水钠潴留。

（5）应用洋地黄类药物时，严密观察洋地黄的中毒表现。

2. 措施　如下所述。

（1）心肌炎并发心力衰竭者需绝对卧床休息，抬高床头使患者半卧位。待心力衰竭症状消除后可逐步增加活动量。

（2）合理使用利尿药，严格控制输液量及每分钟滴速。间断或持续给氧，氧流量 2～3L/min，严重缺氧时 4～6L/min 为宜。

（3）给患者高蛋白、高维生素、易消化的低盐饮食，少量多餐。避免刺激性食物。补充钾盐及含钾丰富的食物，如香蕉、橘子。

（4）做好基础护理：注意保暖，多汗者及时更衣，防止受凉，预防呼吸道感染；长期卧床，尤其是水肿患者，要定时协助翻身，预防压疮；做好口腔及皮肤护理。保持大便通畅，便秘时使用开塞露。习惯性便秘者，每日给通便药物。

（5）预防细菌、病毒感染；防止再次发生药物中毒及物理性作用对心肌的损害。

（六）潜在并发症：猝死

1. 评估　如下所述。

（1）密切观察病情变化，了解猝死征兆：心前区痛、胸闷、气急、心悸、乏力、室性期前收缩及心肌梗死症状。

（2）对心电图出现缺血性改变及双束支传导阻滞的患者应加强巡视，准备好抢救药品及物品。

2. 措施　如下所述。

（1）病情平稳时做好健康指导，使患者自觉避免危险因素，包括情绪激动、劳累、饱餐、寒冷、吸烟等。

（2）掌握猝死的临床表现：神志不清、抽搐、呼吸减慢或变浅甚至停滞、发绀、脉搏触不到、血压测不到、瞳孔散大、对光反射消失。

（3）一旦发生猝死立即进行心肺复苏、建立静脉通道，遵医嘱给药、必要时予以电除颤或心脏起搏。

（4）心跳恢复后，严密观察病情变化，包括神志、呼吸、心电图、血压、瞳孔等，并做详细记录。

六、健康教育

（一）预防感染

病毒性心肌炎是感染病毒引起的。防止病毒的侵入是十分重要的。尤其应预防呼吸道感染和肠道感染。对易感冒者平时应注意营养，避免过劳，选择适当的体育活动以增强体质。避免不必要的外出，必须外出时应注意防寒保暖，饮食卫生。感冒流行期间应戴口罩，避免去人口拥挤的公共场所活动。

1. 预防呼吸道和消化道感染　多数病毒性心肌炎患者在发病前 1～3 周内或发病同时有呼吸道或消化道感染的前驱表现，因此积极采取措施加以预防，可以减少病毒性心肌炎的发生。

2. 预防病毒性传染病　麻疹、脊髓灰质炎、肠道病毒感染、风疹、水痘、流行性腮腺炎等病毒性传染病均可累及心肌而形成病毒性心肌炎，因此积极有效地预防这些传染病，可以降低心肌炎的发病率。

3. 及时治疗各种病毒性疾病　及时治疗呼吸道感染、消化道感染及其他病毒性疾病。在病毒血症阶段即采用抗病毒药物治疗，便可直接杀灭病毒，减少病毒侵入心肌的机会或数量，降低心肌炎的发病率或减轻病情。

4. 避免条件致病因数的影响　在感染病毒之后机体是否发生心肌炎，除了与受感染者的性别、年龄、易感性以及所感染的病毒是否具有嗜心性、感染的数量等有关之外，还与受到细菌感染、发热、精神创伤、剧烈运动、过劳、缺氧、接受放射线或辐射、受冷、过热、使用激素、营养不良、接受外科手术、外伤、妊娠、心肌梗死等条件因子影响有关。这些条件因子不仅容易引起心肌炎发病，而且在病后易使病情反复、迁延或加重，因此必须积极防治。

（二）适当休息

急性发作期，一般应卧床休息 2~4 周，急性期后仍应休息 2~3 个月。严重心肌炎伴心界扩大者，应休息 6~12 个月，直到症状消失，心界恢复正常。如出现胸闷、胸痛、烦躁不安时，应在医生指导下用镇静、止痛药。心肌炎后遗症者，可尽量与正常人一样地生活工作，但不宜长时间看书、工作甚至熬夜。应避免情绪激动及过度体力活动而引起身体疲劳，使机体免疫抗病能力降低。

（三）饮食调摄

饮食宜高蛋白、高热量、高维生素，尤其是含维生素 C 多的食物，如山楂、苹果、橘子、西红柿等。多食葡萄糖、蔬菜、水果。忌暴饮暴食，忌食辛辣、熏烤、煎炸之品。吸烟时烟草中的尼古丁可促进冠状动脉痉挛收缩，影响心肌供血，饮酒会造成血管功能失调，故应戒烟、忌酒。食疗上可服用菊花粥、人参粥等，可遵医嘱服用生晒参、西洋参等，有利于心肌炎的恢复。

（四）体育锻炼

在恢复期时，根据自己的体力参加适当的锻炼，如散步、保健操、气功等，可早日康复及避免后遗症。心肌炎后遗症只要没有严重心律失常，可参加一般性的体育锻炼，如慢跑、跳舞、气功、太极拳等，持之以恒，以利于疾病的康复。

（五）监测生命体征

每日注意测量体温、脉搏、呼吸等生命体征。高热的患者给予降温、口腔护理及皮肤护理。由于心肌收缩无力、心排血量急剧下降易导致心源性休克，应及时测血压、脉搏。如患者出现脉搏微弱、血压下降、烦躁不安、面色灰白等症状，应立即送往医院进行救治。

（六）不良反应

心肌炎反复发作的患者，长期服用激素，要注意观察不良反应和毒性反应，如高血压、胃肠道消化性溃疡及穿孔、出血等。心肌炎的患者对洋地黄制剂极为敏感，易出现中毒现象，应严格掌握用药剂量。急性患者应用大剂量维生素 C 及能量合剂，静脉滴注或静脉推注时要注意保护血管，控制速度，以防肺水肿。

（七）居室应保持空气新鲜、流通

定期通风换气，但要避免患者直接吹风，防止感冒加重病情。冬季注意保暖。平素应加强身体锻炼，运动量不宜过大，可由小量到大量，以患者能承受不感劳累为度，可做些气功、太极拳、散步等活动。

（刘　阳）

第二节　心绞痛

心绞痛（angina pectoris）是冠状动脉供血不足，心肌急剧的、暂时的缺血与缺氧引起的综合征。其特点为阵发性的前胸压榨性疼痛感觉，主要位于胸骨后部，可放射至左上肢，常发生于劳累或情绪激动时，持续数分钟，休息或服用硝酸酯制剂后消失。本病多见于男性，多数患者在 40 岁以上，劳累、情绪激动、饱食、受寒、阴雨天气、急性循环衰竭等为常见的诱因。

一、病因

1. 基本病因　对心脏予以机械性刺激并不引起疼痛，但心肌缺血、缺氧则引起疼痛。当冠状动脉的"供血"与心肌的"需氧"出现矛盾，冠状动脉血流量不能满足心肌代谢需要时，引起心肌急剧的、暂时的缺血、缺氧时，即产生心绞痛。

2. 其他病因　除冠状动脉粥样硬化外，主动脉瓣狭窄或关闭不全、梅毒性主动脉炎、肥厚性心肌病、先天性冠状动脉畸形、风湿性冠状动脉炎，都可引起冠状动脉在心室舒张期充盈障碍，引发心绞痛。

二、临床表现与诊断

（一）临床表现

1. 症状和体征　如下所述。

（1）部位：典型心绞痛主要在胸骨体上段或中段之后，可波及心前区，有手掌大小范围，可放射至左肩、左上肢前内侧，达无名指和小指；不典型心绞痛疼痛可位于胸骨下段、左心前区或上腹部，放射至颈、下颌、左肩胛部或右前胸。

（2）性质：胸痛为压迫、发闷，或紧缩性，也可有烧灼感。发作时，患者往往不自觉地停止原来的活动，直至症状缓解。

（3）诱因：典型的心绞痛常在相似的条件下发生。以体力劳累为主，其次为情绪激动。登楼、平地快步走、饱餐后步行、逆风行走，甚至用力大便或将臂举过头部的轻微动作，暴露于寒冷环境、进冷饮、身体其他部位的疼痛，以及恐怖、紧张、发怒、烦恼等情绪变化，都可诱发。晨间痛阈低，轻微劳力如刷牙、剃须、步行即可引起发作；上午及下午痛阈提高，则较重的劳力亦可不诱发。

（4）时间：疼痛出现后常逐步加重，然后在 3～5min 内逐渐消失，一般在停止原活动后缓解。一般为 1～15min，多数 3～5min，偶可达 30min 的，可数天或数星期发作 1 次，亦可 1 日内发作多次。

（5）硝酸甘油的效应：舌下含有硝酸甘油片如有效，心绞痛应于 1～2min 内缓解，对卧位型心绞痛，硝酸甘油可能无效。在评定硝酸甘油的效应时，还要注意患者所用的药物是否已经失效或接近失效。

2. 体征平时无异常体征　心绞痛发作时常见心律增快、血压升高、表情焦虑、皮肤冷或出汗，有时出现第四或第三奔马律。可有暂时性心尖部收缩期杂音，是乳头肌缺血以致功能失调引起二尖瓣关闭不全所致。

（二）诊断

1. 冠心病诊断　如下所述。

（1）据典型的发作特点和体征，含用硝酸甘油后缓解，结合年龄和存在冠心病易患因素，除外其他原因所致的心绞痛，一般即可确立诊断。

（2）心绞痛发作时心电图：绝大多数患者 ST 段压低 0.1mV（1mm）以上，T 波平坦或倒置（变异型心绞痛者则有关导联 ST 段抬高），发作过后数分钟内逐渐恢复。

（3）心电图无改变的患者可考虑做负荷试验。发作不典型者，诊断要依靠观察硝酸甘油的疗效和发作时心电图的改变；如仍不能确诊，可多次复查心电图、心电图负荷试验或 24h 动态心电图连续监测，如心电图出现阳性变化或负荷试验诱发心绞痛发作亦可确诊。

（4）诊断有困难者可考虑行选择性冠状动脉造影或做冠状动脉 CT。考虑施行外科手术治疗者则必须行选择性冠状动脉造影。冠状动脉内超声检查可显示管壁的病变，对诊断可能更有帮助。

2. 分型诊断　根据世界卫生组织"缺血性心脏病的命名及诊断标准"，现将心绞痛作如下归类。

（1）劳累性心绞痛：是由运动或其他增加心肌需氧量的情况所诱发的心绞痛。包括 3 种类型。①稳定型劳累性心绞痛，简称稳定型心绞痛，亦称普通型心绞痛。是最常见的心绞痛。指由心肌缺血缺氧引起的典型心绞痛发作，其性质在 1～3 个月内并无改变。即每日和每周疼痛发作次数大致相同，诱发疼痛的劳累和情绪激动程度相同，每次发作疼痛的性质和疼痛部位无改变，用硝酸甘油后也在相同时间内发生疗效。②初发型劳累性心绞痛，简称初发型心绞痛。指患者过去未发生过心绞痛或心肌梗死，而现在发生由心肌缺血缺氧引起的心绞痛，时间尚在 1～2 个月内。有过稳定型心绞痛但已数月不发生心绞痛，再发生心绞痛未到 1 个月者也归入本型。③恶化型劳累性心绞痛，进行型心绞痛指原有稳定型心绞痛的患者，在 3 个月内疼痛的频率、程度、诱发因素经常变动，进行性恶化。可发展为心肌梗死与猝死。

（2）自发性心绞痛：心绞痛发作与心肌需氧量无明显关系，与劳累性心绞痛相比，疼痛持续时间一般较长，程度较重，且不易为硝酸甘油所缓解。包括四种类型。①卧位型心绞痛：在休息时或熟睡时发生的心绞痛，其发作时间较长，症状也较重，发作与体力活动或情绪激动无明显关系，常发生在半夜，偶尔在午睡或休息时发作。疼痛常剧烈难忍，患者烦躁不安、起床走动。硝酸甘油的疗效不明显或仅能暂时缓解。可能与夜梦、夜间血压降低或发生未被察觉的左心室衰竭，以致狭窄的冠状动脉远端心肌灌注不足；或平卧时静脉回流增加，心脏工作量增加，需氧增加等有关。②变异型心绞痛：本型患者心绞痛的性质、与卧位型心绞痛相似，也常在夜间发作，但发作时心电图表现不同，显示有关导联的 ST 段抬高而与之相对应的导联中则 ST 段压低。本型心绞痛是由于在冠状动脉狭窄的基础上，该支血管发生痉挛，引起一片心肌缺血所致。③中间综合征：亦称冠状动脉功能不全。指心肌缺血引起的心绞痛发作历时较长，达 30min 或 1h 以上，发作常在休息时或睡眠中发生，但心电图、放射性核素和血清学检查无心肌坏死的表现。本型疼痛其性质是介于心绞痛与心肌梗死之间，常是心肌梗死的前奏。④梗死后心绞痛：在急性心肌梗死后不久或数周后发生的心绞痛。由于供血的冠状动脉阻塞，发生心肌梗死，但心肌尚未完全坏死，一部分未坏死的心肌处于严重缺血状态下又发生疼痛，随时有再发生梗死的可能。

（3）混合性心绞痛：劳累性和自发性心绞痛混合出现，因冠状动脉的病变使冠状动脉血流储备固定地减少，同时又发生短暂的再减损所致，兼有劳累性和自发性心绞痛的临床表现。

（4）不稳定型心绞痛：在临床上被广泛应用并被认为是稳定型劳累性心绞痛和心肌梗死和猝死之间的中间状态。它包括了除稳定型劳累性心绞痛外的上述所有类型。其病理基础是在原有病变上发生冠状动脉内膜下出血、粥样硬化斑块破裂、血小板或纤维蛋白凝集、冠状动脉痉挛等除了没有诊断心肌梗死的明确的心电图和心肌酶谱变化外，目前应用的不稳定心绞痛的定义根据以下 3 个病史特征做出。①在相对稳定的劳累相关性心绞痛基础上出现逐渐增强的疼痛。②新出现的心绞痛（通常 1 个月内），由很轻度的劳力活动即可引起心绞痛。③在静息和很轻劳力时出现心绞痛。

三、治疗原则

预防：主要预防动脉粥样硬化的发生和发展。

治疗原则：改善冠状动脉的血供；减低心肌的耗氧；同时治疗动脉粥样硬化。

（一）发作时的治疗

（1）休息：发作时立刻休息，经休息后症状可缓解。

（2）药物治疗：应用作用较快的硝酸酯制剂。

（3）在应用上述药物的同时，可考虑用镇静药。

（二）缓解期的治疗

系统治疗，清除诱因、注意休息、使用作用持久的抗动脉粥样硬化药物，以防心绞痛发作，可单独、交替或联合应用。调节饮食，特别是一次进食不应过饱；禁绝烟酒。调整日常生活与工作量；减轻精神负担；保持适当的体力活动，但以不致发生疼痛症状为度；一般不需卧床休息。

（三）其他治疗

低分子右旋糖酐或羟乙基淀粉注射液，作用为改善微循环的灌流，可用于心绞痛的频繁发作。抗凝药，如肝素；溶血栓药和抗血小板药可用于治疗不稳定型心绞痛。高压氧治疗增加全身的氧供应，可使顽固的心绞痛得到改善，但疗效不易巩固。体外反搏治疗可能增加冠状动脉的血供，也可考虑应用。兼有早期心力衰竭者，治疗心绞痛的同时宜用快速作用的洋地黄类制剂。

（四）外科手术治疗

主动脉 - 冠状动脉旁路移植手术（coronary artery bypass grafting，CABG）方法：取患者自身的大隐静脉或内乳动脉作为旁路移植材料。一端吻合在主动脉，另一端吻合在有病变的冠状动脉段的远端，引主动脉的血液以改善该冠状动脉所供血的心肌的血流量。

（五）经皮腔内冠状动脉成形术

经皮腔内冠状动脉成形术（percutaneous transluminal coronary angioplasty，PTCA）方法：冠状动脉造影后，针对相应病变，应用带球囊的心导管经周围动脉送到冠状动脉，在导引钢丝的指引下进入狭窄部位；向球囊内加压注入稀释的造影剂使之扩张，解除狭窄。

（六）其他冠状动脉介入性治疗

由于 PTCA 有较高的术后再狭窄发生率，近来采用一些其他成形方法如激光冠状动脉成形术（PT-CLA）、冠状动脉斑块旋切术、冠状动脉斑块旋磨术、冠状动脉内支架安置等，期望降低再狭窄发生率。

（七）运动锻炼疗法

谨慎安排进度适宜的运动锻炼有助于促进侧支循环的发展，提高体力活动的耐受量，改善症状。

四、常见护理问题

（一）心绞痛

1. 相关因素　与心肌急剧、短暂地缺血、缺氧，冠状动脉痉挛有关。
2. 临床表现　阵发性胸骨后疼痛。
3. 护理措施　如下所述。

（1）心绞痛发作时立即停止步行或工作，休息片刻即可缓解。根据疼痛发生的特点，评估心绞痛严重程度（表 3-1），制订相应活动计划。频发者或严重心绞痛者，严格限制体力活动，并绝对卧床休息。

表 3-1　劳累性心绞痛分级

心绞痛分级	表现
Ⅰ级：日常活动时无症状	较日常活动重的体力活动，如平地小跑步、快速或持重物上三楼、上陡坡等时引起心绞痛
Ⅱ级：日常活动稍受限制	一般体力活动，如常速步行 1.5～2km、上三楼、上坡等即引起心绞痛
Ⅲ级：日常活动明显受损	较日常活动轻的体力活动，如常速步行 0.5～1km、上二楼、上小坡等即引起心绞痛
Ⅳ级：任何体力活动均引起心绞痛	轻微体力活动（如在室内缓行）即引起心绞痛，严重者休息时亦发生心绞痛

（2）遵医嘱给予患者舌下含服硝酸甘油、吸氧，记录心电图，并通知医生。心绞痛频发或严重者遵医嘱使用硝酸甘油静脉微泵推注。由于此类药物能扩张头面部血管，有些患者使用后会出现颜面潮红、头痛等症状，应向患者说明。

（3）用药后动态观察患者胸痛变化情况，同时监测 ECG，必要时进行心电监测。

（4）告知患者在心绞痛发作时的应对技巧：一是立即停止活动；另一是立即含服硝酸甘油。向患者讲解含服硝酸甘油是因为舌下有丰富的静脉丛，吸收见效比口服硝酸甘油快。若疼痛持续 15min 以上不缓解，则有可能发生心肌梗死，需立即急诊就医。

（二）焦虑

1. 相关因素　与心绞痛反复频繁发作、疗效不理想有关。
2. 临床表现　睡眠不佳，缺乏自信心、思维混乱。
3. 护理措施　如下所述。

（1）向患者讲解心绞痛的治疗是一个长期过程，需要有毅力，鼓励其说出内心想法，针对其具体心理情况给予指导与帮助。

（2）心绞痛发作时，尽量陪伴患者，多与患者沟通，指导患者掌握心绞痛发作的有效应对措施。

（3）及时向患者分析讲解疾病好转信息，增强患者治疗信心。

（4）告知患者不良心理状况对疾病的负面影响，鼓励患者进行舒展身心的活动（如听音乐、看报纸）等活动，转移患者注意力。

（三）知识缺乏

1. 相关因素　与缺乏知识来源，认识能力有限有关。

2. 临床表现　患者不能说出心绞痛相关知识，不知如何避免相关因素。

3. 护理措施　如下所述。

（1）避免诱发心绞痛的相关因素：如情绪激动、饱食、焦虑不安等不良心理状态。

（2）告知患者心绞痛的症状为胸骨后疼痛，可放射至左臂、颈、胸，常为压迫或紧缩感。

（3）指导患者硝酸甘油使用注意事项。

（4）提供简单易懂的书面或影像资料，使患者了解自身疾病的相关知识。

五、健康教育

（一）心理指导

告知患者需保持良好心态，因精神紧张、情绪激动、饱食、焦虑不安等不良心理状态，可诱发和加重病情。患者常因不适而烦躁不安，且伴恐惧，此时鼓励患者表达感觉，告知尽量做深呼吸，放松情绪才能使疾病尽快消除。

（二）饮食指导

（1）减少饮食热能，控制体重少量多餐（每天4～5餐），晚餐尤应控制进食量，提倡饭后散步，切忌暴饮暴食，避免过饱；减少脂肪总量，限制饱和脂肪酸和胆固醇的摄入量，增加不饱和脂肪酸；限制单糖和双糖摄入量，供给适量的矿物质及维生素，戒烟戒酒。

（2）在食物选择方面：应适当控制主食和含糖零食。多吃粗粮、杂粮，如玉米、小米、荞麦等；禽肉、鱼类，以及核桃仁、花生、葵花子等坚果类含不饱和脂肪酸较多，可多食用；多食蔬菜和水果，不限量，尤其是超体重者，更应多选用带色蔬菜，如菠菜、油菜、番茄、茄子和带酸味的新鲜水果，如苹果、橘子、山楂，提倡吃新鲜泡菜；多用豆油、花生油、菜油及香油等植物油；蛋白质按劳动强度供给，冠心病患者蛋白质按2g/kg供给。尽量多食用黄豆及其制品，如豆腐、豆干、百叶等，其他如绿豆、赤豆也很好。

（3）禁忌食物：忌烟、酒、咖啡以及辛辣的刺激性食品；少用猪油、黄油等动物油烹调；禁用动物脂肪高的食物，如猪肉、牛肉、羊肉及含胆固醇高的动物内脏、动物脂肪、脑髓、贝类、乌贼鱼、蛋黄等；食盐不宜多用，每天2～4g；含钠味精也应适量限用。

（三）作息指导

制订固定的日常活动计划，避免劳累。避免突发性的劳力动作，尤其在较长时间休息以后。如凌晨起来后活动动作宜慢。心绞痛发作时，应停止所有活动，卧床休息。频发或严重心绞痛患者，严格限制体力活动，应绝对卧床休息。

（四）用药指导

1. 硝酸酯类　硝酸甘油是缓解心绞痛的首选药。

（1）心绞痛发作时可用短效制剂1片舌下含化，1～2min即开始起作用，持续半小时；勿吞服。如药物不易溶解，可轻轻嚼碎继续含化。

（2）应用硝酸酯类药物时可能出现头晕、头胀痛、头部跳动感、面红、心悸，继续用药数日后可自行消失。

（3）硝酸甘油应储存在棕褐色的密闭小玻璃瓶中，防止受热、受潮，使用时应注意有效期，每用6个月须更换药物。如果含服药物时无舌尖麻辣、烧灼感，说明药物已失效，不宜再使用。

（4）为避免直立性低血压所引起的晕厥，用药后患者应平卧片刻，必要时吸氧。长期反复应用会产生耐药性而效力降低，但停用10d以上，复用可恢复效力。

2. 长期服用β受体阻滞药者 如使用阿替洛尔（氨酰心安）、美托洛尔（倍他乐克）时，应指导患者用药。

（1）不能随意突然停药或漏服，否则会引起心绞痛加重或心肌梗死。

（2）应在饭前服用，因食物能延缓此类药物吸收。

（3）用药过程中注意监测心率、血压、心电图等。

3. 钙通道阻滞药 目前不主张使用短效制剂（如硝苯地平），以减少心肌耗氧量。

（五）特殊及行为指导

（1）寒冷刺激可诱发心绞痛发作，不宜用冷水洗脸，洗澡时注意水温及时间。外出应戴口罩或围巾。

（2）患者应随身携带心绞痛急救盒（内装硝酸甘油片）。心绞痛发作时，立即停止活动并休息，保持安静。及时使用硝酸甘油制剂，如片剂舌下含服，喷雾剂喷舌底1~2下，贴剂粘贴在心前区。如果自行用药后，心绞痛未缓解。应请求协助救护。

（3）有条件者可以氧气吸入，使用氧气时，避免明火。

（4）患者洗澡时应告诉家属，不宜在饱餐或饥饿时进行，水温勿过冷过热，时间不宜过长，门不要上锁，以防发生意外。

（5）与患者讨论引起心绞痛的发作诱因，确定需要的帮助，总结预防发作的方法。

（六）病情观察指导

注意观察胸痛的发作时间、部位、性质、有无放射性及伴随症状，定时监测心率、心律。若心绞痛发作次数增加，持续时间延长，疼痛程度加重，含服硝酸甘油无效者，有可能是心肌梗死先兆，应立即就诊。

（七）出院指导

（1）减轻体重，肥胖者需限制饮食热量及适当增加体力活动，避免采用剧烈运动防治各种可加重病情的疾病，如高血压、糖尿病、贫血、甲亢等。特别要控制血压，使血压维持在正常水平。

（2）慢性稳定型心绞痛患者大多数可继续正常性生活，为预防心绞痛发作，可在1h前含服硝酸甘油1片。

（3）患者应随身携带硝酸甘油片以备急用，患者及家属应熟知药物的放置地点，以备急需。

（蔡　敏）

第四章

消化内科疾病护理

第一节 消化系统疾病常见症状体征的护理

一、恶心与呕吐

恶心（nausea）为上腹部不适、紧迫欲吐的感觉，可伴有迷走神经兴奋的症状，如皮肤苍白、出汗、流涎、血压降低及心动过缓等；呕吐（vomit）是通过胃的强烈收缩迫使胃或部分小肠的内容物经食管、口腔而排出体外的现象。二者均为复杂的反射动作，可单独发生，但多数患者先有恶心，继而呕吐。

引起恶心与呕吐的消化系统常见疾病有：①胃癌、胃炎、消化性溃疡并发幽门梗阻。②肝、胆囊、胆管、胰腺、腹膜的急性炎症。③胃肠功能紊乱引起的功能性呕吐。④肠梗阻。⑤消化系统以外的疾病也可引起呕吐，如脑部疾病（脑出血、脑炎、脑部肿瘤等）、前庭神经病变（梅尼埃病等）、代谢性疾病（甲亢、尿毒症等）。

（一）护理评估

1. 病史　恶心与呕吐发生的时间、频度、原因或诱因，与进食的关系；呕吐的特点及呕吐物的性质、量；呕吐伴随的症状，如是否伴有腹痛、腹泻、发热、头痛、眩晕等。呕吐出现的时间、频度、呕吐物的量与性状因病种而异。上消化道出血时呕吐物呈咖啡色甚至鲜红色；消化性溃疡并发幽门梗阻时呕吐常在餐后发生，呕吐量大，呕吐物含酸性发酵宿食；低位肠梗阻时呕吐物带粪臭味；急性胰腺炎可出现频繁剧烈的呕吐，吐出胃内容物甚至胆汁。呕吐频繁且量大者可引起水、电解质紊乱、代谢性碱中毒。长期呕吐伴厌食者可致营养不良。

2. 身体评估　患者的生命体征、神志、营养状况，有无失水表现。有无腹胀、腹肌紧张，有无压痛、反跳痛及其部位、程度，肠鸣音是否正常。

3. 心理－社会资料　长期反复恶心与呕吐，常使患者烦躁、不安，甚至焦虑和恐惧，而不良的心理反应，又可使症状加重。应注意评估患者的精神状态，有无疲乏无力，有无焦虑、抑郁及其程度，呕吐是否与精神因素有关等。

4. 辅助检查　必要时作呕吐物毒物分析或细菌培养等检查，呕吐物量大者注意有无水、电解质代谢和酸碱平衡失调。

（二）常见护理诊断及医护合作性问题

1. 有体液不足的危险　与大量呕吐导致失水有关。
2. 活动无耐力　与频繁呕吐导致失水、电解质丢失有关。
3. 焦虑　与频繁呕吐、不能进食有关。

（三）护理目标

患者生命体征在正常范围内，不发生水、电解质代谢和酸碱平衡失调；呕吐减轻或停止，逐步恢复进食，活动耐力恢复或有所改善；焦虑程度减轻。

（四）护理措施

1. 体液不足的危险　如下所述。

（1）监测生命体征：定时测量和记录生命体征直至稳定。血容量不足时可发生心动过速、呼吸急促、血压降低，特别是直立性低血压。持续性呕吐致大量胃液丢失，发生代谢性碱中毒时，患者呼吸可浅、慢。

（2）观察患者有无失水征象：准确测量和记录每日的出入量、尿比重、体重。依失水程度不同，患者可出现软弱无力、口渴、皮肤黏膜干燥、弹性减低、尿量减少、尿比重增高，并可有烦躁、神志不清以至昏迷等表现。

（3）严密观察患者呕吐：观察患者呕吐的特点，记录呕吐的次数，呕吐物的性质和量、颜色、气味。动态观察实验室检查结果，例如血清电解质、酸碱平衡状态。

（4）积极补充水分和电解质：剧烈呕吐不能进食或严重水、电解质失衡时，主要通过静脉输液给予纠正。口服补液时，应少量多次饮用，以免引起恶心、呕吐。如口服补液未能达到所需补液量时，仍需静脉输液以恢复和保持机体的液体平衡状态。

2. 活动无耐力　协助患者活动，患者呕吐时应帮助其坐起或侧卧，头偏向一侧，以免误吸。吐毕给予漱口，更换污染衣物被褥，开窗通风以去除异味。告诉患者突然起身可能出现头晕、心悸等不适。故坐起时应动作缓慢，以免发生直立性低血压。及时遵医嘱应用制吐药及其他治疗，促使患者逐步恢复正常饮食和体力。

3. 焦虑　如下所述。

（1）评估患者的心理状态：关心患者，通过与患者及家属交流，了解其心理状态。

（2）缓解患者焦虑：耐心解答患者及家属提出的问题，向患者解释精神紧张不利于呕吐的缓解，特别是有的呕吐与精神因素有关，紧张、焦虑还会影响食欲和消化功能，而治病的信心及情绪稳定则有利于症状的缓解。

（3）指导患者减轻焦虑的方法：常用深呼吸、转移注意力等放松技术，减少呕吐的发生。

1）深呼吸法：用鼻吸气，然后张口慢慢呼气，反复进行。

2）转移注意力：通过与患者交谈，或倾听轻快的音乐，或阅读喜爱的文章等方法转移患者注意力。

（五）护理评价

患者生命体征稳定在正常范围，无口渴、尿少、皮肤干燥、弹性减退等失水表现，血生化指标正常；呕吐及其引起的不适减轻或消失，逐步耐受及增加进食量；活动耐量增加，活动后无头晕、心悸、气促或直立性低血压出现；能认识自己的焦虑状态并运用适当的应对技术。

二、腹痛

腹痛（abdominal pain）在临床上一般按起病急缓、病程长短分为急性与慢性腹痛。急性腹痛多由腹腔器官急性炎症、空腔脏器阻塞或扩张、腹膜炎症、腹腔内血管阻塞等引起；慢性腹痛的原因常为腹腔脏器的慢性炎症、空腔脏器的张力变化、胃、十二指肠溃疡、腹腔脏器的扭转或梗阻、脏器包膜的牵张等。此外，某些全身性疾病、泌尿生殖系统疾病、腹外脏器疾病如急性心肌梗死和下叶肺炎等亦可引起腹痛。

（一）护理评估

1. 病史　腹痛发生的原因或诱因，腹痛的部位、性质和程度；腹痛的时间，特别是与进食、活动、体位的关系；腹痛发生时的伴随症状，有无恶心与呕吐、腹泻、发热等；有无缓解的方法。

腹痛可表现为隐痛、钝痛、灼痛、胀痛、刀割样痛、钻痛或绞痛等，可为持续性或阵发性疼痛，其部位、性质和程度常与疾病有关。如胃、十二指肠疾病引起的腹痛多为中上腹部隐痛、灼痛或不适感，伴厌食、恶心、呕吐、嗳气、反酸等。小肠疾病疼痛多在脐部或脐周，并有腹泻、腹胀等表现。大肠病变所致的腹痛为下腹部一侧或双侧疼痛。急性胰腺炎常出现上腹部剧烈疼痛，为持续性钝痛、钻痛或绞痛，并向腰背部呈带状放射。急性腹膜炎时疼痛弥漫全腹，腹肌紧张，有压痛、反跳痛。

2. 身体评估　患者的生命体征、神态、神志、营养状况。有无腹胀、腹肌紧张、压痛、反跳痛及其部位、程度、肠鸣音是否正常。

3. 心理-社会资料　疼痛可使患者精神紧张及焦虑，而紧张、焦虑又可加重疼痛，因此，应注意评估患者有无因疼痛或其他因素而产生的精神紧张、焦虑不安等。

4. 辅助检查　根据病种不同行相应的实验室检查，必要时需做 X 线钡餐检查、消化道内镜检查等。

（二）常见护理诊断及医护合作性问题

腹痛　与胃肠道炎症、溃疡、肿瘤有关。

（三）护理目标

患者的疼痛逐渐减轻或消失。

（四）护理措施

1. 疼痛监测　严密观察患者腹痛的部位、性质及程度，如果疼痛性质突然发生改变，且经一般对症处理疼痛不仅不能减轻，反而加重，需警惕某些并发症的出现，如溃疡穿孔、弥漫性腹膜炎等。应立即请医师进行必要的检查，严禁随意使用镇痛药物，以免掩盖症状，延误病情。

2. 教会患者非药物性缓解疼痛的方法　对疼痛，特别是有慢性疼痛的患者，采用非药物性止痛方法，可减轻其焦虑、紧张，提高其疼痛阈值和对疼痛的控制感。常用方法包括：①指导式想象：利用一个人对某特定事物的想象而达到特定正向效果，如回忆一些有趣的往事可转移注意力，从而减轻疼痛。②局部热疗法：除急腹症外，对疼痛局部可应用热水袋进行热敷，从而解除痉挛而达到止痛效果。③气功疗法：指导患者通过自我意识，集中注意力，使全身各部分肌肉放松，进而增强对疼痛的耐受力。④其他：指导患者应用深呼吸法和转移注意力有助于其减轻疼痛。

3. 针灸止痛　根据不同疾病，不同疼痛部位采取不同穴位针疗。

4. 药物止痛　镇痛药物的种类甚多，应根据病情，疼痛性质和程度选择性给药。癌性疼痛应遵循按需给药的原则有效控制患者的疼痛。疼痛缓解或消失后及时停药，防止药物不良反应及患者对药物的耐药性和成瘾性。急性剧烈腹痛诊断未明时，不可随意使用镇痛药物，以免掩盖症状，延误病情。

（五）护理评价

患者疼痛减轻或消失。

三、腹泻

腹泻（diarrhea）是指排便的次数多于平日习惯的频率，粪质稀薄。腹泻多由于肠道疾病引起，其他原因有药物、全身性疾病、过敏和心理因素等。发生机制为肠蠕动亢进、肠分泌增多或吸收障碍。

（一）护理评估

1. 病史　腹泻发生的时间、起病原因或诱因、病程长短；粪便的性状、次数和量、气味和颜色；有无腹痛及疼痛的部位，有无里急后重、恶心与呕吐、发热等伴随症状；有无口渴、疲乏无力等失水表现。

2. 身体评估　急性严重腹泻时，应注意评估患者的生命体征、神志、尿量、皮肤弹性等，注意患者有无水、电解质紊乱、酸碱失衡、血容量减少。慢性腹泻时应注意患者的营养状况，有无消瘦、贫血的体征。评估患者有无腹胀、腹部包块、压痛，肠鸣音有无异常。有无因排便频繁及粪便刺激，引起肛周皮肤糜烂。

小肠病变引起的腹泻粪便呈糊状或水样，可含有未完全消化的食物成分，大量水泻易导致脱水和电解质丢失，部分慢性腹泻患者可发生营养不良。大肠病变引起的腹泻粪便可含脓、血、黏液，病变累及直肠时可出现里急后重。

3. 心理－社会资料　频繁腹泻常影响患者正常的工作和社会活动，使患者产生自卑心理。应注意评估患者有无自卑、忧虑、紧张等心理反应，患者的腹泻是否与其心理精神反应有关。

4. 辅助检查　正确采集新鲜粪便标本做显微镜检查，必要时做细菌学检查。急性腹泻者注意监测血清电解质、酸碱平衡状况。

（二）常见护理诊断及医护合作性问题

1. 腹泻　与肠道疾病或全身性疾病有关。
2. 营养失调：低于机体需要量　与严重腹泻导致水、电解质紊乱有关。
3. 有体液不足的危险　与大量腹泻引起失水有关。

（三）护理目标

患者的腹泻及其不适减轻或消失，能保证机体所需水分、电解质和营养素的摄入，生命体征、尿量、血生化指标在正常范围。

（四）护理措施

1. 腹泻　如下所述。

（1）病情监测：包括排便情况、伴随症状、全身情况及血生化指标的监测。

（2）饮食选择：饮食以少渣、易消化食物为主，避免生冷、多纤维、味道浓烈的刺激性食物。急性腹泻应根据病情和医嘱，给予禁食、流质、半流质或软食。

（3）指导患者活动和减轻腹泻：急性起病，全身症状明显的患者应卧床休息，注意腹部保暖。可用暖水袋腹部热敷，以减弱肠道运动，减少排便次数，并有利于减轻腹痛等症状。慢性、轻症者可适当活动。

（4）加强肛周皮肤的护理：排便频繁时，因粪便的刺激，可使肛周皮肤损伤，引起糜烂及感染。排便后应用温水清洗肛周，保持清洁干燥，涂无菌凡士林或抗生素软膏以保护肛周皮肤，促进损伤处愈合。

（5）心理护理：慢性腹泻治疗效果不明显时，患者往往对预后感到担忧，纤维结肠内镜等检查有一定痛苦，某些腹泻如肠易激综合征与精神因素有关，故应注意患者心理状况的评估和护理，通过解释、鼓励来提高患者配合检查和治疗的认识，稳定患者情绪。

2. 营养失调　如下所述。

（1）饮食护理：可经口服者，注意饮食选择，以少渣、易消化食物为主，避免生冷、多纤维、味道浓烈的刺激性食物。严重腹泻，伴恶心与呕吐者，积极静脉补充营养。注意输液速度的调节。因老年人易因腹泻发生脱水，也易因输液速度过快引起循环衰竭，故尤应及时补液，并注意输液速度。

（2）营养评价：观察并记录患者每日进餐次数、量、品种，以了解其摄入营养能否满足机体需要。定期测量体重，监测有关营养指标的变化，如血红蛋白浓度、人血清蛋白等。

3. 有体液不足的危险　动态观察患者的液体平衡状态，按医嘱补充水分和电解质。具体措施见本节恶心与呕吐的相关护理措施。

（五）护理评价

患者的腹泻及其伴随症状减轻或消失；机体获得足够的热量、水、电解质和各种营养物质，营养状态改善；生命体征正常，无失水、电解质紊乱的表现。

（蔡　敏）

第二节　急性胃炎

一、概述

急性胃炎指由各种原因引起的急性胃黏膜炎症，其病变可以仅局限于胃底、胃体、胃窦的任何一部分，病变深度大多局限于黏膜层，严重时则可累及黏膜下层、肌层，甚至达浆膜层。临床表现多种多样，可以有上腹痛、恶心、呕吐、上腹不适、呕血、黑粪，也可无症状，而仅有胃镜下表现。急性胃炎的病因虽然多样，但各种类型在临床表现、病变的发展规律和临床诊治等方面有一些共性。大多数患者，通过及时诊治能很快痊愈，但也有部分患者其病变可以长期存在并转化为慢性胃炎。

二、护理评估

（一）健康史

评估患者既往有无胃病史，有无服用对胃有刺激的药物，如阿司匹林、保泰松、洋地黄、铁剂等，评估患者的饮食情况及睡眠。

（二）临床症状评估与观察

1. 腹痛的评估　患者主要表现为上腹痛、饱胀不适。多数患者无症状，或症状被原发疾病所掩盖。

2. 恶心、呕吐的评估　患者可有恶心、呕吐、食欲缺乏等症状，注意观察患者呕吐的次数及呕吐物的性质、量的情况。

3. 腹泻的评估　食用沙门菌、嗜盐菌或葡萄球菌毒素污染食物引起的胃炎患者常伴有腹泻。评估患者的大便次数、颜色、性状及量的情况。

4. 呕血和（或）黑粪的评估　在所有上消化道出血的病例中，急性糜烂出血性胃炎所致的消化道出血占 10%～30%，仅次于消化性溃疡。

（三）辅助检查的评估

1. 病理　主要表现为中性粒细胞浸润。

2. 胃镜检查　可见胃黏膜充血、水肿、糜烂、出血及炎性渗出。

3. 实验室检查　血常规检查：糜烂性胃炎可有红细胞、血红蛋白减少。便常规检查：便潜血阳性。血电解质检查：剧烈腹泻患者可有水、电解质紊乱。

（四）心理－社会因素评估

1. 生活方式　评估患者生活是否规律，包括学习或工作、活动、休息与睡眠的规律性，有无烟酒嗜好等。评估患者是否能得到亲人及朋友的关爱。

2. 饮食习惯　评估患者是否进食过冷、过热、过于粗糙的食物；是否食用刺激性食物，如辛辣、过酸或过甜的食物，以及浓茶、浓咖啡、烈酒等；是否注意饮食卫生。

3. 焦虑或恐惧　因出现呕血、黑粪或症状反复发作而产生紧张、焦虑、恐惧心理。

4. 认知程度　是否了解急性胃炎的病因及诱发因素，以及如何防护。

（五）腹部体征评估

上腹部压痛是常见体征，有时上腹胀气明显。

三、护理问题

1. 腹痛　由于胃黏膜的炎性病变所致。

2. 营养失调：低于机体需要量　由于胃黏膜的炎性病变所致的食物摄入、吸收障碍所致。

3. 焦虑　由于呕血、黑粪及病情反复所致。

四、护理目标

（1）患者腹痛症状减轻或消失。

（2）患者住院期间保证机体需热量，维持水电解质及酸碱平衡。

（3）患者焦虑程度减轻或消失。

五、护理措施

（一）一般护理

1. 休息　患者应注意休息，减少活动，对急性应激造成者应卧床休息，同时应做好患者的心理疏导。

2. 饮食　一般可给予无渣、半流质的温热饮食。如少量出血可给予牛奶、米汤等以中和胃酸，有利于黏膜的修复。剧烈呕吐、呕血的患者应禁食，可静脉补充营养。

3. 环境　为患者创造整洁、舒适、安静的环境，定时开窗通风，保证空气新鲜及温湿度适宜，使其心情舒畅。

（二）心理护理

1. 解释症状出现的原因　患者因出现呕血、黑粪或症状反复发作而产生紧张、焦虑、恐惧心理。护理人员应向其耐心说明出血原因，并给予解释和安慰。应告知患者，通过有效治疗，出血会很快停止；并通过自我护理和保健，可减少本病的复发次数。

2. 心理疏导　耐心解答患者及家属提出的问题，向患者解释精神紧张不利于呕吐的缓解，特别是有的呕吐与精神因素有关，紧张、焦虑还会影响食欲和消化能力，而树立信心及情绪稳定则有利于症状的缓解。

3. 应用放松技术　利用深呼吸、转移注意力等放松技术，减少呕吐的发生。

（三）治疗配合

1. 患者腹痛的时候　遵医嘱给予局部热敷、按摩、针灸，或给予止痛药物等缓解腹痛症状，同时应安慰、陪伴患者以使其精神放松，消除紧张恐惧心理，保持情绪稳定，从而增强患者对疼痛的耐受性；非药物止痛方法还可以用分散注意力法，如数数、谈话、深呼吸等；行为疗法，如放松技术、冥想、音乐疗法等。

2. 患者恶心、呕吐、上腹不适　评估症状是否与精神因素有关，关心和帮助患者消除紧张情绪。观察患者呕吐的次数及呕吐物的性质和量的情况。一般呕吐物为消化液和食物时有酸臭味。混有大量胆汁时呈绿色，混有血液呈鲜红色或棕色残渣。及时为患者清理呕吐物、更换衣物，协助患者采取舒适体位。

3. 患者呕血、黑粪　排除鼻腔出血及进食大量动物血、铁剂等所致呕吐物呈咖啡色或黑粪。观察患者呕血与黑粪的颜色性状和量的情况，必要时遵医嘱给予输血、补液、补充血容量治疗。

（四）用药护理

（1）向患者讲解药物的作用、不良反应、服用时的注意事项，如抑制胃酸的药物多于饭前服用；抗生素类多于饭后服用，并询问患者有无过敏史，严密观察用药后的反应；应用止泻药时应注意观察排便情况，观察大便的颜色、性状、次数及量，腹泻控制时应及时停药；保护胃黏膜的药物大多数是餐前服用，个别药例外；应用解痉止痛药如654-2或阿托品时，会出现口干等不良反应，并且青光眼及前列腺肥大者禁用。

（2）保证患者每日的液体入量，根据患者情况和药物性质调节滴注速度，合理安排所用药物的前后顺序。

（五）健康教育

（1）应向患者及家属讲明病因，如是药物引起，应告诫今后禁止用此药；如疾病需要必须用该药，必须遵医嘱配合服用制酸剂以及胃黏膜保护剂。

（2）嗜酒者应劝告戒酒。

（3）嘱患者进食要有规律，避免食生、冷、硬及刺激性食物和饮料。

（4）让患者及家属了解本病为急性病，应及时治疗及预防复发，防止发展为慢性胃炎。

（5）应遵医嘱按时用药，如有不适，及时来院就医。

（蔡　敏）

第三节　慢性胃炎

一、概述

慢性胃炎系指不同病因引起的慢性胃黏膜炎性病变，其发病率在各种胃病中居位首。随着年龄增长而逐渐增高，男性稍多于女性。

二、护理评估

（一）健康史

评估患者既往有无其他疾病，是否长期服用 NSAID 类消炎药如阿司匹林、吲哚美辛等，有无烟酒嗜好及饮食、睡眠情况。

（二）临床症状评估与观察

1. 腹痛的评估　评估腹痛发生的原因或诱因，疼痛的部位、性质和程度；与进食、活动、体位等因素的关系，有无伴随症状。慢性胃炎进展缓慢，多无明显症状。部分患者可有上腹部隐痛与饱胀的表现。腹痛无明显节律性，通常进食后较重，空腹时较轻。

2. 恶心、呕吐的评估　评估恶心、呕吐发生的时间、频率、原因或诱因，与进食的关系；呕吐的特点及呕吐物的性质、量；有无伴随症状，是否与精神因素有关。慢性胃炎的患者进食硬、冷、辛辣或其他刺激性食物时可引发恶心、反酸、嗳气、上腹不适、食欲缺乏等症状。

3. 贫血的评估　慢性胃炎合并胃黏膜糜烂者可出现少量或大量上消化道出血，表现以黑粪为主，持续 3～4d 停止。长期少量出血可引发缺铁性贫血，患者可出现头晕、乏力及消瘦等症状。

（三）辅助检查的评估

1. 胃镜及黏膜活组织检查　这是最可靠的诊断方法，可直接观察黏膜病损。慢性萎缩性胃炎可见黏膜呈颗粒状、黏膜血管显露、色泽灰暗、皱襞细小；慢性浅表性胃炎可见红斑、黏膜粗糙不平、出血点（斑）。两种胃炎皆可见伴有糜烂、胆汁反流。活组织检查可进行病理诊断，同时可检测幽门螺杆菌。

2. 胃酸的测定　慢性浅表性胃炎胃酸分泌可正常或轻度降低，而萎缩性胃炎胃酸明显降低，其分泌胃酸功能随胃腺体的萎缩、肠腺化生程度的加重而降低。

3. 血清学检查　慢性胃体炎患者血清抗壁细胞抗体和内因子抗体呈阳性，血清胃泌素明显升高；慢性胃窦炎患者血清抗壁细胞抗体多呈阴性，血清胃泌素下降或正常。

4. 幽门螺杆菌检测　通过侵入性和非侵入性方法检测幽门螺杆菌。慢性胃炎患者胃黏膜中幽门螺杆菌阳性率的高低与胃炎活动与否有关，且不同部位的胃黏膜其幽门螺杆菌的检测率亦不相同。幽门螺杆菌的检测对慢性胃炎患者的临床治疗有指导意义。

（四）心理－社会因素评估

1. 生活方式　评估患者生活是否有规律；生活或工作负担及承受能力；有无过度紧张、焦虑等负性情绪；睡眠的质量等。

2. 饮食习惯　评估患者平时饮食习惯及食欲，进食时间是否规律；有无特殊的食物喜好或禁忌，有无食物过敏，有无烟酒嗜好。

3. **心理－社会状况** 评估患者的性格及精神状态；患病对患者日常生活、工作的影响。患者有无焦虑、抑郁、悲观等负性情绪及其程度。评估患者的家庭成员组成，家庭经济、文化、教育背景，对患者的关怀和支持程度；医疗费用来源或支付方式。

4. **认知程度** 评估患者对慢性胃炎的病因、诱因及如何预防的了解程度。

（五）腹部体征的评估

慢性胃炎的体征多不明显，少数患者可出现上腹轻压痛。

三、护理问题

1. **疼痛** 由胃黏膜炎性病变所致。
2. **营养失调：低于机体需要量** 由厌食、消化吸收不良所致。
3. **焦虑** 由病情反复、病程迁延所致。
4. **活动无耐力** 由慢性胃炎引起贫血所致。
5. **知识缺乏** 缺乏对慢性胃炎病因和预防知识的了解。

四、护理目标

（1）患者疼痛减轻或消失。
（2）患者住院期间能保证机体所需热量、水分、电解质的摄入。
（3）患者焦虑程度减轻或消失。
（4）患者活动耐力恢复或有所改善。
（5）患者能自述疾病的诱因及预防保健知识。

五、护理措施

（一）一般护理

1. **休息** 指导患者急性发作时应卧床休息，并可用转移注意力、做深呼吸等方法来减轻。
2. **活动** 病情缓解时，进行适当的锻炼，以增强机体抵抗力。嘱患者生活要有规律，避免过度劳累，注意劳逸结合。
3. **饮食** 急性发作时可予少渣半流食，恢复期患者指导其食用富含营养、易消化的食物，避免食用辛辣、生冷等刺激性食物及浓茶、咖啡等饮料。嗜酒患者嘱其戒酒。指导患者加强饮食卫生并养成良好的饮食习惯，定时进餐、少量多餐、细嚼慢咽。如胃酸缺乏者可酌情食用酸性食物如山楂、食醋等。
4. **环境** 为患者创造良好的休息环境，定时开窗通风，保证病室的温湿度适宜。

（二）心理护理

1. **减轻焦虑** 提供安全舒适的环境，减少患者的不良刺激。避免患者与其他有焦虑情绪的患者或亲属接触。指导其散步、听音乐等转移注意力的方法。
2. **心理疏导** 首先帮助患者分析这次产生焦虑的原因，了解患者内心的期待和要求；然后共同商讨这些要求是否能够实现，以及错误的应对机制所产生的后果。指导患者采取正确的应对机制。
3. **树立信心** 向患者讲解疾病的病因及防治知识，指导患者如何保持合理的生活方式和去除对疾病的不利因素。并可以请有过类似疾病的患者讲解采取正确应对机制所取得的良好效果。

（三）治疗配合

1. **腹痛** 评估患者疼痛的部位、性质及程度。嘱患者卧床休息，协助患者采取有利于减轻疼痛的体位。可利用局部热敷、针灸等方法来缓解疼痛。必要时遵医嘱给予药物止痛。
2. **活动无耐力** 协助患者进行日常生活活动。指导患者体位改变时动作要慢，以免发生直立性低血压。根据患者病情与患者共同制订每日的活动计划，指导患者逐渐增加活动量。

3. 恶心、呕吐　协助患者采取正确体位，头偏向一侧，防止误吸。安慰患者，消除患者紧张、焦虑的情绪。呕吐后及时为患者清理，更换床单位并协助患者采取舒适体位。观察呕吐物的性质、量及呕吐次数。必要时遵医嘱给予止吐药物治疗。

　　附：呕吐物性质及特点分析

1. 呕吐不伴恶心　呕吐突然发生，无恶心、干呕的先兆，伴明显头痛，且呕吐于头痛剧烈时出现，常见于神经血管头痛、脑震荡、脑溢血、脑炎、脑膜炎及脑肿瘤等。

2. 呕吐伴恶心　多见于胃源性呕吐，例如胃炎、胃溃疡、胃穿孔、胃癌等，呕吐多与进食、饮酒、服用药物有关，吐后常感轻松。

3. 清晨呕吐　多见于妊娠呕吐和酒精性胃炎的呕吐。

4. 食后即恶心、呕吐　如果食物尚未到达胃内就发生呕吐，多为食管的疾病，如食管癌、食管贲门失弛缓症。食后即有恶心、呕吐伴腹痛、腹胀者常见于急性胃肠炎、阿米巴痢疾。

5. 呕吐发生于饭后 2～3h　可见于胃炎、胃溃疡和胃癌。

6. 呕吐发生于饭后 4～6h　可见于十二指肠溃疡。

7. 呕吐发生在夜间　呕吐发生在夜间，且量多有发酵味者，常见于幽门梗阻、胃及十二指肠溃疡、胃癌。

8. 大量呕吐　呕吐物如为大量，提示有幽门梗阻、胃潴留或十二指肠淤滞。

9. 少量呕吐　呕吐常不费力，每口吐出量不多，可有恶心，进食后可立即发生，吐完后可再进食，多见于神经官能性呕吐。

10. 呕吐物性质辨别　如下所述。

（1）呕吐物酸臭：呕吐物酸臭或呕吐隔日食物见于幽门梗阻、急性胃炎。

（2）呕吐物中有血：应考虑消化性溃疡、胃癌。

（3）呕吐黄绿苦水：应考虑十二指肠梗阻。

（4）呕吐物带粪便：见于肠梗阻晚期，带有粪臭味见于小肠梗阻。

（四）用药护理

（1）向患者讲解药物的作用、不良反应及用药的注意事项，观察患者用药后的反应。

（2）根据患者的情况进行指导，避免使用对胃黏膜有刺激的药物，必须使用时应同时服用抑酸剂或胃黏膜保护剂。

（3）有幽门螺杆菌感染的患者，应向其讲解清除幽门螺杆菌的重要性，嘱其连续服药两周，停药4周后再复查。

（4）静脉给药患者，应根据患者的病情、年龄等情况调节滴注速度，保证入量。

（五）健康教育

（1）向患者及家属介绍本病的有关病因，指导患者避免诱发因素。

（2）教育患者保持良好的心理状态，平时生活要有规律，合理安排工作和休息时间，注意劳逸结合，积极配合治疗。

（3）强调饮食调理对防止疾病复发的重要性，指导患者加强饮食卫生和饮食营养，养成有规律的饮食习惯。

（4）避免刺激性食物及饮料，嗜酒患者应戒酒。

（5）向患者介绍所用药物的名称、作用、不良反应，以及服用的方法剂量和疗程。

（6）嘱患者定期按时服药，如有不适及时就诊。

（蔡　敏）

第五章

肾内科疾病护理

第一节　代谢及全身性疾病的肾损害

一、糖尿病肾病

糖尿病肾病是指糖尿病代谢异常所致的肾小球硬化症，也是其全身微血管病的组成部分。其临床上主要表现为持续性蛋白尿，病理上主要表现为肾小球系膜区增宽和肾小球毛细血管基膜增厚。糖尿病肾病一旦发展为显性肾病，随病情进展，最终成为终末期肾病（ESRD）。糖尿病引起的肾病变，如果肾穿刺病理检查证实为糖尿病肾病，则称为糖尿病肾小球病。

（一）临床表现

糖尿病肾病是一个慢性的过程，早期临床表现不明显，当病情发展到一定阶段以后，可出现下列临床表现。

1. 蛋白尿　蛋白尿是糖尿病肾病最重要的临床表现。早期可以是间歇性的、微量的蛋白尿；后期常常是持续性的、大量的蛋白尿。微量白蛋白尿是指尿白蛋白/肌酐比值为 $3\sim300\mu g/mg$，或尿白蛋白排泄率为 $20\sim200\mu g/min$ 或 $30\sim300mg/d$。临床糖尿病肾病是指尿白蛋白/肌酐比值持续高于 $300\mu g/mg$ 或尿白蛋白排泄率高于 $200\mu g/min$ 或高于 $300mg/d$ 或者是常规尿蛋白定量高于 $0.5g/d$。

2. 高血压　糖尿病肾病中高血压的发生率很高，晚期糖尿病肾病患者多有持续、顽固的高血压，高血压与肾功能的恶化有关。

3. 水肿　在临床糖尿病肾病期，随着尿蛋白的增加和人血清蛋白的降低，患者可出现不同程度的水肿，尤其是肾病综合征和心功能不全的患者，可出现全身高度水肿，甚至胸腔积液、腹腔积液，同时合并尿量减少。

4. 肾病综合征　部分患者可发展为肾病综合征，表现为大量蛋白尿（$>3.5g/d$）、低蛋白血症（血白蛋白 $<30g/L$）、脂质代谢异常以及不同程度的水肿。并发肾病综合征的患者常在短期内发生肾功能不全。

5. 肾功能异常

（1）1 型糖尿病肾病的早期，肾小球滤过率增高。随着病程的进展，肾小球滤过率降至正常，然后逐渐下降，并出现血尿素氮和血肌酐升高，最后进展到肾功能不全、尿毒症。

（2）2 型糖尿病肾病少有肾小球滤过率增高的现象。

（3）糖尿病肾病的肾功能不全与非糖尿病肾病肾功能不全比较，具有以下特点：①蛋白尿相对较多；②肾小球滤过率相对不很低；③肾体积缩小不明显；④贫血出现较早；⑤心血管并发症较多、较重；⑥血压控制较难。

6. 糖尿病的其他并发症

（1）视网膜病变：糖尿病肾病和糖尿病性视网膜病变均为糖尿病的微血管病变，95% 的糖尿病肾病患者并发糖尿病性视网膜病变。

（2）大血管病变：糖尿病肾病患者常并发心脑血管疾病和缺血性下肢血管疾病，表现为心绞痛、心肌梗死、脑梗死、足背动脉搏动减弱或消失。

（3）神经病变：主要是周围神经病变，表现为感觉异常和功能异常。

（二）辅助检查

糖尿病肾病患者住院治疗期间的检查项目见表 5 - 1。

表 5 - 1　糖尿病肾病患者住院治疗期间的检查项目

必须检查的项目	根据具体情况可选择的检查项目
血常规、尿常规、粪便常规、尿红细胞位相、24h尿蛋白定量肝肾功能、电解质、肌酶、血糖、血脂、凝血功能、感染性疾病筛查（乙型肝炎病毒、丙型肝炎病毒、HIV、梅毒等）、C反应蛋白抗核抗体谱（ANA、抗 ds - DNA 抗体、抗 Sm 抗体等）、红细胞沉降率、补体 C3 和 C4、免疫球蛋白（包括轻链）、抗心磷脂抗体B 超（泌尿系统、肝胆脾胰）、胸部 X 线平片、心电图、超声心动图糖化血红蛋白、胰岛素释放试验、C 肽释放试验	T 淋巴细胞亚群、血清及尿蛋白电泳、甲状腺功能、PPD、肿瘤系列尿 β_2 - 微球蛋白、尿 N - 乙酰 - β - 氨基葡萄糖苷酶、血型、血和尿轻链定量、类风湿因子双肾血管彩超、颈动脉彩超、眼底检查、肌电图、冠状动脉造影、头颅 CT尿培养及药物过敏试验、ANCA 系列肾穿刺活体组织检查

1. **肾活体组织检查**　糖尿病肾病的基本病理特征是肾小球系膜基质增多、基膜增厚和肾小球硬化，包括弥漫性病变、结节性病变和渗出性病变，早期表现为肾小球体积增大。

（1）弥漫性病变表现为弥漫性的系膜基质增多、系膜区增宽、肾小球基膜增厚。

（2）结节性病变表现为系膜区的扩张和基膜的增厚，形成直径为 20 ~ 200nm 的致密结节，称为 Kimmelstie - Wilson 结节（简称 K - W 结节）。

（3）渗出性病变包括纤维素样帽状沉积和肾小囊滴状病变，前者为位于肾小球内皮和基底膜之间的强嗜伊红染色的半月形或球形渗出物；后者与前者性质相似，但位于肾小囊内壁。渗出性病变常提示糖尿病肾病进展。

此外，糖尿病肾病还常有肾小动脉透明样变、肾小管间质损害。免疫荧光检查可见 IgG 呈节段性沿肾小球毛细血管襻、肾小囊基膜、肾小管基膜线样沉积，有时也可见到 IgA 和 C3 的沉积。电镜检查，肾小球毛细血管基膜增厚和系膜基质增多是其主要的超微结构改变。

2. **尿液检查**　持续白蛋白尿，尿白蛋白/肌酐比值 > 300μg/mg，或尿白蛋白排泄率 > 200μg/min，或尿白蛋白定量 > 300mg/d，或尿蛋白定量 > 0.5g/d。尿微量白蛋白常规检测在早期诊断中非常重要。因此，对于初次诊断的糖尿病患者，应常规进行尿常规检查，即使在尿常规中尿蛋白阴性，也应专门做尿微量白蛋白检查。

3. **眼底检查**　糖尿病视网膜病变是糖尿病微血管病中最重要的表现之一，与糖尿病的病程及控制程度密切相关。糖尿病肾病与糖尿病视网膜病变的病变程度不完全平行，有一部分糖尿病肾病的患者并未出现典型的眼底改变，但眼底检查发现糖尿病视网膜病变对糖尿病肾病的诊断具有很大价值。

（三）治疗原则

一般处理原则：①调整生活方式，包括减肥、禁烟和加强体育锻炼；②严格控制血糖、血压、血脂；③控制蛋白质的摄入，推荐摄入 0.8g/（kg·d）；④其他如避免过度劳累、预防感染、避免使用肾毒性药物等。

（四）治疗方法

1. **控制高血糖**　糖尿病控制和并发症防治实验（DCCT）和英国 2 型糖尿病前瞻性研究（UKPDS）均以循证医学的方法验证了无论是 1 型糖尿病还是 2 型糖尿病，严格控制血糖均能明显减少糖尿病肾病的发生及延缓其病程的进展。降糖措施除饮食治疗外，还包括药物治疗和胰岛素治疗两大类。糖尿病肾病患者尽早使用胰岛素，可以有效控制血糖且无肝肾损害，肾功能不全时宜选用短效胰岛素，以防止胰岛素在体内蓄积发生低血糖。

2. 控制高血压　严格控制血压在 130/80mmHg 以下，合并明显蛋白尿（＞1g/d）和肾功能不全的患者应控制在 125/75mmHg。糖尿病肾病的降压治疗首选 ACEI 和 ARB。肾衰竭的糖尿病肾病患者，高血压的治疗可选用长效的钙通道阻滞药、利尿剂及 β 受体拮抗药。

3. 纠正脂质代谢紊乱　临床研究表明，糖尿病肾病患者积极控制高血脂，能明显改善蛋白尿，延缓肾功能损害的进展。血脂控制目标为总胆固醇＜4.5mmol/L，低密度脂蛋白＜2.5mmol/L，高密度脂蛋白＞1.1mmol/L，三酰甘油＜1.5mmol/L。在药物选择上，如以血清胆固醇增高为主，则宜用羟甲基戊二酰辅酶 A（HMG CoA）还原酶抑制剂（即他汀类）；而以三酰甘油升高为主者则宜选择贝特类降脂药。

4. 减少蛋白尿，保护肾功能　ACEI 及 ARB 制剂除降压作用外，还具有减少糖尿病肾病患者的蛋白尿、减轻肾组织病变、延缓肾功能不全的作用。

5. 其他药物治疗　①糖基化终末产物（AGEs）抑制剂：维生素 B$_6$ 等；②蛋白激酶 C－β 抑制物；③肾素抑制剂：阿利吉仑；④醛固酮拮抗药：螺内酯；⑤抗凝及抗血小板集聚：硫酸氢氯吡格雷、双嘧达莫、舒洛地特等；⑥抗氧化剂：维生素 E、维生素 C 等；⑦微循环保护剂：前列腺素 E 等；⑧中药：黄芪、大黄、冬虫夏草、葛根素等一些中药对改善糖尿病肾病患者的肾功能和一般状况部分有效，可根据患者情况选择使用。

6. 肾替代治疗　对于已进入慢性肾衰竭的患者，治疗原则是尽早进行透析治疗。糖尿病肾病患者肾小球滤过率降至 30mL/min 时应准备开始透析，早期透析能提高生活质量、改善预后。透析方式包括腹膜透析和血液透析，有条件的糖尿病肾病慢性肾衰竭患者，可行肾移植或胰－肾联合移植。

（五）护理措施

1. 一般护理

（1）休息与活动：充分休息，适当活动。但对于病情急性加重或并发感染的患者应限制活动。

（2）饮食护理：严格糖尿病饮食，若肾功能已受到严重损害，应低蛋白质饮食，蛋白摄入量为 0.6~0.8g/（kg·d）。食盐摄入量为 3~4g/d，且给予优质蛋白，富含维生素、易消化饮食。

2. 病情观察

（1）血糖的变化：监测血糖的变化，做好记录。

（2）水肿的消长：准确记录出入量，必要时监测体重变化。

（3）血压的变化：准确测量血压，尤其是使用降压药物或调整降压药物剂量的患者。同时注意患者的主诉，有无头痛、头晕等症状。

（4）尿色、尿量的变化及肾功能：观察患者尿的性状，正确留取血标本、尿标本。

（5）观察患者有无视物模糊、双足破溃、皮肤瘙痒等症状。

3. 用药护理

（1）降糖药物：应观察用药后血糖变化情况，警惕低血糖的发生。

（2）ACEI 类降压药：监测电解质，防止高血钾；注意有无持续性干咳。

（3）利尿剂：注意监测有无电解质紊乱及酸碱平衡失调。

（4）抗生素：使用抗生素抗感染治疗的患者注意观察体温变化，按时给药。

4. 心理护理　本病病程长，长期服药不良反应大，患者易产生悲观、恐惧等不良情绪。护理人员应积极主动与患者沟通，鼓励患者说出内心感受，对患者提出的问题予以耐心解答；应与患者的家属一起做好患者的心理疏导工作，解除患者后顾之忧，使患者以良好的心态正确面对现实。

（六）健康教育

（1）学会自我监测血糖的变化，正确使用降糖药，预防低血糖的发生，了解低血糖发生的症状。

（2）预防感染：保持环境清洁，注意个人卫生，预防呼吸系统感染、肠道感染、泌尿系统感染。

（3）生活指导：劳逸结合，注意休息和保暖，合理饮食。学会自我监测血糖、血压等，注意足部保暖。

（4）适当运动：可根据病情适当活动，选择合适的运动方式，如散步、打太极拳等，避免到人员密集的场所活动。

（5）遵医嘱按时用药，不随意增减药量。避免使用对肾功能有害的药物，如氨基苷类抗生素、抗真菌药等。

（6）定期门诊随访，病情出现变化时及时就医。

二、肥胖相关性肾病

肥胖相关性肾病（ORG）是指肥胖引起的肾损害，通常隐袭起病，临床表现为蛋白尿，以中等量蛋白尿多见，也可出现肾病范围的蛋白尿，但较少出现低蛋白血症。部分患者出现镜下血尿，可同时出现高血压、高脂血症、高尿酸及胰岛素抵抗，部分患者可缓慢进展至慢性肾功能不全。其病理特征为肾小球体积普遍增大，常伴有局灶节段肾小球硬化性病变（FSGS）。一些研究提示，胰岛素抵抗、肾血流动力学改变、脂肪细胞因子触发的机体炎症反应、脂毒性及氧化应激等均参与肥胖相关性肾病的发生、发展，遗传背景和环境因素也在肥胖相关性肾病的发病中起重要作用。

（一）临床表现

肥胖定义为体内贮积脂肪超过理想体重20%以上。目前，肥胖根据患者的体重指数诊断。体重指数（BMI）＝体重（kg）／［身高（m）］^{2}。体重指数≥25为肥胖，新近研究资料表明我国体重指数≥28为肥胖。

1. 蛋白尿　肥胖相关性肾病患者临床突出表现为蛋白尿，早期由于肾小球滤过率增高出现微量白蛋白尿，而后逐渐出现显性蛋白尿，乃至大量蛋白尿，且尿蛋白量与肥胖程度相关。然而肥胖相关性肾病患者虽可出现大量蛋白尿，但低白蛋白血症及肾病综合征发生率低，其原因可能与肥胖患者多伴高生长激素血症，促进奥古蛋白合成，使机体能充分代偿尿蛋白的丢失有关。

2. 高血压　据统计，63.3%的肥胖相关性肾病患者起病时并发高血压，其发生率与肥胖程度相关。

3. 肾小管功能异常　大约44%的肥胖相关性肾病患者存在肾小管功能异常。肾小管损伤与患者合并存在高血压、动脉粥样硬化致使肾缺血有关。此外，睡眠呼吸暂停者伴随的低氧血症可损害肾小管功能，若低氧血症能及时纠正，这种损害是可逆的。部分患者伴肾功能不全，并进展至终末期肾功能不全。

4. 并发其他代谢性疾病　肥胖相关性肾病患者绝大多数存在一项或多项代谢紊乱，如胰岛素抵抗综合征、糖耐量受损、高脂血症（尤以高三酰甘油血症更常见）及高尿酸血症等。上述代谢紊乱的发生与患者肥胖的程度密切相关，体重指数越高，代谢紊乱的发生率就越高。

（二）辅助检查

1. 肾活体组织检查　肥胖相关性肾病光镜下最突出的表现为肾小球体积增大和（或）局灶节段性肾小球硬化，其中单纯肾小球肥大称为"肥胖相关性肾小球肥大症（O－GM）"，其肾小球体积普遍增大，系膜区增宽不明显，尤其缺少节段加重现象。但内皮细胞病变较重，内皮细胞可出现肿胀、成对和泡沫变性等；而局灶节段肾小球硬化伴肾小球肥大者称为"肥胖相关性局灶节段性肾小球硬化症（O－FSGS）"，其出现与经典的局灶节段性肾小球硬化有相同的组织学改变，受累肾小球系膜区增宽，系膜细胞轻度增生，可有内皮细胞病变，未受累肾小球体积仍增大。肾小管肥大，可见小灶性小管萎缩、纤维化。

2. 尿液检查　多以轻中度蛋白尿为主，而大量蛋白尿者（＞3.5g/24h）仅占10%。

3. 肾功能检查　部分患者伴肾功能不全，并进展至终末期肾功能不全。

4. 其他　87.8%的患者伴有胰岛素抵抗，76.7%的患者出现糖耐量受损，68%的患者出现高三酰甘油血症，64.4%的患者为高密度脂蛋白水平降低。

（三）治疗原则

一般处理原则：①减肥；②控制血压；③降血脂；④可使用ACEI/ARB类药物保护肾功能。

（四）治疗方法

1. 改变生活方式、减轻体重 预防肥胖发生是减少肥胖相关性肾病的重要措施。肥胖患者减轻体重是治疗肥胖相关性肾病最根本的措施，必要时可辅以药物或手术减肥。低脂、富含纤维素的低热量膳食及规律的体育活动是减轻体重的关键。

2. 纠正肾血流动力学异常 可以应用 ACEI 或 ARB 进行治疗。ACEI 或 ARB 不仅是肥胖相关性肾病患者高血压的首选用药，对血压正常的肥胖相关性肾病患者也建议使用，在使用 ACEI／ARB 的同时应积极减轻体重。

3. 纠正胰岛素抵抗 纠正胰岛素抵抗是治疗肥胖相关性肾病的重要环节。临床上常用的胰岛素增敏剂有噻唑烷二酮类和双胍类。

4. 综合治疗和个体化治疗 肥胖相关性肾病患者常并发多种代谢异常，故对不同患者的代谢异常要针对性地进行综合治疗。

5. 治疗肾功能不全 对于已发展至终末期肾病阶段的患者，治疗的主要目的在于延缓其肾功能恶化、提高生活质量、防治并发症，可给予低蛋白饮食、纠正贫血之控制血压、纠正钙磷代谢紊乱等慢性肾衰竭一体化治疗。

（五）护理措施

1. 一般护理

（1）改变生活方式、减轻体重。

（2）饮食护理：给予低脂、富含纤维素的低热量膳食。

2. 病情观察

（1）血压的变化：准确测量血压，尤其是使用降压药物或调整降压药物剂量的患者。同时注意患者的主诉，有无头痛、头晕等症状。

（2）定期测量体重并记录，适时调整个性化的减肥方案。

（3）尿色、尿量的变化及肾功能：观察患者尿的性状，正确留取血标本、尿标本。

3. 用药护理

（1）应用 ACEI 类降压药时：注意监测有无电解质紊乱及酸碱平衡失调；监测电解质，防止高血钾；注意有无持续性干咳。

（2）应用胰岛素增敏剂（如噻唑烷二酮类和双胍类）时，要严密观察血糖变化情况。

4. 心理护理 本病病程长，病情反复，患者易产生悲观、恐惧等不良情绪。护理人员应积极主动与患者沟通，鼓励患者说出内心感受，对患者提出的问题予以耐心解答；应与患者家属一起做好患者疏导工作，解除患者后顾之忧，使患者以良好的心态正确面对现实。

（六）健康教育

（1）生活要有规律，进低脂、易消化、富含维生素及纤维素饮食，适当减少主食量。定期测量体重，随时调整减肥方案。

（2）生活指导：劳逸结合，学会自我监测血压等。

（3）适当运动：进行规律的体育锻炼，将体重指数控制在28 以下。

（4）遵医嘱按时用药，不随意增减药量。避免使用对肾功能有害的药物，如氨基苷类抗生素、抗真菌药等。

（5）定期门诊随访，病情出现变化时及时就医。

三、肾淀粉样变性及轻链和重链沉积病

（一）肾淀粉样变性

淀粉样变性是指由特殊蛋白形成的具有 β 样折叠结构的纤维丝沉积在组织或器官引起相应组织的结构破坏及相应器官的功能紊乱。淀粉样变性可以影响多系统器官，尤以肾、心脏、肝、神经、胃肠道

等病变严重，也可以累及肌肉和骨关节。目前的趋势是根据沉积的淀粉样蛋白的化学名称来命名不同的淀粉样变性，分为：①轻链型（AL 型），构成蛋白为单克隆免疫球蛋白轻链。其中原因不明者为原发性，继发性主要见于多发性骨髓瘤等浆细胞病。②AA 型，构成蛋白为血清淀粉样蛋白 A，继发于慢性炎症。③其他，如来自纤维蛋白原、转甲状腺素蛋白等前体蛋白所致，多为遗传性。

1. 临床表现　本病好发于 40 岁以上者，以男性患者居多。多数淀粉样变性都可以累及肾，但肾受累程度不完全相同。肾淀粉样变性的主要临床表现为蛋白尿，常可达到肾病综合征蛋白尿水平，血尿不突出，部分患者出现肾衰竭。

（1）肾

1）蛋白尿：蛋白尿是本病最常见、最早的临床表现，常为大分子、非选择性蛋白尿。蛋白尿常达到肾病综合征蛋白尿程度，约 80% 的患者以肾病综合征初诊。若尿蛋白突然增多或发生急性肾衰竭，可能为并发肾静脉血栓形成。肾静脉血栓是肾淀粉样变性患者较常见的并发症。

2）肾功能不全：肾病综合征出现后，病情进展迅速，出现进行性肾功能减退，晚期出现肾衰竭。

3）肾间质–小管病变：①明显多尿，甚至有尿崩症表现，使用高渗盐水和抗利尿激素后仍呈低渗尿；②葡萄糖尿；③磷酸盐排出增多；④肾小管性酸中毒；⑤电解质紊乱。

（2）肾外器官

1）低血压：淀粉样变性患者表现为高血压者少见，大多数患者表现为低血压或收缩压/舒张压较发病前下降超过 20mmHg，可能与自主神经病变及肾上腺同时受累有关。

2）心脏受累：导致心脏肥大、心律失常和心力衰竭。

3）消化系统受累：可表现为便秘、腹泻、吸收不良、肠出血、肠穿孔及缺血性肠梗阻等，还可出现巨舌、齿龈增厚、肝脾大等。

4）呼吸系统受累：出现呼吸困难、咯血、肺部结节等。

5）皮肤受累：主要表现为皮肤增厚、肿胀、瘀斑、色素沉着等，主要见于面部及躯干部。

6）周围神经受累：可表现为感觉异常、肌力减退、无痛性溃疡，并可出现腕管综合征。

2. 辅助检查

（1）肾活体组织检查：肾病理学检查是诊断肾淀粉样变性最可靠的手段。光镜下淀粉样物质可沉积于肾各部分，以肾小球病变为主。初期肾小球系膜基质增多，有时基膜轻度增厚，晚期肾小球系膜增宽更明显，基膜增厚，毛细血管腔闭塞，呈无细胞结节硬化状态。肾小管基膜、肾间质、肾小血管均可受累。刚果红染色阳性，偏光显微镜下呈苹果绿双折光现象。电镜下可见淀粉样纤维在上皮下多数小团块状沉积，并诱发基膜睫毛状增生；早期即可见细纤维状结构（直径 8 ~ 10nm，长度 30 ~ 100nm），无分支，僵硬，排列紊乱。

（2）尿液检查：肾淀粉样变性典型的尿常规异常为大量蛋白尿，常为大分子、非选择性蛋白尿，血尿一般不突出。35% 的 AL 型和 50% 的 AA 型淀粉样变性患者出现肾病综合征。

（3）肾功能检查：随着病情进展，出现进行性肾功能减退，多达半数患者有氮质血症，重症患者死于尿毒症。由肾病综合征发展到尿毒症需 1 ~ 3 年。

（4）生化检查：红细胞沉降率增快、纤维蛋白原减少、纤溶亢进；而电泳法测定单株峰球蛋白阳性率在原发性淀粉样变性几乎为 100%，而继发性为 53%。

（5）B 超：双肾体积增大，尤其在发生肾衰竭时也不缩小，且肝大、脾大、心肌肥厚等。

（6）活体组织检查：皮肤、黏膜活体组织检查是确诊淀粉样变性可靠且易行的方法，阳性率为75% ~ 85%。

3. 治疗原则　一般处理原则：①全身支持疗法，补充足够的热量和维生素；②对症治疗，限盐、利尿消肿、治疗并发症等；③减少或干预前体蛋白合成，稳定前体蛋白的自身结构，破坏淀粉样蛋白的稳定性。

4. 治疗方法

（1）AL 型淀粉样变性的治疗：治疗 AL 型淀粉样变性的关键在于治疗浆细胞病，抑制单克隆浆细胞的增殖，从而抑制免疫球蛋白轻链的产生。

1）MP 方案：口服泼尼松 0.8mg/（kg·d）+ 氧芬肿（马法兰）0.15mg/（kg·d），连续 7 日，每 6 周 1 次，共 2 年。此方案可使约 1/3 肾病综合征的患者尿蛋白减少或消失，且多数患者肾功能稳定，使患者存活期延长。

2）MD 方案：氧芬肿 10mg/（m^2·d）口服 4 日 + 地塞米松（HPD）40mg/d 口服 4 日，每 6 周 1 次，共 18 次。

3）VAD 方案：长春新碱 0.4mg/d 静脉滴注 4 日 + 多柔比星（阿霉素）10mg/d，静脉滴注 4 日 + 地塞米松 40mg/d 口服 4 日，第 4 周重复治疗。此方案反应率高、反应时间短，可作为 70 岁以下无心力衰竭、无自主及外周神经系统受累患者的一线治疗。

4）HDM/SCT 方案：大剂量静脉注射白消安联合自体干细胞移植（SCT）治疗，粒细胞集落刺激因子 10~16μg/kg，3~6 日后收集造血干细胞，白消安 200mg/m^2 静脉注射 2 日，行造血干细胞移植。3 个月后未缓解者加用沙利度胺、地塞米松。此方案可以明显延长患者生存时间并提高生活质量。若患者可以耐受干细胞移植，3 个月内未死亡，则其中位生存时间可延长至 42 个月，目前已逐步成为治疗 AL 型淀粉样变性的主要手段。

（2）AA 型淀粉样变性的治疗：AA 型淀粉样变性的主要治疗是治疗基础的炎症性或感染性疾病。某些病例在控制慢性感染病灶后，常可使本病停止发展或好转，沉积的淀粉样物质可被吸收，临床症状明显好转，蛋白尿消失。秋水仙碱对家族性地中海热产生的淀粉样变性有效，用量 1~2g/d，可退热，使增大的肾缩小，肾功能好转。

（3）破坏淀粉样蛋白的稳定性：该疗法使已沉积的淀粉样蛋白稳定性破坏，从而使它不再能够保持它的 β 折叠片层结构，导致沉积的淀粉样蛋白减少，从而改善组织器官的功能。

葡聚多糖结合物 Epodisate 可以竞争性的抑制葡聚多糖与淀粉样纤维的结合，从而抑制前体蛋白在组织中继续沉积。Epodisate 直接把治疗靶点放在已经沉积在组织器官的淀粉样蛋白上，其应用可能有较好的疗效。

（4）肾替代疗法：肾淀粉样变性发展到尿毒症期时，透析疗法和肾移植术是延长患者生命最有效的措施。对于具有心脏淀粉样变性的患者，血液透析应特别注意心脏并发症如心力衰竭、心律失常、低血压等，选择透析方案时要注意血流动力学的平稳。腹膜透析对血流动力学的影响小，且有助于中分子轻链蛋白的排出，可能更适合这一类患者。肾移植可明显改善淀粉样变性的临床症状，使患者远期存活率提高。

（二）轻链沉积病

单克隆免疫球蛋白沉积病（MIDD）是一组由浆细胞异常增生产生的轻链和（或）重链沉积于组织内造成多器官损伤的一组疾病，可分为轻链沉积病（LCDD）、重链沉积病（HCDD）或混合性轻链、重链沉积病（LHCDD）。肾是此病最易受累的器官之一，除沉积于肾外，轻链也可沉积于心脏、肝、脾、神经系统、胰腺、胃肠道、皮肤及肌肉等部位，并引起相应的症状。

1. 临床表现　轻链沉积病好发于中老年人，大多患者年龄 >45 岁，男性多于女性。部分病例继发于多发性骨髓瘤、淋巴瘤、原发性巨球蛋白血症等。

（1）一般症状：临床可表现为不明原因的贫血、发热、周身无力、出血倾向、浅表淋巴结增大及肝脾大，继而出现局限性或多发性骨痛、病理性骨折或局部肿瘤。X 线检查示骨骼局限性骨质破坏或缺损。患者易并发反复呼吸系统感染及消化系统感染。

（2）肾

1）尿常规异常：蛋白尿伴或不伴镜下血尿，偶有肉眼血尿。

2）肾病综合征：约半数以上出现肾病综合征，但发生率低于 AL 型淀粉样变性。

3）高血压：血压正常或有轻中度升高，这一点为轻链沉积病与淀粉样变性的主要区别。

4）肾衰竭：其特点是肾功能不全明显且出现早，且呈快速进展趋势。

5）间质性肾炎：半数以上患者可并发慢性间质性肾炎，临床表现如尿钠、尿钾排泄增加；尿液酸化、浓缩功能障碍；肾性糖尿；肾小管性蛋白尿；可伴肉眼血尿或镜下血尿。

（3）肾外表现：与原发性淀粉样变性一样，轻链沉积病的临床表现会随着单克隆蛋白在器官和组织中出现沉积的部位及程度不同而不尽相同。大多数典型病例存在神经、肝、心脏受累，而且皮肤、脾、甲状腺、肾上腺及胃肠道等也可能受累。肾外受累多晚于肾受损症状。

2. 辅助检查

（1）肾活体组织检查：轻链沉积病的确诊依赖于肾活体组织检查。

1）光镜下可见肾小球体积多增大，肾小球系膜区增宽，系膜结节性硬化；小动脉及小叶间动脉管壁异常物质沉积，而刚果红染色为阴性。光镜下见肾小管基膜增厚，可类似飘带，呈双层多染性；不伴细胞增生的间质纤维化；骨髓瘤管型少见。

2）免疫荧光见特异性游离轻链 κ（3/4）或 λ（1/4）链沿肾小管基膜沉积；部分病例可见 κ 或 λ 轻链在肾小球结节内沉积。轻链在肾组织沉积为该病的确诊依据。

3）电镜下见密集细颗粒状电子沉积物沿肾小管周围和间质沉积，沉淀物无原纤维状结构。

（2）尿液检查：蛋白尿伴或不伴血尿，轻链沉积病约半数以上出现肾病综合征。

（3）肾功能检查：诊断该病时几乎均已出现肾衰竭。

（4）免疫学检查：血免疫蛋白电泳、尿免疫蛋白电泳：部分可示 M 单株峰，血轻链、尿轻链增加，轻链沉积病多伴低 γ 球蛋白血症。

（5）骨髓穿刺和活体组织检查：浆细胞多小于10%，但并发多发性骨髓瘤时浆细胞≥15%。

3. 治疗原则　一般处理原则：①控制感染；②控制血压；③减少蛋白尿；④保护肾功能；⑤其他如避免过度劳累、预防感染、避免使用肾毒性药物等。

4. 治疗方法　轻链沉积病预后不良，大部分患者进展至终末期肾衰竭。尚不清楚化疗是否能预防肾进行性损害。有资料显示，MP 方案［口服泼尼松 0.8mg/（kg·d）＋白消安 0.15mg/（kg·d），连续 7 日，每 6 周 1 次，共 2 年］可改善肾功能，但轻链沉积病大多预后不良，常死于感染、心力衰竭或心律失常。

（三）重链沉积病

重链沉积病是指仅有单克隆重链在全身各组织沉积。根据异常免疫球蛋白结构的不同分为 5 种重链，即 α、γ、μ、δ、ε。重链沉积病中以 γ 重链最常见，其次是 α 重链。我国目前没有重链沉积病的报道。

本病较罕见，重链沉积病临床表现与轻链沉积病类似，表现为大量蛋白尿、血尿、高血压和肾功能不全。大多数 $γ_1$ 和 $γ_3$ 重链沉积病存在低补体血症，重链沉积病的诊断依靠肾组织免疫荧光检查。免疫荧光下可见单克隆重链（大多数为 γ）在肾小球、肾小管、血管等基膜呈线性沉积，而无单克隆 κ 或 λ 轻链的沉积。光镜下则与轻链沉积病、糖尿病结节样肾小球硬化症、晚期膜增生性肾炎、纤维性肾小球病等相似。

重链沉积病的治疗与轻链沉积病相似，以化疗为主，白消安和泼尼松治疗有一定效果。

1. 护理措施

（1）一般护理

1）休息与活动：充分休息，适当活动，但对于病情急性加重及伴有血尿或并发感染的患者应限制活动。

2）饮食护理：应当限盐为每日 3～4g，蛋白质为 0.6～0.8g/（kg·d），且给予优质蛋白。另外提供足够高热量，富含维生素、易消化饮食，适当调节高糖和脂类在饮食热量中的比例。

（2）病情观察

1）水肿的消长：准确记录出入量，必要时监测体重变化。

2）血压的变化：准确测量血压并记录，同时注意患者的主诉，有无头痛、头晕等症状。

3）尿色、尿量的变化及肾功能：观察患者尿的性状，正确留取血标本、尿标本。

4）监测心率：观察有无心律失常等。

5）消化系统：观察大便颜色、量、性质、频次，有无腹痛，有无出现巨舌、齿龈增厚、肝脾大等。

6）呼吸系统：有无咳嗽、呼吸困难、咯血等。

7）皮肤：有无皮肤增厚、肿胀、瘀斑、色素沉着等，主要见于面部及躯干部。

8）其他：有无感觉异常、乏力等表现。

（3）用药护理

1）使用利尿剂：注意监测有无电解质紊乱及酸碱平衡失调。

2）激素或免疫抑制剂：应观察该药物可能出现的不良反应。

3）使用抗生素抗感染治疗的患者注意观察体温变化，按时给药。

（4）心理护理：本病病程长，病情反复，长期服药不良反应大，患者易产生悲观、恐惧等不良情绪。护理人员应积极主动与患者沟通，鼓励患者说出内心感受，对患者提出的问题予以耐心解答；应与患者家属一起做好患者的心理疏导工作，解除患者后顾之忧，使患者以良好的心态正确面对现实。

2. 健康教育

（1）预防感染：保持环境清洁，注意个人卫生，房间每日通风至少2次，每次至少15~20min。

（2）生活指导：劳逸结合，注意休息和保暖，合理饮食，学会自我监测血压等。

（3）适当运动：可根据病情适当活动，选择合适的运动方式，如散步、打太极拳等，避免到人员密集的场所活动。

（4）遵医嘱按时用药，不随意增减药量。避免使用对肾功能有害的药物，如氨基甙类抗生素、抗真菌药等。

（5）定期门诊随访，病情出现变化时及时就医。

四、尿酸性肾病

尿酸性肾病是由于血尿酸产生过多或排泄减少导致尿酸在肾组织沉积所致的肾损害，通常称为痛风肾病，可分为三个类型：急性尿酸性肾病、慢性尿酸性肾病、尿酸结石。本病于西方国家常见，国内则以北方多见，肥胖、喜肉食及酗酒者发病率高。男女发病比例为9∶1，85%为中老年人。本病若能早期诊断并给予恰当的治疗，肾病变预后较好；若延误治疗或治疗不当，则病情可恶化并发展为终末期肾衰竭。

（一）临床表现

尿酸性肾病以30岁以上男性患者较多见，常有家族遗传史；大多有关节病变；肾损害以肾小管功能损害为主，但也可累积肾小球；很多患者同时并发高血压、糖尿病和肥胖等代谢综合征表现。

1. 痛风　绝大多数患者均有关节疼痛的病史，有的可出现痛风石。急性痛风性关节炎发病前通常没有明显先兆。首发症状通常是夜间发作的急性单关节或多关节疼痛，半数患者发生在足的跖趾关节，其他部位有足中部、踝部、足跟和膝关节，同时可伴发热等类似急性感染的体征。

2. 肾结石　尿酸在尿路形成结晶可致结晶尿、结石及梗阻。患者有腰痛、排尿困难和血尿等症状。尿中常见鱼子样砂粒，镜检呈双折光尿酸结晶；也有排黄褐色结石者，分析其成分为尿酸，X线能透过，故有"阴性结石"之称。

3. 高尿酸血症　高尿酸血症引起的肾损害不一定必须有尿酸结晶在肾的沉积。尿酸性肾病患者往往并发肥胖、高血压、高脂血症、糖尿病、冠心病、动脉硬化、脑血管疾病和尿路感染等多因素，所以诊断尿酸性肾病之前要首先除外其他原因引起的肾疾病。这些并发的疾病或并发症会加重肾损害。

4. 肾损害表现　以肾小管损害为主，也可累及肾小球。尿呈酸性，尿蛋白轻微，可表现为水肿、高血压、夜尿；有肾结石者表现为腰痛、血尿或尿频、尿急、尿痛和发热。病程久者可发展至终末期肾衰竭。

（二）辅助检查

尿酸性肾病患者住院治疗期间的检查项目见表5-2。

表5-2　尿酸性肾病患者住院治疗期间的检查项目

必须检查的项目	根据具体情况可选择的检查项目
血常规、尿常规、粪便常规、尿红细胞位相、24h尿蛋白定量肝功、肾功（包括血尿酸）、电解质、肌酶、血糖、血脂、凝血功能、感染性疾病筛查（乙型肝炎病毒、丙型肝炎病毒、HIV、梅毒等）、C反应蛋白抗核抗体谱（ANA、抗ds-DNA抗体、抗Sm抗体等）、红细胞沉降率、补体C3和C4、免疫球蛋白（包括轻链）、抗心磷脂抗体B超（泌尿系统、肝胆脾胰）、胸部X线平片、心电图、超声心动图	T淋巴细胞亚群、血清及尿蛋白电泳、甲状腺功能、PPD、肿瘤系列尿β₂-微球蛋白、NAG、血型、血和尿轻链定量、类风湿因子双肾血管彩超、颈动脉彩超、眼底检查、肌电图、冠状动脉造影、CT（胸部、头颅）、PET-CT尿培养及药物过敏试验、ANCA系列、骨髓穿刺、静脉肾盂造影、24h尿酸肾穿刺活体组织检查

1. 肾活体组织检查　单纯尿酸性肾病，如果病因及临床表现非常明确，一般不需要肾活体组织检查。若伴随其他肾疾病出现，则需要进行肾活体组织检查以明确诊断。

（1）急性尿酸性肾病：显微镜下可见管腔内尿酸结晶的沉积，从而形成晶体或呈雪泥样沉积物，可阻塞肾小管，使近端肾小管扩张，而肾小球结构正常，可导致梗阻及急性肾衰竭。急性尿酸性肾病通常是可逆的。

（2）慢性尿酸性肾病：显微镜下可见尿酸和单钠尿酸盐在肾实质内沉积。尿酸晶体主要在远端集合管和肾间质沉积，尤其在肾髓质和乳头区。这些结晶体周围有白细胞、巨噬细胞浸润及纤维物质包裹即形成痛风石。有慢性痛风病史的患者，肾不仅表现为痛风石形成，而且还伴有肾小球硬化、动脉硬化及动脉壁增厚。

2. 血尿酸检查　血尿酸水平为诊断尿酸性肾病的重要指征。成人血清尿酸水平 >408μmol/L（6.8mg/dl），或绝经期前妇女血尿酸 >360μmol/L（6.0mg/dl）则定义为高尿酸血症。当有饮酒、创伤等影响条件存在时，血尿酸可在正常水平。若血尿酸明显升高（>893μmol/L）或短期内急剧升高，则需明确是否存在恶性肿瘤疾病。

3. 影像学检查　出现肾结石时会有X线表现，但纯尿酸性结石在X线下不显影，而超声检查可见回声。痛风受累关节的特征性X线表现是软组织和骨质破坏。

（三）治疗原则

一般处理原则：①低嘌呤饮食（少食动物内脏、鱼类、贝类、肉汤及啤酒等）；②大量饮水，保持尿量每日 >2 000mL；③碱化尿液，口服或静脉滴注碳酸氢钠；④避免使用抑制尿酸排泄的药物（如呋塞米或噻嗪类利尿剂）；⑤可应用抑制尿酸合成和增加尿酸排泄的药物；⑥有肾结石和积水者请外科协助治疗；⑦急性肾衰竭及终末期肾衰竭患者行透析治疗。

（四）治疗方法

1. 终止急性关节炎发作　应卧床休息，置受累关节于最舒适位置。

（1）秋水仙碱：对于控制炎症、止痛有特效，一旦怀疑或已发现应尽早使用。一般以0.5~0.6mg/h剂量开始口服，在临床症状明显好转或出现明显的胃肠道症状（如腹胀、恶心、呕吐、腹泻等）时停用。

（2）非甾体抗炎药：效果虽不如秋水仙碱，但较温和，发作时间超过48h仍可应用。吲哚美辛是最常用的，一旦起效，则要开始减量。有消化性溃疡或者肾功能不全者应慎用。

（3）糖皮质激素：上述两类药物无效或禁忌时才给予糖皮质激素。激素的起效时间与前两者相仿。剂量为20~40mg/d，症状缓解后1~2周内停药。关节内注射10~40mg泼尼松或者曲安西龙也可缓解症状。

2. 间歇期和慢性期处理

（1）促进尿酸排泄药：①丙磺舒（羧苯磺胺）初用0.25g，每日2次，2周内增至0.5g，每日3次；②苯溴马隆是迄今为止最强效的依他尼酸药物，服药期间需多饮水；③磺吡酮（硫氧唑酮），口服，每日 2 次，每次 100~200mg，进餐时或与牛奶同时服用。

（2）抑制尿酸合成药：目前只有别嘌醇适用于尿酸生成过多者或不适于应用促进尿酸排泄药者。若肾功能正常，别嘌醇的初始剂量为 100mg/d，逐渐加量至 300~400mg/d，最大剂量为每日 800mg。如果有肾功能不全，应随时调整剂量。

（3）碱化尿液：与水化治疗共同作为防止尿酸形成的方法。血尿酸正常之后不宜再用。

3. 肾功能不全的治疗　急性高尿酸血症肾病发生急性肾损伤时，可考虑血液透析治疗，血液透析对血尿酸的清除作用很明显。每透析 4~6h 血尿酸水平可下降 50%。

4. 尿酸结石的处理　促进已形成的结石排出，预防新结石的形成。治疗的主要方法是减少尿酸生成，同时提高尿液中尿酸的溶解度。

（五）护理措施

1. 一般护理

（1）休息与活动：充分休息，适当活动，但对于病情急性加重及伴有血尿或并发感染的患者应限制活动。

（2）饮食护理：①低嘌呤饮食，如少食动物内脏、鱼类、贝类、肉汤及啤酒等；②大量饮水，保持尿量每日 2 000mL 以上。

2. 病情观察

（1）观察疼痛部位、程度、疼痛发作的时间、有无伴发热等类似急性感染的体征，有无血尿等。

（2）尿色、尿量的变化及肾功能：观察患者尿的性状，正确留取血标本、尿标本。

（3）血压的变化：准确测量血压，尤其是使用降压药物或调整降压药物剂量的患者。同时注意患者的主诉，有无头痛、头晕等症状。

3. 用药护理

（1）秋水仙碱：观察有无胃肠道症状，如有腹胀、恶心、呕吐、腹泻等症状需停用。

（2）促进尿酸排泄药：服药期间需多饮水。

（3）抑制尿酸合成药：密切观察肾功能指标的变化。

（4）应用 ACEI 类降压药：监测电解质，防止高血钾；注意有无持续性干咳。

（5）激素或免疫抑制剂：应观察该药物可能出现的不良反应。

4. 心理护理　本病病程长，病情反复，护理人员应积极主动与患者沟通，鼓励患者说出内心感受，对患者提出的问题予以耐心解答；与患者家属一起做好患者心理疏导工作，解除患者后顾之忧，使患者以良好的心态正确面对现实。

（六）健康教育

（1）低嘌呤饮食。

（2）生活指导：劳逸结合，注意休息和保暖，合理饮食，学会自我监测血压等。

（3）适当运动：可根据病情适当活动，选择合适的运动方式，如散步、打太极拳等，避免到人员密集的场所活动。

（4）遵医嘱按时用药，不随意增减药量。避免使用对肾功能有害的药物，如氨基苷类抗生素、抗真菌药等。

（5）定期门诊随访，病情出现变化时及时就医。

五、高钙性肾病

高钙性肾病是指血钙升高和（或）尿钙过多引起的肾功能性或器质性的改变。临床以多尿、低渗尿等肾小管间质功能障碍及急（慢）性肾衰竭和尿路结石三大征象为主要表现。

（一）临床表现

高钙性肾病的临床表现主要分为高钙血症本身引起的临床症状以及引起高血钙的原发病的表现两个

方面。高钙性肾病的肾损害主要表现为肾小管－间质功能障碍、急（慢）性肾衰竭及尿路结石。

1. 肾损害

（1）肾小管间质损害：高钙血症时交感神经兴奋，肾血管痉挛缺血，以致对缺血较为敏感的髓袢升支受损，导致尿浓缩功能障碍，而有多尿、夜尿和低渗尿现象。持续的高钙血症在短时期内即可发生组织学改变，主要累及髓袢升支、远端肾小管和集合管。若病程迁延过久，最终累及肾小球，导致肾小球玻璃样变、纤维化、肾萎缩。患者临床上早期有多尿、夜尿多、口渴、多饮、低渗尿、肾性糖尿、氨基酸尿、肾小管性蛋白尿等症状。

（2）酸碱平衡失调：原发性甲状旁腺功能亢进症时，因甲状旁腺激素抑制肾小管碳酸氢根离子重吸收，同时刺激胃酸分泌、骨吸收和低钾血症，导致代谢性碱中毒。

（3）急性肾衰竭：主要因肾小动脉收缩引起肾缺血，高钙血症引起肾小管萎缩，肾小管上皮细胞脱落和结晶引起小管梗阻，以及与脱水、肾血流量减少有关。临床上表现为进行性少尿、并发急性肾衰竭，以及在原有肾功能不全的基础上急剧恶化。

（4）慢性肾衰竭：长期高血钙，肾实质钙盐沉积，最终双肾萎缩，从而导致慢性肾衰竭。

（5）肾结石和泌尿系统感染：高钙血症时尿钙增加，易形成结石。如有尿路梗阻，可继发泌尿系统感染。

2. 高钙血症表现

（1）神经系统表现：较早出现，可表现为嗜睡、意识淡漠、抽搐，重者以出现昏迷、肌无力及肌张力降低为特征表现，多无局部神经系统定位体征。

（2）精神症状：可出现各种精神症状，包括抑郁、烦躁，严重病例则有妄想、幻觉。

（3）消化道症状：常有畏食、恶心、呕吐，可并发消化性溃疡，甚至发生消化道出血和穿孔。

（4）心血管系统表现：许多患者表现为中度高血压，且高血压不容易控制。在高血钙纠正后，血压即可迅速恢复。此外，尚有QT间期缩短、ST段下移、T波变宽、一度房室传导阻滞，重者可有心房颤动、心室颤动，也可诱发心力衰竭。

（二）辅助检查

高钙性肾病患者住院治疗期间的检查项目见表5－3。

1. 肾活体组织检查　特征性表现为肾小管上皮细胞及肾间质内见到钙颗粒沉积，von Kossa 染色可证实沉积物为钙。镜下可表现为肾小管坏死，肾小管上皮细胞脱落，管腔扩张，伴再生。

表5－3　高钙性肾病患者住院治疗期间的检查项目

必须检查的项目	根据具体情况可选择的检查项目
血常规、尿常规、粪便常规、尿红细胞位相、24h 尿蛋白定量肝功能、肾功能（包括血尿酸）、电解质、肌酶、血糖、血脂、凝血功能、感染性疾病筛查（乙型肝炎病毒、丙型肝炎病毒、HIV、梅毒等）、C 反应蛋白、肾小管系列、血气分析、尿钙、甲状旁腺素抗核抗体谱、红细胞沉降率、补体 C3 和 C4、免疫球蛋白（包括轻链）B 超（泌尿系统、肝胆脾胰）、胸部 X 线平片、心电图、超声心动图	T 淋巴细胞亚群、血清及尿蛋白电泳、甲状腺功能、PPD、肿瘤系列尿 β_2 - 微球蛋白、NAG、血型、血和尿轻链定量、类风湿因子、抗心磷脂抗体双肾血管彩超、眼底检查、肌电图、放射性核素骨扫描、骨盆正位平片尿培养及药物过敏试验、ANCA 系列、骨髓穿刺、静脉肾盂造影肾穿刺活体组织检查

2. 高钙血症　成年人血钙大于 2.75mmol/L，可找到引起高血钙的原因，如甲状旁腺功能亢进症、恶性肿瘤、肾上腺功能不全等疾病。

3. 尿液检查　早期主要表现为尿浓缩功能下降、尿酸化功能下降等肾小管受损的表现，可有轻度蛋白尿，若合并大量蛋白尿，则提示并发肾小球疾病。

4. 肾功能检查　严重而持续的高血钙可引起肾衰竭。尽快纠正高血钙，肾功能可恢复。若不能及时纠正，则会逐渐发展为慢性肾衰竭。

5. 影像学检查　因为尿中钙增加，易并发肾结石的形成。

（三）治疗原则

一般处理原则：①积极控制原发病；②降血钙治疗；③纠正酸碱平衡失调、电解质紊乱；④保护肾功能；⑤其他如避免过度劳累、预防感染、避免使用肾毒性药物等。

（四）治疗方法

（1）引起高钙血症的原发病的治疗。

（2）降血钙治疗

1）水化：严重的高血钙通常都伴有脱水，因此恢复血管内容量是治疗的第一步。扩容应首选生理盐水，每日 2～4L。而对老年人，尤其是有心脏和肾疾病的老年人应适当控制生理盐水的用量。

2）利尿：袢利尿剂可促进钠和钙的排出，应首先补足血管内容量，否则会加重脱水和高血钙；同时应密切监测电解质的变化。应避免使用噻嗪类利尿剂，因为噻嗪类利尿剂抑制肾小管对钙的排泄。

3）血液透析：高钙血症并发肾衰竭者可使用低钙透析液降低血钙。

（3）肾损害的治疗：若存在肾小管酸中毒，应补充枸橼酸盐，避免出现肾结石。若存在肾功能不全，必要时应行血液透析治疗。

（4）高血压的治疗：多数患者并发高血压，因高血钙可引起血管平滑肌的收缩，故降压效果差。血钙降低后，高血压可迅速降至正常。

（五）护理措施

1. 一般护理

（1）休息与活动：充分休息，适当活动，但对于病情急性加重及伴有血尿或并发感染的患者应限制活动。

（2）饮食护理：避免食用含钙高的食物，适当多饮水。

2. 病情观察

（1）血压的变化：准确测量血压，同时注意患者的主诉，有无头痛、头晕等症状。

（2）神经精神系统症状：密切观察患者有无嗜睡、意识淡漠、抽搐，甚至昏迷、肌无力及肌张力降低等表现，以及抑郁、烦躁、妄想、幻觉等精神症状。

（3）尿色、尿量的变化及肾功能：观察患者尿的性状，正确留取血标本、尿标本。

3. 用药护理

（1）使用利尿剂：注意监测有无电解质紊乱及酸碱平衡失调。

（2）水化治疗：注意观察患者有无心力衰竭的早期表现。

4. 心理护理　护理人员应积极主动与患者沟通，对患者提出的问题予以耐心解答；应与患者家属一起做好患者心理疏导工作，解除患者后顾之忧，使患者以良好的心态正确面对现实。

（六）健康教育

（1）生活指导：劳逸结合，注意休息和保暖，合理饮食，学会自我监测血压等。

（2）适当运动：可根据病情适当活动，选择合适的运动方式，如散步、打太极拳等，避免到人员密集的场所活动。

（3）遵医嘱按时用药，不随意增减药量。避免使用对肾功能有害的药物，如氨基苷类抗生素、抗真菌药等。

（4）定期门诊随访，病情出现变化时及时就医。

六、低钾血症肾病

低钾血症肾病是指长期低钾血症引起的慢性间质肾炎等肾病，又称失钾性肾病。其严重性取决于缺钾的程度及持续的时间，临床表现主要是肾小管功能损害，以浓缩功能减退为主。早期失钾可引起代谢性碱中毒，肾间质受损后，因肾小管酸化功能障碍而出现代谢性酸中毒。临床上本病较罕见。

（一）临床表现

低钾血症肾病的临床表现主要是尿浓缩功能障碍，但临床极少见，其严重性取决于缺钾的程度与持续的时间。

1. 肾受累表现　肾小管浓缩功能下降，表现为持续性低比重尿，夜尿增多、多尿。重症者可被误认为尿崩症，但抗利尿激素治疗无效。浓缩功能在补钾后可以完全恢复。

2. 酸碱平衡失调　常伴有代谢性碱中毒，也可出现肾小管性酸中毒。

3. 钠潴留　血钠可轻度增高，部分患者可出现水肿，一般无心力衰竭。

4. 低血钾的全身表现　如肌无力、麻痹（以下肢最明显）、肠麻痹、心律不齐及心电图异常。急性低血钾时神经肌肉症状比慢性低血钾明显，并发碱中毒时可有抽搐。

5. 引起低钾血症肾病的原发病的症状　如肾小管酸中毒、继发性醛固酮增多综合征、假性醛固酮增多综合征、肾素分泌瘤、库欣综合征及羟化酶缺乏疾病等。

6. 其他　并发肾盂肾炎时可出现相应的临床表现，如发热、腰痛及膀胱刺激征等。

（二）辅助检查

1. 肾活体组织检查　半数以上患者病理改变轻微，突出表现为近端小管、远端小管及集合管上皮细胞出现巨大空泡，有时空泡位于细胞外。髓袢基底膜可增厚，晚期可致肾小管萎缩，间质纤维化。肾小球及血管一般不受侵犯。电镜可见肾小管上皮细胞空泡变性，基底皱褶明显泡状扩张，基膜增厚，线粒体肿胀，间质胶原纤维增生。

2. 尿液检查　可见少量蛋白尿、管型和低比重尿，并发尿路感染时有较多白细胞。

3. 肾小管功能检查　可出现肾性糖尿、氨基酸尿，尿溶菌酶、NAG、β_2 - 微球蛋白等升高，尿渗透压降低。

4. 血生化检查　血钾 < 3.5mmol/L，大部分患者血 pH > 7.4，尿 pH < 7.0，但肾小管性酸中毒时可表现为碱性尿。

（三）治疗原则

一般处理原则：①治疗原发病；②补钾；③纠正酸中毒；④保护肾功能；⑤其他如避免过度劳累、预防感染、避免使用肾毒性药物等。

（四）治疗方法

1. 原发病的治疗　引起低钾血症的病因主要有钾摄入不足、丢失过多、各种利尿剂及类固醇激素的应用，以及慢性肾疾病如肾小管酸中毒、继发性醛固酮增多综合征、假性醛固酮增多综合征、肾素分泌瘤、库欣综合征及羟化酶缺乏疾病等，治疗的总原则首先应针对病因积极治疗。

2. 补钾　低血钾程度较轻时一般给予口服氯化钾，每日 3～6g，分次服用。若患者长期补钾，可给予缓释剂型的氯化钾，如氯化钾缓释片，以减少对胃肠的刺激和血钾浓度的波动。缺钾严重或禁食等原因不能口服者则应予以静脉补钾，以氯化钾最为常用。伴有高氯性酸中毒的低血钾患者，如有明显肾小管酸中毒症状，则不宜用氯化钾补钾，一般宜用不含氯的钾盐如枸橼酸钾。

3. 肾损害的治疗　注意补液，纠正脱水状态。如果存在肾小管酸中毒，应补充枸橼酸钾；如存在肾衰竭，必要时进行透析治疗。

（五）护理措施

1. 一般护理

（1）休息与活动：充分休息，并避免过度劳累、预防感染、避免使用肾毒性药物等。

（2）饮食护理：适当食用含钾高的食物，如香蕉、橘子等。

2. 病情观察

（1）低血钾的全身表现：观察肌无力、麻痹（以下肢最明显）、肠麻痹、心律不齐及心电图异常等症状有无缓解。急性低血钾时神经肌肉症状比慢性低血钾明显，并发碱中毒时可有抽搐。

（2）尿色、尿量的变化及肾功能：准确记录24h出入量并观察患者尿的性状，正确留取血标本、尿标本。

3. 用药护理　口服补钾比较安全，但对于缺钾严重或不能口服的患者给予静脉补钾，需注意静脉通路要选择深静脉，以防静脉炎的发生，遵医嘱定期监测血钾变化情况。

4. 心理护理　护理人员应积极主动与患者沟通，对患者提出的问题予以耐心解答。并与患者家属一起做好患者心理疏导工作，解除患者后顾之忧，使患者以良好的心态正确面对现实。

（六）健康教育

（1）生活指导：劳逸结合，注意休息和保暖，合理饮食。

（2）适当运动：可根据病情适当活动，选择合适的运动方式，如散步、打太极拳等，避免到人员密集的场所活动，以防感染。

（3）遵医嘱按时用药，不随意增减药量，避免使用对肾功能有害的药物。

（4）定期门诊随访，病情出现变化时及时就医。

（蔡　敏）

第二节　血液病肾损害

一、多发性骨髓瘤肾损害

多发性骨髓瘤（MM）是一种恶性浆细胞异常增生性疾病，主要浸润骨髓和软组织，引起骨骼破坏，产生单株M球蛋白，引起贫血、肾功能损害和免疫功能异常。按单株球蛋白所含轻重链的不同分型，主要分为IgG型（50%～60%）、IgA型（25%）、轻链型（20%）、IgD型（1.5%）、IgE型（罕见）、IgM型（罕见）。骨髓瘤肾病是多发性骨髓瘤最常见和严重的并发症，由于轻链蛋白管型阻塞远端肾小管引起的肾损害，故又称为管型肾病（CN）。由于大量轻链从肾排泄，加之高血钙、高尿酸、高黏滞综合征等因素，就诊时50%以上患者已存在肾功能不全。不同类型多发性骨髓瘤肾损害特点有所不同。

（一）临床表现

该病好发于40岁以上人群，男性多于女性，平均发病年龄约60岁，随着年龄增长而增加。

1. 肾外改变

（1）浸润性表现

1）造血系统：常见中重度贫血，多属正细胞正色素性，血小板减少，白细胞一般正常。

2）骨痛：早期即可出现，以腰骶部痛、胸痛多见，好发于颅骨、肋骨、腰椎骨、骨盆、股骨、腰骶部，骨质破坏处易发生病理性骨折。

3）髓外浸润：以肝脾大、淋巴结增大、肾损害常见。

4）神经系统病变：肿瘤或椎体滑脱而脊髓压迫引起截瘫，如侵入脑膜及脑，可引起精神症状、颅内压增高、局限性神经体征。周围性神经病变主要表现为进行性对称性四肢远端感觉运动障碍。

（2）异常M蛋白相关表现

1）感染：正常免疫球蛋白形成减少，发生感染概率较正常人增高15倍。

2）出血倾向：M蛋白使血小板功能障碍或抑制Ⅷ因子活性，或原发性淀粉样变性时X因子缺乏，皮肤紫癜、器官和颅内出血常见于晚期患者。

3）高黏滞综合征：发生率为4%～9%，IgA、IgG3型多发性骨髓瘤多见。表现为头晕、乏力、恶心、视物模糊、手足麻木、心绞痛、皮肤紫癜等，严重者呼吸困难、充血性心力衰竭、偏瘫、昏迷，也可见视网膜病变。少数患者M蛋白有冷球蛋白成分，可出现雷诺现象。

4）淀粉样变性：10%多发性骨髓瘤发生肾淀粉样变性，IgD型伴发原发性淀粉样变性最多；其次为轻链型、IgA、IgG 型，可发生巨舌、腮腺及肝脾大、肾病综合征、充血性心力衰竭。

2. 多发性骨髓瘤肾损害

（1）蛋白尿：是多发性骨髓瘤肾损害患者中最常见的一种肾表现，血尿少见，偶见管型尿。部分患者仅表现为蛋白尿，数年后才出现骨髓瘤的其他症状或肾功能不全。

（2）肾病综合征：轻链型和 IgD 型多发性骨髓瘤肾损害临床常表现为肾病综合征。

（3）慢性肾小管功能受损：多发性骨髓瘤肾损害以肾小管损害最早和最常见。表现为口渴、多饮、夜尿增多、尿液浓缩和尿液酸化功能障碍。尿钾、尿钠、尿氯排泄增多或范可尼综合征。

（4）慢性肾衰竭：半数以上患者就诊时已存在肾功能不全。慢性肾衰竭特点：①贫血出现早，与肾功能受损程度不成比例；②肾损害以肾小管间质为主，临床多无高血压，有时甚至血压偏低；③双肾体积多无缩小。

（5）急性肾衰竭：多发性骨髓瘤病程中约有半数患者突然发生急性肾衰竭，死亡率高，发生在肾功能正常或慢性肾衰竭的基础上。主要的诱发因素为各种原因引起的脱水及血容量不足，如呕吐、腹泻或利尿等；原有高尿酸血症，化疗后血尿酸急剧增高，导致急性高尿酸血症肾病；严重感染；使用肾毒性药物。

（6）代谢紊乱：高钙血症和高尿酸血症。

（7）尿路感染：约 1/3 病例反复发生膀胱炎、肾盂肾炎，后者易引起革兰阴性菌败血症，使肾功能恶化。

（二）辅助检查

多发性骨髓瘤患者住院治疗期间的检查项目见表 5-4。

1. 血常规　贫血程度轻重不一，晚期常较重；白细胞计数可以正常、增多或减少；血小板计数大多减低。

2. 骨髓检查　具有特异性诊断意义。骨髓有核细胞多呈增生活跃或明显活跃。当浆细胞在 10% 以上，伴有形态异常时，应考虑骨髓瘤的可能。

3. 放射学检查　确诊时多数患者 X 线平片可发现广泛骨质疏松和（或）溶骨损害、病理性骨折。

表 5-4　多发性骨髓瘤患者住院治疗期间的检查项目

必须检查的项目	根据具体情况可选择的检查项目
血常规、尿常规、粪便常规、尿红细胞位相、24h 尿蛋白定量、尿本 – 周蛋白	T 淋巴细胞亚群、血清及尿蛋白电泳、甲状腺功能、PPD、肿瘤系列
肝功能、肾功能（包括血尿酸）、电解质、肌酶、血糖、血脂、凝血功能、感染性疾病筛查（乙型肝炎病毒、丙型肝炎病毒、HIV、梅毒等）、C 反应蛋白、肾小管系列、尿钙、甲状旁腺素、贫血系列、抗核抗体谱、红细胞沉降率、补体 C3 和 C4、免疫球蛋白（包括轻链）、B 超（泌尿系统、肝胆脾胰）、胸部 X 线平片、心电图、超声心动图、骨髓穿刺	尿 β_2 – 微球蛋白、NAG、血和尿轻链定量、类风湿因子、抗心磷脂抗体、ANCA 系列、血气分析、双肾血管彩超、眼底检查、肌电图、放射性核素骨扫描、颅骨及骨盆正位平片、胸腹部 CT、静脉肾盂造影、肾穿刺活体组织检查

（三）治疗原则

一般处理原则：①纠正贫血；②化疗、干细胞移植及靶位治疗；③去除加重肾损害的因素如防治高血钙，降低高尿酸、碱化尿液及避免使用肾毒性药物等；④减轻骨痛；⑤肾替代治疗；⑥其他如避免过度劳累、预防或控制感染。

（四）治疗方法

1. 骨髓瘤的治疗　骨髓瘤治疗的关键是降低血液中异常球蛋白的浓度。对多发性骨髓瘤的治疗主要依据血液（肿瘤）专科的意见，下述方案可供参考。

（1）常规化疗

1）MP 方案：氧芬肼 6～8mg/（m² · d）及泼尼松 40～60mg/d，4～7 日，间隔 4～6 周给药。此方

案有效率可达 40% ~ 60%，为多数不准备行大剂量化疗（HDT）患者初治的首选方案。氧芬肿水解后通过肾排泄，肾功能损害的患者足量使用可能发生骨髓抑制。肾小球滤过率低于 30mL/min 的患者不应使用氧芬肿。

2）以烷化剂为基本药物的联合化疗方案：这些方案一般都有环磷酰胺和白消安，再联合以下两种或两种以上药物，即长春新碱、泼尼松、多柔比星（A）和卡莫司汀（B）。多数联合方案比单用烷化剂有效率提高，但无明显生存优势，不准备大剂量化疗患者可以考虑作为 MP 方案的替换。拟行大剂量化疗者，采集干细胞前不应用含烷化剂方案。

3）VAD 及相关方案：VAD 方案为长春新碱（0.4mg/d）、多柔比星（10mg/d）连续输用 4 日，同时联合大剂量地塞米松（40mg/d），4 周重复治疗。此方案对刚确诊的患者疗效高达 60% ~ 80%，完全缓解率可达 10% ~ 25%。VAD 能迅速降低瘤负荷，不损伤造血干细胞，长春新碱、多柔比星和地塞米松在肾功能减损时无须调整剂量，可安全地在重度肾衰竭患者中使用，且不增加这些患者的不良反应。

4）大剂量地塞米松：地塞米松本身承担着 VAD 方案的大部分疗效。单用地塞米松作为初始治疗的优点包括简便易行，无骨髓毒性，适用于肾功能不全的患者且起效迅速。使用最多的方案为地塞米松 40mg/d，每 2 周用药 4 日直至显效，然后减量为每 4 周用药 4 日。对细胞毒性化疗禁忌及肾功能不全的患者，适宜以地塞米松作为初始治疗。

（2）大剂量化疗联合干细胞移植

1）HDT 联合自体外周血干细胞移植（ASCT）：HDT 包括大剂量白消安合用/不合用其他细胞毒性药物或全身照射（TBI），同时需要外周血干细胞支持。年龄 <60 岁的初诊患者，此方案应被视为基本治疗措施之一，并据此选择初始诱导治疗方案。60 ~ 70 岁的患者，体能状况良好，也可以考虑为该方案的适用人群，但必须就具体患者权衡此方案的益处和风险。年龄 >70 岁的患者不推荐该方案，MP 是该年龄组的标准方案。

2）异基因移植（allo - SCT）：与 ASCT 比较，allo - SCT 的主要优势在于移植物中无肿瘤细胞和移植后的移植物抗骨髓瘤效应（GVM），可使一部分长期存活者获得分子学缓解，是唯一有希望治愈多发性骨髓瘤的方法。在接受异基因移植后，完全缓解时间 >5 年的患者只有 10% ~ 20%。小于 50 岁的患者可以考虑行 allo - SCT。

（3）干扰素（IFN）：IFN 作为常规化疗后或 HDT 后平台期的维持治疗有其治疗作用，但不建议用于诱导治疗。5% ~ 10% 的多发性骨髓瘤者经 IFN 治疗明显延长了生存期。

（4）靶位治疗：通过药物治疗改变骨髓中肿瘤细胞赖以生存的微环境，阻止或影响骨髓瘤细胞归巢并定位于骨髓的过程，使骨髓瘤细胞无法在骨髓微环境中生存而达到治疗的目的。

1）沙利度胺：用于难治性或复发性骨髓瘤，除临床试验外，不用于初诊患者。30% ~ 45% 复发或难治的多发性骨髓瘤患者单用沙利度胺治疗后可以获得部分缓解，单药无效者，可联合应用沙利度胺和地塞米松，总有效率为 22% ~ 55%。其起始剂量为 200mg/d，每 2 周增加 200mg 直至最大剂量 800mg/d。300 ~ 400mg/d 或稍小的剂量对多数患者有效，大多数患者不能耐受大于 600mg/d 的剂量。

2）其他：蛋白酶抑制剂是治疗多发性骨髓瘤最有前途的新药，可以直接抑制多发性骨髓瘤细胞，也可抑制骨髓微环境中通过旁分泌促进多发性骨髓瘤细胞生长。三氧化二砷输注联合维生素 C，对于复发耐药的多发性骨髓瘤患者，总有效率为 25% ~ 40%。本方案毒性作用小，绝大多数患者可耐受。

（5）二磷酸盐：有利于减缓骨痛，减少骨骼相关病变如溶骨损害以及止痛药的使用，使生活质量改善。新近研究发现，该类药物可介导破骨细胞和肿瘤细胞凋亡，有潜在抗多发性骨髓瘤的作用。该类药物包括氯磷酸钠（骨磷）、帕米磷酸钠（阿可达）。

（6）促红细胞生成素（EPO）：EPO 能提高无肾功能损害患者的血红蛋白（Hb）水平和减少输血需求，并对化疗相关的贫血有效。多发性骨髓瘤患者 Hb <10g/L 时可应用 EPO 治疗，起始剂量不低于每周 3 000U。

2. **肾损害的治疗** 超过半数的肾损害患者经治疗后肾功能可完全或部分恢复，且恢复多发生在 3 个月以内，3 个月内肾功能恢复正常者其远期预后往往不受影响。因此，对肾功能损害者早期合理治疗十分重要。

（1）去除加重肾损害的因素：纠正脱水，尽早发现和控制高血钙，避免使用造影剂、利尿剂、非甾体抗炎药（NSAIDs）和肾毒性药物，积极控制感染。

（2）水化疗法：除心力衰竭和少尿或大量蛋白尿患者外，分次摄入足够液量，保证尿量 > 3L/d，以减少肾小管和集合管内管型形成。

（3）碱化尿液：减少尿酸和轻链在肾内沉积，预防肾衰竭；可口服和静脉注射碳酸氢钠，维持尿 pH > 7。

（4）防治高血钙：轻度高钙血症者进食钙含量低而富含草酸盐和磷酸盐的食物，减少肠道钙吸收，保证钠摄入量和水摄入量；或利尿剂、磷酸盐（每日口服磷酸钠 1 ~ 2g）、激素（泼尼松每日 30 ~ 60mg）；也可应用降钙素，5 ~ 10U/kg，经皮下或肌内 1 ~ 2 次注射，也可鼻喷雾剂 200 ~ 400U，分次给予，主要不良反应为恶心、面部潮红。

高钙危象：①补液，危象者常有脱水，一般每日补液 3 000 ~ 5 000mL，但需根据心功能和尿量调整，首先补给生理盐水，不但纠正脱水，而且使肾排钠、钙增加；②利尿剂，容量补足后，静脉注射呋塞米 40 ~ 80mg，必要时 2 ~ 6h 后重复 1 次；③糖皮质激素，可静脉使用甲泼尼龙 40 ~ 80mg；④降钙素，5 ~ 10U/kg，缓慢静脉滴注 6h 以上；⑤严重高血钙可应用低钙透析。

（5）降低高尿酸血症：选用抑制尿酸合成药别嘌醇 0.1 ~ 0.2g，每日 3 次口服，肾功能减退时需减量。

（6）抑制 Tamm - Horsfall 蛋白（THP）分泌：秋水仙碱阻止 THP 与尿本 - 周蛋白结合，可能是通过减少 THP 分泌及使 THP 去糖基。秋水仙碱 1 ~ 2mg/d，可减少尿中轻链的排泄。

（7）肾替代治疗

1）透析疗法：适用于严重肾衰竭患者，并可治疗高钙危象。早期透析可减少尿毒症和避免大剂量糖皮质激素引起的高代谢状态。腹膜透析对清除游离轻链可能较血液透析为好，但腹膜透析易并发感染。

2）血浆置换（PE）：理论上可快速祛除循环中的异常球蛋白及其轻链，减轻多发性骨髓瘤管型肾损害，可改善和恢复肾功能。

3）肾移植：目前缺乏有充分依据的循证医学证据。

（五）护理措施

1. 一般护理

（1）休息与活动：治疗期间应充分休息，保证足够的睡眠。

（2）饮食护理：治疗期间应清淡饮食，若肾功能已受到严重损害，应停止化疗。另外提供足够高热量，富含维生素、易消化饮食，适当调节高糖和脂类在饮食热量中的比例，以减轻自体蛋白质的分解、减轻肾负担。

2. 病情观察

（1）腰背部疼痛：观察疼痛的部位、性质、程度。

（2）肢体的活动度：观察下肢的活动，注意有无水肿。

（3）尿色、尿量的变化及肾功能：观察患者尿的性状，正确留取血标本、尿标本。

（4）严密观察生命体征，有无感染的征象。

3. 用药护理　①激素或化疗药物：应及时观察药物可能出现的不良反应；②使用抗生素抗感染治疗的患者注意观察体温变化，按时给药。

4. 心理护理　本病病程长，病情反复，长期服药不良反应大，患者易产生悲观、恐惧等不良情绪。护理人员应积极主动与患者沟通，鼓励患者说出内心感受，对患者提出的问题予以耐心解答；应与患者家属一起做好患者心理疏导工作，解除患者后顾之忧，使患者以良好的心态正确面对疾病。

5. 骨痛的护理　①卧床休息，对疼痛剧烈的患者，给予止痛剂；②病理性骨折的患者，使用围腰夹板固定，不弯腰及做剧烈运动，在卧床期间进行被动肢体活动。

6. 感染的护理　①病室环境清洁卫生，定期空气消毒，限制探视，进行保护性隔离；②严格执行消毒隔离制度和无菌技术操作；③做好口腔、会阴及肛门的护理；④观察患者有无发热、感染等伴随症状及体征，鼓励患者多饮水，防止感染及中毒性休克；⑤遵医嘱按时给予抗感染治疗；⑥对患者及家属作好预防感染的卫生宣教工作。

7. 出血的护理　①明显出血时卧床休息，待出血停止后逐渐增加活动；②严密观察出血部位、出血量，注意有无皮肤黏膜出血、瘀斑、牙龈出血、鼻出血、呕血、便血、血尿、女性患者月经量是否过多，特别要观察有无头痛、呕吐、视物模糊、意识障碍等颅内出血症状；③遵医嘱给予止血药物或输血治疗；④各种操作应动作轻柔，避免手术，穿刺后压迫局部或加压包扎；⑤应避免进食刺激性食物以及粗硬食物。

8. 并发压缩性骨折的护理　①避免负荷过重，如不要手提或肩背重物，过度肥胖的患者嘱其减肥；②遵医嘱使用围腰夹板；③观察精神症状，有无麻木、感觉异常。

（六）健康教育

（1）预防感染：保持环境清洁，注意个人卫生，预防呼吸系统感染、肠道感染、泌尿系统感染。若患感冒、咽炎、腭扁桃体炎等，应及时就医。

（2）生活指导：劳逸结合，注意休息和保暖。避免剧烈活动，进行适当的轻微运动，加强营养，提高抵抗力。

（3）适当运动：可根据病情适当活动，选择合适的运动方式，如散步、打太极拳等，避免到人员密集的场所活动。

（4）遵医嘱按时用药，不随意增减药量，避免使用对肾功能有害的药物。

（5）定期门诊随访，病情出现变化时及时就医。

（6）鼓励患者多饮水，防止血钙升高造成肾损害。

二、重链病肾损害

重链病（HCD）是由于浆细胞发生突变并异常增殖，合成功能障碍，只产生免疫球蛋白的重链或有缺陷的重链，不能与轻链组成完整的免疫球蛋白分子，致使血清中和尿中出现大量游离的无免疫功能的重链。按重链抗原不同，可将本病分为 γ 重链病（γ‐HCD）、α 重链病（α‐HCD）、μ 重链病（μ‐HCD）、δ 重链病（δ‐HCD）。

（一）临床表现

HCD 具有明显的异质性，临床表现多样，主要受累部位随 HCD 类型而不同。

1. γ‐HCD　从 1964 年首次报道至今，文献报道已超过 120 例。平均发病年龄为 60 岁，女性多于男性。γ‐HCD 临床表现多样，可有贫血、发热、体重减轻、淋巴结增大、肝脾大、蛋白尿。多数有淋巴结病或者脾大者，最终多诊断为某种淋巴结增殖性疾病。10% ~15% 的患者有结外病变，如皮肤损害和甲状腺浸润。逐渐缩小且质地较硬的淋巴结病和因韦氏淋巴结环受累引起的上颚及腭垂肿胀是 γ‐HCD 特征性的病变，但发生率不到 20%。

本病约 1/4 的 γ‐HCD 患者并发自身免疫性疾病，以类风湿性关节炎为最常见，其次为自身免疫性溶血性贫血、干燥综合征、系统性红斑狼疮、脉管炎、特发性血小板减少性紫癜及重症肌无力等。自身免疫性疾病又可促使本病进展，提示慢性抗原刺激可能与本病的发病机制有关，少数患者可有结核及慢性胆囊炎史，或在诊断本病前已有多年高 γ‐球蛋白血症。γ‐HCD 肾损害与溶骨病变发生率远不及骨髓瘤，本‐周蛋白尿引起的肾衰竭和淀粉样变性也很少见。

2. α‐HCD　最常见的类型，首例由 Seligmann 在 1968 年发现，迄今已有 400 余例报道。患者多为青年，男性略多于女性。临床上 α‐HCD 可分为肠型和肺型。绝大多数 α‐HCD 为肠型，临床特征是营养吸收障碍综合征，表现为反复或慢性腹泻，伴腹痛、体重减轻，常有发热，在青少年可出现生长延迟。肠钡餐检查见到小肠黏膜增厚、粗糙、肠腔狭窄或扩张。杵状指和肠系膜淋巴结病常见，后者有时表现为腹部肿块，但浅表淋巴结增大少见。25%的患者中度肝大，脾大较少见，可出现低白蛋白血症引起的腹腔积液和外周水肿。血清及尿液中存在 α 重链的 Fc 段，尿和血清中无轻链蛋白，肾病变不明显。肺型 α-HCD 极少见，以呼吸困难为主要表现。

3. μ-HCD 本病罕见，1969 年首例报道至今，文献报道约 33 例。中位发病年龄为 57.5 岁（15 ~ 78 岁），男性略多于女性。其临床表现：①进行性贫血，呈正细胞正色素性，红细胞沉降率增快；②常有肝脾大；③部分患者有淋巴结增大；④少数患者 X 线平片见到骨损害；⑤骨髓检查以淋巴细胞为主或淋巴样浆细胞增多，浆细胞增多一般不超过 10%，易误诊为慢性淋巴细胞性白血病，但胞质内常有空泡存在；⑥尿蛋白明显增多，轻链蛋白阳性，多数属 κ 型。

（二）辅助检查

重链病患者住院治疗期间的检查项目见表 5-5。

表 5-5　重链病患者住院治疗期间的检查项目

必须检查的项目	根据具体情况可选择的检查项目
血常规、尿常规、粪便常规、尿红细胞位相、24h 尿蛋白定量肝肾功能、电解质、肌酶、血糖、血脂、凝血功能、感染性疾病筛查（乙型肝炎病毒、丙型肝炎病毒、HIV、梅毒等）、C 反应蛋白抗核抗体谱、红细胞沉降率、补体 C3 和 C4、免疫球蛋白（包括轻链）、抗心磷脂抗体B 超（泌尿系统、肝胆脾胰）、胸部 X 线平片、心电图、超声心动图、浅表淋巴结超声皮肤或舌活体组织检查、骨髓活体组织检查	T 淋巴细胞亚群、血清及尿蛋白电泳、甲状腺功能、PPD、肿瘤系列尿 β_2 - 微球蛋白、NAG、血型、血和尿轻链定量、类风湿因子双肾血管彩超、颈动脉彩超、眼底检查、腹部 CT尿培养及药物过敏试验、ANCA 系列、溶血系列肺功能测定、小肠内镜肾穿刺活体组织检查

1. 血常规　γ-HCD 可见正细胞正色素性中度贫血，白细胞计数及分类一般正常，淋巴细胞升高。μ-HCD 可见血红蛋白降低，少数患者可见淋巴细胞增多和血小板减少。

2. 血清免疫球蛋白电泳　γ-HCD 可见 β_1 或者 β_2 区免疫球蛋白单株峰。μ-HCD 可见单株峰。

3. 骨髓活体组织检查　淋巴细胞、浆细胞或者淋巴样浆细胞增多，部分患者骨髓象正常。

4. 小肠内镜　α-HCD 病程早期显示假息肉样病变，当浸润突破肌层后可见"鹅卵石"样改变，晚期形成散在溃烂的肿块或者长节段肠壁广泛浸润增厚。

（三）治疗原则

一般处理原则：①消除病因及诱因；②肾功能替代治疗；③化疗，必要时联合放射治疗（放疗）；④自体骨髓移植；⑤对症治疗及支持治疗。

（四）治疗方法

重链病无有效的治疗方法，所有的患者晚期均会发展成为慢性肾衰竭。部分患者应用细胞毒性药物（氧芬肿和泼尼松）治疗，可使蛋白尿消失和改善肾功能；应用糖皮质激素和环磷酰胺治疗，早期病例缓解率高。肾功能不全可发展至终末期肾衰竭而需要透析或肾移植。

1. α-重链病　对于尚无淋巴瘤证据的患者，应首先试用抗生素治疗，如四环素 2g/d，也可用氨苄西林（氨苄青霉素）或甲硝唑。若 3 个月内不见效或患者已有免疫增殖性小肠病或伴有淋巴瘤时，应采用化疗。其化疗方案与淋巴瘤相同，即 CHOP（环磷酰胺、多柔比星、长春新碱、泼尼松）或 MOPP（氮芥、长春新碱、丙卡巴肼、泼尼松）。化疗常可取得一定疗效。处于病程晚期（病理Ⅲ期）已有淋巴瘤的患者在化疗取得缓解后易复发，对此类患者可考虑强烈化疗及放疗后辅以自体骨髓移植治疗。

2. γ-重链病　对无症状的患者可随诊观察。对出现症状，的患者可用环磷酰胺、长春新碱、泼尼松联合化疗，或给予氧芬肿和泼尼松治疗，常可获得疗效。

3. μ-重链病　目前无特别而有效的方法，可采用 COP（环磷酰胺、长春新碱、泼尼松）或 COP 加柔红霉素或加卡莫司汀。

（五）护理措施

1. 一般护理

（1）休息与活动：充分休息，适当活动。

（2）饮食护理：一般情况下不必限制饮食。但若肾功能已受到严重损害，应当限盐为每日 3~4g，蛋白质为 0.3~0.48g/（kg·d），且给予优质蛋白。另外提供足够高热量，富含维生素、易消化饮食，适当调节高糖和脂类在饮食热量中的比例，以减轻自体蛋白质的分解、减轻肾负担。

2. 病情观察 ①观察腹痛、腹泻的情况，疼痛的程度、性质以及腹泻的次数、性状；②严密观察生命体征，及时发现病情变化；③尿色、尿量的变化及肾功能：观察患者尿的性状，正确留取血标本、尿标本。

3. 用药护理 ①应用环磷酰胺，应注意出血性膀胱炎的发生；②激素或化疗药物的应用，应观察药物可能出现的不良反应；③使用甲硝唑抗感染治疗的患者注意观察体温变化，并及时观察胃肠道反应。

4. 心理护理 本病病程长，病情反复，长期服药不良反应大，患者易产生悲观、恐惧等不良情绪。护理人员应积极主动与患者沟通，鼓励患者说出内心感受，对患者提出的问题予以耐心解答；应与患者家属一起做好患者心理疏导工作，解除患者后顾之忧，使患者以良好的心态正确面对现实。

5. 感染的护理 ①病室环境清洁卫生，定期空气消毒，限制探视，进行保护性隔离；②严格执行消毒隔离制度和无菌操作技术；③做好口腔、会阴及肛门的护理；④观察患者有无发热、感染伴随症状及体征，鼓励患者多饮水，警惕感染中毒性休克；⑤遵医嘱按时给予抗感染治疗；⑥对患者及家属作好预防感染的卫生宣教工作。

（六）健康教育

（1）预防感染：保持环境清洁，注意个人卫生，预防呼吸系统感染、肠道感染、泌尿系统感染。若患上呼吸道感染、咽炎、腭扁桃体炎等，应及时就医。

（2）生活指导：劳逸结合，注意休息和保暖。加强营养，提高抵抗力。

（3）适当运动：可根据病情适当活动，选择合适的运动方式，如散步、打太极拳等，避免到人员密集的场所活动。

（4）遵医嘱按时用药，不随意增减药量，避免使用对肾功能有害的药物。

（5）定期门诊随访，病情出现变化时及时就医。

三、原发性单克隆球蛋白病肾损害

原发性单克隆球蛋白病即未定性的单克隆免疫球蛋白病（MGUS），具有以单克隆浆细胞增殖为特征的一组疾病，是指血清中有 M 蛋白成分，而无骨髓瘤、巨球蛋白血症及其恶性肿瘤的证据。其重要性在于 MGUS 有时会进展为单克隆球蛋白疾病如多发性骨髓瘤、原发性淀粉样变性及原发性巨球蛋白血症等。原发性单克隆球蛋白病可引起肾损害。

（一）临床表现

患者肾受损不常见，肾受损的主要表现为肾小球肾炎。患者常感疲乏无力、食欲减退、消瘦、贫血、水肿、高血压及蛋白尿。大量蛋白尿者可出现肾病综合征，多数有不同程度的肾功能障碍。临床上可呈急性肾小球肾炎的经过。

（1）患者全血与血浆的黏度、聚集指数增加，皮肤微循环功能障碍。

（2）无确定意义的单克隆球蛋白病的特征为血浆 M 蛋白小于 30g/L，骨髓的浆细胞小于 10%，尿中可有少量的 M 蛋白，没有溶血性贫血、高钙血症、肾功能不全，更重要的是 M 蛋白稳定，不会向异常发展。若浆细胞标记指数升高和外周血存在循环浆细胞，则提示疾病处于活动期。

（3）无确定意义的单克隆球蛋白病患者的病情可随时间延长而发生变化。病程在 10 年左右时，16% 患者的病情加重；若在 25 年左右，则 40% 患者的病情加重，25% 患者可发展为多发性骨髓瘤、原发性巨球蛋白血症、原发性淀粉样变性和恶性的淋巴细胞增生性疾病。

（二）辅助检查

1. 血常规及血涂片　多数有不同程度的贫血，多属正细胞正色素性；营养不良时可呈大细胞性贫血；有失血等缺铁因素时可呈小细胞低色素性贫血。白细胞及血小板早期可正常，淋巴细胞比例稍增高，晚期可呈全血细胞减少。血涂片可见红细胞呈缗线状排列，红细胞大小不一，有时可见有核细胞、嗜酸性粒细胞增高。约70%患者周围血中可见到浆细胞或骨髓瘤细胞，少数患者可见到少量骨髓瘤细胞和幼稚细胞。

2. 血中异常球蛋白检测　高球蛋白是本病的重要特点之一，血浆球蛋白明显增高（45g/L），蛋白电泳上丙种球蛋白为35%，血清蛋白电泳在 γ 区、β 区或 α_2 区出现一窄底高峰，呈单克隆峰状，IgG为 $27.6 \sim 35g/L$，免疫电泳示 IgG2 亚型 κ 轻链单克隆峰。

3. 骨髓活体组织检查　骨髓象检查对诊断本病具有决定性意义。骨髓常增生活跃，骨髓瘤细胞一般都在5%以上，多者可达95%。瘤细胞有时呈不均匀分布，需多部位多次骨穿才能确诊。

4. 肾活体组织检查　光镜检查可见肾主要病理表现为内皮细胞和系膜细胞呈弥漫性增生性肾小球肾炎改变。免疫荧光检查显示单克隆免疫球蛋白在肾小球沉积。特异抗血清检测显示肾小球沉积物是循环 M 成分，这类病变虽类似于免疫复合物肾炎，但洗脱检查不能证实特异性抗原。电子显微镜检查显示基底膜内、内皮细胞和上皮细胞下电子致密物沉积。

（三）治疗原则

一般处理原则：①消除病因及诱因；②肾功能替代治疗；③激素、免疫抑制剂治疗；④对症及支持治疗。

（四）治疗方法

（1）治疗常用药物为糖皮质激素、环磷酰胺、苯丙酸氮芥及硫唑嘌呤等。治疗有效者血清及尿中单克隆球蛋白可消失，尿常规中尿蛋白可完全恢复正常。

（2）无确定意义的稳定的单克隆球蛋白病患者不用治疗，但必须定期随访，复查临床和实验室的有关指标。

（五）护理措施

1. 一般护理　①休息与活动：充分休息，适当活动；②饮食护理：一般情况下不必限制饮食。

2. 病情观察　①血压的变化：准确测量血压；②水肿的消长：准确记录出入量，必要时监测体重变化；③尿色、尿量的变化及肾功能：观察患者尿的性状，正确留取血标本、尿标本。

3. 用药护理　①应用环磷酰胺：应注意出血性膀胱炎的发生；②激素或免疫抑制剂：应观察该药物可能出现的不良反应。

4. 心理护理　护理人员应积极主动与患者沟通，鼓励患者说出内心感受，对患者提出的问题予以耐心解答；并与患者家属一起做好患者心理疏导工作，解除患者后顾之忧，使患者以良好的心态正确面对现实。

（六）健康教育

1. 预防感染　保持环境清洁，注意个人卫生，预防呼吸系统感染、肠道感染、泌尿系统感染。若患上呼吸道感染、咽炎、腭扁桃体炎等，应及时就医。

2. 生活指导　劳逸结合，注意休息和保暖。加强营养，提高抵抗力。

3. 适当运动　可根据病情适当活动，选择合适的运动方式，如散步、打太极拳等，避免到人员密集的场所活动。

4. 遵医服药　遵医嘱按时用药，不随意增减药量，避免使用对肾功能有害的药物。

5. 定期随访　定期门诊随访，病情出现变化时及时就医。

四、原发性巨球蛋白病肾损害

原发性巨球蛋白血症是由 Waldenstrom 于 1944 年首次报道，故又称 Waldenstrom macro - globulinemia（WM）。本病为一种单克隆 IgM 增高伴有淋巴样细胞增生、有时伴有肾小球损害的综合征。IgM 是免疫球蛋白中分子量最大的一种，故称为巨球蛋白。目前认为，原发性巨球蛋白血症是一种低级的淋巴浆细胞性淋巴瘤。由原发性巨球蛋白血症所致的肾病变，称为原发性巨球蛋白血症肾损害。

（一）临床表现

本病多见于老年人，发病年龄的中位数为 63 岁，其临床表现主要取决于血浆中异常巨球蛋白的浓度，可分为无症状型、缓慢进展型及进展型。血清单克隆 IgM 大多数占总蛋白的 30% 以上，1/3 患者的巨球蛋白有冷凝集的特性。由于血液中存在大量 IgM，能使红细胞、白细胞及血小板黏着，形成高黏滞血症。在 IgG 和 IgA 型多发性骨髓瘤中，IgG 在血浆中聚集及 IgA 共价联结成多聚体，可发生高黏滞血综合征，但比原发性巨球蛋白血症少见。一般认为，血浆中异常免疫球蛋白浓度超过 50g/L 者易发生高黏滞血综合征。

巨球蛋白血症主要临床表现为高黏滞血综合征。高黏滞血症可引起一系列神经系统症状，如头痛、头晕、眩晕、复视、耳聋、感觉异常、短暂性偏瘫及共济失调，称为 Bing - Neel 综合征。眼部病变有视网膜出血、静脉节段性充盈增粗及视盘水肿。心脏增大、心律失常及心力衰竭，还可有出血倾向，如齿龈出血、鼻出血、中耳出血、皮肤黏膜紫癜、肢端青紫等。

本病引起肾损害的主要临床表现为蛋白尿，一般为轻度或中度，偶尔可发展至大量蛋白尿，出现肾病综合征。蛋白尿为非选择性，常伴血尿，肾小球滤过率降低出现氮质血症，肾小管浓缩功能障碍。脱水时易导致急性肾衰竭。体格检查多有淋巴结增大（15%）、肝大（20%）和脾大（15%），伴有贫血的表现。

（二）辅助检查

1. 血液检查　有正细胞正色素性贫血，红细胞变形性指数减少，红细胞串联呈缗钱状；也可有全血细胞减少，外周血可出现少量（<5%）不典型幼稚浆细胞，即小淋巴样细胞或浆细胞样淋巴细胞。

2. 血清蛋白电泳　可见 M 蛋白，随着患者年龄的增长，M 蛋白的出现率就越高，大于 50 岁的患者 M 蛋白的升高率为 3.5%，而 80~90 岁者为 11%。免疫电泳发现单克隆 IgM 明显增多，所有患者均有 IgM 升高，被认为是一种循环肿瘤标志物。

3. Sia 试验　为巨球蛋白血症的快速筛选试验，将患者血清滴入蒸馏水的试管中，立刻出现沉淀。此外，巨球蛋白中 10% 以上具有冷沉淀性质，遇冷呈胶胨状。

4. 骨髓检查　可见异常浆细胞样淋巴细胞增生，这些淋巴细胞具有丰富的合成和分泌免疫球蛋白的粗面内质网和发达的高尔基体等分泌型细胞的特征。

5. 染色体核型检查　Hirase 等报道两例原发性巨球蛋白血症患者其染色体核型分别为 t（11；18）（q21；q21）、t（2；11；18）（q21-23；q21；q21），而 B 细胞淋巴瘤的染色体核型为 t（11；18）（q21；q21），因而提出原发性巨球蛋白血症可能是 B 细胞淋巴瘤的一个变型。

6. 尿液检查　肾损害表现时可见蛋白尿及血尿，蛋白尿多为轻至中度，偶尔可发展至肾病综合征程度的蛋白尿，肾小球滤过率降低，出现氮质血症，肾小管浓缩功能障碍。当淋巴样细胞大量浸润时，通过免疫荧光显微镜可以发现尿中常出现 IgM 及浆细胞样细胞。尿免疫电泳检查阳性率可高达 90%。尿轻链蛋白阳性率为 30%~50%。

7. 病理检查　肾小球毛细血管内血栓形成，血栓中含有多量 IgM，纤维蛋白较少，故又称"假血栓"。肾小球基膜内侧有 IgM 沉积物，光镜下呈高度嗜酸性，PAS 染色呈深紫色，Trichrome 染色呈红色或绿色。此外，肾小球系膜区也有 PAS 染色阳性沉积物，系膜呈结节状，在光镜下不易与糖尿病肾小球硬化症相鉴别。

8. 影像学检查　如果继发淀粉样变性，可见两肾明显增大。

（三）治疗原则

一般处理原则：①消除病因及诱因；②减低血浆巨球蛋白浓度；③减轻高黏滞血症；④对症治疗及支持治疗。

（四）治疗方法

1. 减低血浆巨球蛋白浓度　烷化剂尤其是苯丁酸氮芥、嘌呤核苷类似物（氟达拉滨、克拉屈滨）可降低血浆巨球蛋白浓度。苯丁酸氮芥标准疗法口服为 6～8mg/d，有效率在 50% 以上，中位生存期为 5 年。小剂量苯丁酸氮芥（瘤可宁）（CB1348）连续口服，初始 6～8mg/d，持续 2～4 周后给予维持量（2～6mg/d）。维持时间数年，直到缓解。环磷酰胺常用量为 150～200mg/d，口服，以抑制巨球蛋白合成。青霉胺 200～400mg/d，每日 3 次，口服剂量可渐加至 1g/d，可使巨球蛋白二硫键分离，破坏 IgM 分子，使血液黏滞度降低。

2. 血浆置换疗法　高黏滞血症明显者可采用该疗法，能使症状迅速缓解，静脉滴注低分子右旋糖酐以降低血液黏稠度。由于血黏滞度与 IgM 浓度相平行，如血清巨球蛋白浓度下降 15%～20% 常可促使血黏滞度明显降低，因此第一次血浆置换治疗必须置换半数以上，全身血浆容量才可能取得明显疗效。为保持疗效，需 1～2 个月重复置换，每次需置换 400～800mL 血浆。

3. 免疫治疗　应用抗 CD20 单克隆抗体进行治疗，30% 的患者有效；也可应用移植骨髓或外周血干细胞来治疗。Weide 等报道 1 例对烷化剂有抵抗的原发性巨球蛋白血症患者，在应用抗 CD20、单克隆抗体治疗后，可诱导血液的完全缓解。

（五）护理措施

1. 一般护理　①休息与活动：充分休息，适当活动。②饮食护理：一般情况下不必限制饮食。若肾功能已受到严重损害，应当限盐每日为 3～4g，蛋白质为 0.6～0.8g/（kg·d），且给予优质蛋白。另外提供足够高热量，富含维生素、易消化饮食，适当调节高糖和脂类在饮食热量中的比例，以减轻自体蛋白质的分解、减轻肾负担。

2. 病情观察　①尿颜色、尿量的变化及肾功能：观察患者尿的性状，正确留取血标本、尿标本。②观察有无头晕、头痛、复视等症状。③观察出血情况。

3. 用药护理　①应用环磷酰胺：应注意出血性膀胱炎的发生；②激素或免疫抑制剂：应观察该药物可能出现的不良反应。

4. 心理护理　本病病程长，病情反复，长期服药不良反应大，患者易产生悲观、恐惧等不良情绪。护理人员应积极主动与患者沟通，鼓励患者说出内心感受，对患者提出的问题予以耐心解答；应与患者家属一起做好患者心理疏导工作，解除患者后顾之忧，使患者以良好的心态正确面对现实．

5. 高黏滞血综合征的护理　①卧床休息，密切观察病情变化；②遵医嘱给予化学治疗。

（六）健康教育

（1）预防感染：保持环境清洁，注意个人卫生，预防呼吸系统感染、肠道感染、泌尿系统感染。若患上呼吸道感染、咽炎、腭扁桃体炎等，应及时就医。

（2）生活指导：劳逸结合，注意休息和保暖。加强营养，提高抵抗力。

（3）适当运动：可根据病情适当活动，选择合适的运动方式，如散步、打太极拳等，避免到人员密集的场所活动。

（4）遵医嘱按时用药，不随意增减药量，避免使用对肾功能有害的药物。

（5）定期门诊随访，病情出现变化时及时就医。

五、冷球蛋白血症肾损害

冷球蛋白血症是指血清中冷球蛋白浓度超过 100mg/L，这一异常蛋白的特点是在温度降至 4～20℃时发生沉淀或呈胶冻状，温度回升到 37℃时又溶解。其多为免疫球蛋白及其片段（轻链），但也有其他血浆成分，如纤维蛋白原。根据冷沉淀物中免疫球蛋白种类的不同，冷球蛋白血症分为三种类型：Ⅰ型为单克隆冷球蛋白血症，仅含有单克隆免疫球蛋白，此种免疫球蛋白无抗体活性，常见于多发性骨髓瘤、原发性巨球蛋白血症、慢性淋巴细胞白血病。Ⅱ型由两种或两种以上免疫球蛋白组成，其中之一是针对 IgG Fc 段的 IgM 单克隆抗体，因此 IgM 和 IgG 常见，又称原发性混合性（IgG/IgM）冷球蛋白血症。这种单克隆 IgM 常具有类风湿因子活性，易导致肾损害；且最常见于 HCV 感染，也可见于 EB 病毒感染、淋巴瘤、慢性淋巴细胞白血病、干燥综合征、原发性冷球蛋白血症。Ⅲ型称为混合性多克隆冷球蛋白血症，为多细胞株产生的多克隆免疫球蛋白，也具有抗 IgG 活性。冷球蛋白血症通过冷球蛋白形成的免疫复合物在肾的沉积及在血管壁的沉积，导致冷球蛋白血症肾损害。

（一）临床表现

冷球蛋白血症肾外临床表现轻重不一，与原发病类型有关。从无症状到皮肤紫癜、坏死，患者全身乏力、关节肿痛，偶有胃肠道不适、出血、肾损害、外周神经系统损害以及呼吸系统损害等血管炎的临床表现。

冷球蛋白血症常并发肾损害，确诊冷球蛋白血症时肾损害的发生率约为 20%。Ⅱ型更常见，冷球蛋白血症肾损害最终的发生率为 35% ~ 60%。Ⅲ型较少，约 12% 冷球蛋白血症肾损害发生率存在地域性差异，其根本原因在于 HCV 感染率的不同。

冷球蛋白血症多见于女性。一般临床起病隐匿，绝大多数Ⅱ型患者确诊时已 50 ~ 60 岁，因许多患者在出现症状后 10 ~ 20 年才确诊。许多患者在 HCV 感染后数年至数十年才发现肾病变，平均为 2.5 年。然而少数患者在起病初期即可出现肾和肾外症状、体征。肾病变的临床表现差异很大，部分患者表现为蛋白尿、镜下血尿和（或）高血压，常伴肾功能异常，呈进行性减退，但罕见迅速进展至肾衰竭者，可表现为急性肾炎综合征、急进性肾炎综合征、肾病综合征（20%）、无症状蛋白尿和血尿、慢性肾炎综合征等；也可在脱水、寒冷时，呈急性肾衰竭表现，可能与此时肾小球毛细血管内蛋白浓度较高有关。

本病临床症状与冷球蛋白的量无关，少量和大量的冷球蛋白都具有致病作用。冷球蛋白血症患者遇冷体表温度降低，肢端血管中冷球蛋白沉淀可致毛细血管阻塞、血管壁缺血坏死及血管痉挛，皮肤出现紫癜和寒冷性荨麻疹最常见，也可发生坏死性皮肤损害（多发于接触冷空气的部位），部分患者出现雷诺现象。部分患者表现为无力、不适、关节炎、发热、肝大、脾大、淋巴结增大、腹痛、周围神经炎及血管炎综合征。

（二）辅助检查

1. 血冷球蛋白试验　阳性。血冷球蛋白试验操作要求非常严格，容易出现假阴性。

2. 皮肤紫癜活体组织检查　可发现冷球蛋白沉积。

3. 肾活体组织检查　以肾小球增生性病变为特征，如系膜内皮增生性肾小球肾炎和膜增生性肾小球肾炎，少数为局灶增生性肾炎，偶见膜性肾病。

（三）治疗原则

一般治疗原则：①保温，预防受冷；②消除病因及诱因；③抑制或清除冷球蛋白；④支持对症治疗。

（四）治疗方法

1. 一般性治疗　避免受冷，注意保温。严格控制高血压，使血压控制在适当的范围内。适时应用 ACEI 和（或）ARB。根据原发病的不同进行针对性治疗。

2. 免疫抑制剂治疗　糖皮质激素和免疫抑制剂常用于治疗并发 HCV 感染、肾损害缓慢进展的冷球蛋白血症患者，可降低蛋白尿，但对改善肾功能的价值可能不大。应避免长期使用糖皮质激素和细胞毒性药物，因这种治疗方法可能增加患者并发感染、高血压、心血管病变和肿瘤的危险性。

3. 抗 HCV 感染治疗　对并发慢性 HCV 感染的冷球蛋白血症肾损害患者，建议使用抗病毒制剂，可单独应用干扰素，如干扰素与利巴韦林合用、聚乙二醇干扰素 2a 或聚乙二醇干扰素 2b 与利巴韦林合用。对肾功能明显异常的患者（肾小球滤过率 < 50mL/min），只能使用普通干扰素。目前认为抗 HCV

感染治疗对肾损害可能有疗效。

4. 血浆置换 血浆置换（每周 3 次，共 2 ~ 3 周），尤其加用有预冷装置的血浆置换效果更好，可能使冷球蛋白血症肾损害的患者临床表现减轻、血肌酐下降，但对神经病变无明显疗效。

5. 重症冷球蛋白血症肾损害的治疗 当冷球蛋白血症患者伴有急进性肾炎综合征、皮肤、神经或内脏血管炎发作性病变时，可采用大剂量静脉使用甲泼尼龙（500 ~ 1 000mg/d，共 3 日）联合血浆置换治疗，随后给予口服泼尼松和细胞毒性药物短期维持治疗。但可能存在 HCV 复制加重或某些低恶度非霍奇金淋巴瘤病情加重的危险性。

（五）护理措施

1. 一般护理 ①休息与活动：充分休息，适当活动。②饮食护理：一般情况下不必限制饮食。提供足够高热量，富含维生素、易消化饮食，适当调节高糖和脂类在饮食热量中的比例，以减轻自体蛋白质的分解、减轻肾负担。

2. 病情观察 ①皮肤的变化：观察皮肤的颜色及紫癜的范围；②观察患者的情绪变化；③观察全身血管痉挛的表现，如腹痛、关节炎。

3. 用药护理 ①应用环磷酰胺：应注意出血性膀胱炎的发生；②激素或免疫抑制剂：应观察该药物可能出现的不良反应。

4. 心理护理 本病病程长，病情反复，长期服药不良反应大，患者易产生悲观、恐惧等不良情绪。护理人员应积极主动与患者沟通，鼓励患者说出内心感受，对患者提出的问题予以耐心解答；应与患者家属一起做好患者心理疏导工作，解除患者后顾之忧，使患者以良好的心态正确面对现实。

（六）健康教育

（1）预防感染：保持环境清洁，注意个人卫生，预防呼吸系统感染、肠道感染、泌尿系统感染。若患上呼吸道感染、咽炎、腭扁桃体炎等，应及时就医。

（2）生活指导：劳逸结合，注意休息和保暖。避免剧烈活动，加强营养，提高抵抗力。

（3）适当运动：可根据病情适当活动，选择合适的运动方式，如散步、打太极拳等，避免到人员密集的场所活动。

（4）遵医嘱按时用药，不随意增减药量，避免使用对肾功能有害的药物。

（5）定期门诊随访，病情出现变化时及时就医。

六、镰状细胞性肾病

镰状红细胞病所致的肾损害称为镰状细胞性肾病。此为异常血红蛋白所引起的疾病，故为一种血红蛋白病，以溶血性贫血为最多见。

（一）临床表现

1. 血尿 血尿是最多见的肾损害表现，可呈肉眼血尿但以镜下为主。多以肾髓质血液外渗、乳头坏死及肾盂肾盏黏膜出血为其原因，也有肾小球性血尿。

2. 肾病综合征 镰状细胞病可发生典型的肾病综合征，在病理上可为微小病变型、系膜增生型、膜增生型及局灶节段性肾小球硬化型等。

3. 肾小管功能不全 可表现为：①肾浓缩功能减退，早期即可出现，继之浓缩及稀释能力降低，出现等渗尿。疾病早期为可逆性，后期由于慢性缺血使肾髓质产生不可逆病变，发生永久性多尿、夜尿等尿浓缩功能障碍。②远端肾小管性酸中毒，常见的为不完全性远端肾小管酸中毒。

4. 高尿尿酸症 本病红细胞周转较正常人高 6 ~ 8 倍，尿酸生成过多，但其清除率增高，所以不会发生痛风性关节炎。

5. 肾衰竭 本病可因肾血管闭塞及急性溶血而发生急性肾衰竭，由于肾小球病变和多次镰变危象发作患者可发展到慢性肾衰竭。

（二）辅助检查

1. 血常规 血红蛋白多数为 110g/L，通常为 70~80g/L，为溶血性贫血，伴有躯干或四肢阵发性剧痛者应高度怀疑此病。

2. 红细胞镰变试验 将患者血液和焦亚硫酸钠液混合，使血液脱氧诱发红细胞镰变，镜检见到镰状红细胞即为阳性。

3. 血红蛋白溶解试验 将患者血液和焦亚硫酸钠液混合，混合液中加入磷酸盐溶液，正常血红蛋白溶解不发生沉淀；异常血红蛋白溶解度低，发生混浊沉淀。

4. 血红蛋白电泳 出现异常血红蛋白。

（三）治疗原则

一般处理原则：①抗镰变；②改善血液循环；③对症及支持治疗。

（四）治疗方法

对红细胞镰变尚无特效疗法，目前仍以对症治疗为主。

1. 抗镰变作用 5-氮胞苷可使红细胞 DNA 去甲基，但有一定毒性。

2. 改善血液循环 氢化麦角碱0.3mg 皮下或肌内注射，每日 1~2 次，可使局部血液循环改善，疼痛改善。有学者应用山莨菪碱治疗 12 例患者取得满意疗效，山莨菪碱可增加红细胞膜的流动性，使红细胞僵硬得到改善，保护细胞膜，延长红细胞寿命，使溶血及梗塞得到改善。

（五）护理措施

1. 一般护理 ①休息与活动：充分休息，适当活动；②饮食护理：提供足够高热量、富含维生素、易消化饮食，适当调节高糖和脂类在饮食热量中的比例，以减轻自体蛋白质的分解、减轻肾负担。

2. 病情观察 ①观察尿颜色、尿量的变化及肾功能，观察患者尿的性状，正确留取血标本、尿标本；②观察关节的疼痛表现。

3. 用药护理 ①应用氢化麦角碱：应注意皮肤潮红、心率加快的发生；②5-氮胞苷：应观察该药物可能出现的不良反应。

4. 心理护理 本病病程长，病情反复，长期服药不良反应大，患者易产生悲观、恐惧等不良情绪。护理人员应积极主动与患者沟通，鼓励患者说出内心感受，对患者提出的问题予以耐心解答；应与患者家属一起做好患者心理疏导工作，解除患者后顾之忧，使患者以良好的心态正确面对现实。

（六）健康教育

（1）预防感染：保持环境清洁，注意个人卫生。

（2）生活指导：劳逸结合，注意休息和保暖。加强营养，提高抵抗力。

（3）适当运动：可根据病情适当活动，选择合适的运动方式，如散步、打太极拳等，避免到人员密集的场所活动。

（4）遵医嘱按时用药，不随意增减药量，避免使用对肾功能有害的药物。

（5）定期门诊随访，病情出现变化时及时就医。

七、白血病肾损害

白血病是由于造血系统中某一系列细胞的肿瘤性异常增生，并在骨髓、肝、脾、淋巴结等各器官广泛浸润，外周血中白细胞有质和量的异常，红细胞和血小板数量减少，从而导致贫血、出血和感染等临床表现的造血系统的恶性肿瘤性疾病。本病为青少年时期发病率和死亡率最高的恶性肿瘤之一。白血病细胞进入血流浸润破坏其他组织和器官，可产生各器官受损的相应表现。

白血病可引起肾损害，多为白血病细胞的直接浸润或其代谢产物致肾损伤，也可通过免疫反应、电解质紊乱损伤肾，表现为急性肾衰竭、慢性肾衰竭、肾炎综合征及肾病综合征。

（一）临床表现

1. 白血病肾浸润表现 白血病肾浸润相当常见，但绝大多数患者无症状。部分患者可出现镜下血尿、白细胞尿等检验异常。极少数患者可出现双肾明显肿大、急性肾衰竭，经过化疗后，肾功能可恢复正常。

2. 梗阻性肾病 为白血病的主要表现，多数为尿酸结晶或结石引起，少数由甲氨蝶呤治疗所致。依据尿酸沉积部位不同，梗阻性肾病可分为肾内梗阻和肾外梗阻性高尿酸血症肾病。肾内梗阻性肾病主要由急性白血病，尤其是急性淋巴细胞白血病引起，血中尿酸明显升高，尿酸快速沉积于肾小管所致。而慢性白血病，血尿酸轻度缓慢升高，尿酸逐渐沉积于尿路，形成结石并引起肾外梗阻，长期可产生肾外梗阻性肾病。上述两型可同时并存，肾常增大。高尿酸血症肾病常出现腰痛，多为单侧性，有时伴肾绞痛。尿常规可见镜下血尿，有时呈肉眼血尿，尿中可检出大量尿酸，有时可有尿酸结石排出。部分患者可出现少尿或无尿型急性肾衰竭。

3. 肾小球疾病表现 50%的患者肾病和白血病表现同时出现，少数患者以肾病为首发表现而就诊。85%的患者表现为肾病综合征。1/3的患者可有不同程度的肾衰竭表现。经过有效的化疗后，多数患者的肾表现可获完全缓解。

4. 肾小管–间质病变表现 少数患者可以肾小管损伤及间质病变为突出表现。其临床表现为多尿、肾性糖尿、碱性尿，严重者出现急性肾衰竭，此时双肾体积增大，偶表现为肾性尿崩症。

5. 慢性肾衰竭 极少数患者由于对治疗效果不佳或治疗不及时，肾病变可缓慢进展成慢性肾衰竭。

（二）辅助检查

白血病肾损害患者住院治疗期间的检查项目见表5–6。

表5–6 白血病肾损害患者住院治疗期间的检查项目

必须检查的项目	根据具体情况可选择的检查项目
血常规、尿常规、便常规、尿红细胞位相、24h尿蛋白定量、尿本–周蛋白 肝肾功能、电解质、肌酶、血糖、血脂、凝血功能、感染性疾病筛查（肝炎分型、HIV、梅毒等）、C反应蛋白、血清及尿蛋白电泳 抗核抗体谱、红细胞沉降率、补体C3和C4、免疫球蛋白（包括轻链） B超（泌尿系统、肝胆脾胰）、胸部X线平片、心电图、超声心动图、浅表淋巴结超声 骨髓活体组织检查、尿尿酸、尿溶菌酶	T淋巴细胞亚群、甲状腺功能、PPD、肿瘤系列 尿β$_2$–微球蛋白、NAG、血型、血和尿轻链定量、类风湿因子 双肾血管彩超、颈动脉彩超、眼底检查、腹部CT 尿培养及药物过敏试验、ANCA系列、溶血系列 肾穿刺活体组织检查

1. 血常规 大部分患者均有贫血，多为中重度；白细胞计数可高可低，血涂片可见不同数量的白血病细胞；血小板计数多数小于正常。

2. 尿常规 可见蛋白尿、血尿、肾性糖尿、尿溶菌酶升高等。

3. 肾活体组织检查 最常见的病理类型为膜增生性肾炎，其次为膜性肾病，也可表现为微小病变肾病、局灶节段性肾小球硬化症、ANCA相关性新月体性肾炎，少数患者可表现为轻链沉积病、免疫触须样肾小球病和肾淀粉样变性等特殊蛋白沉积病。

（三）治疗原则

本病的治疗原则为：①积极治疗原发病；②控制尿酸；③肾替代治疗；④支持及对症治疗。

（四）治疗方法

1. 白血病的治疗 根据白血病的类型采用不同的化疗方案。由于同时存在多系统的病变和影响疗效预后的多种因素，通常需与血液病专科医师共同协商后制订合理治疗方案。随着白血病治疗缓解，肾病可相应好转。发生肾衰竭者，可考虑肾替代治疗。

2. 防止高尿酸血症肾病 首先避免脱水及酸性尿等诱发尿酸沉积因素。化疗前至少3日开始应用别嘌醇，控制血尿酸和尿尿酸在正常范围；化疗期间应补充液体、碱化尿液，使尿pH维持在6.2～6.8之间。已发生高尿酸血症肾病时，除继续用别嘌醇外，还需加碱性药及补液以减少尿酸的沉积。

（五）护理措施

1. 一般护理 ①休息与活动：充分休息，适当活动；②饮食护理：提供足够高热量、富含维生素、易消化饮食，适当调节高糖和脂类在饮食热量中的比例，以减轻自体蛋白质的分解、减轻肾负担。

2. 病情观察　①观察有无出血倾向、贫血的程度；②观察有无腹痛、腹泻等胃肠道症状以及咳嗽、咳痰等呼吸系统症状；③尿颜色、尿量的变化及肾功能：观察患者尿的性状，正确留取血标本、尿标本。

3. 用药护理　①使用化疗药物，应观察其不良反应；②使用别嘌醇，观察个别患者可能出现皮疹、腹泻、腹痛、低热、暂时性氨基转移酶升高或粒细胞减少。

4. 心理护理　本病病程长，病情反复，长期服药不良反应大，患者易产生悲观、恐惧等不良情绪。护理人员应积极主动与患者沟通，鼓励患者说出内心感受，对患者提出的问题予以耐心解答；应与患者家属一起做好患者心理疏导工作，解除患者后顾之忧，使患者以良好的心态正确面对现实。

5. 感染的护理　①病室环境清洁卫生，定期空气消毒，限制探视，进行保护性隔离；②严格执行消毒隔离制度和无菌技术操作；③做好口腔、会阴及肛门的护理；④观察患者有无发热、感染等伴随症状及体征，鼓励患者多饮水，警惕感染中毒性休克；⑤遵医嘱按时给予抗感染治疗；⑥对患者及家属做好预防感染的卫生宣教工作。

6. 出血的护理　①明显出血时卧床休息，待出血停止后逐渐增加活动；②严密观察出血部位、出血量，注意有无皮肤黏膜出血、瘀斑、牙龈出血、鼻出血、呕血、便血、血尿、女性患者月经量是否过多，特别要观察有无头痛、呕吐、视物模糊、意识障碍等颅内出血症状；③遵医嘱给予止血药物或输血治疗；④各种操作应动作轻柔，避免手术，穿刺后应压迫局部或加压包扎；⑤应避免进食刺激性食物以及粗硬食物。

（六）健康教育

（1）预防感染：保持环境清洁，注意个人卫生，预防呼吸系统感染、肠道感染、泌尿系统感染。若患上呼吸道感染、咽炎、腭扁桃体炎等，应及时就医。

（2）生活指导：劳逸结合，注意休息和保暖。加强营养，提高抵抗力。

（3）适当运动：可根据病情适当活动，选择合适的运动方式，如散步、打太极拳等，避免到人员密集的场所活动。

（4）遵医嘱按时用药，不随意增减药量，避免使用对肾功能有害的药物。

（5）定期门诊随访，病情出现变化时及时就医。

（6）鼓励患者多饮水，防止血钙升高造成肾损害。

八、淋巴瘤肾损害

淋巴瘤与淋巴组织的免疫应答反应中增生分化产生异常的各种免疫细胞有关，是免疫系统的恶性肿瘤，可分为霍奇金淋巴瘤（HD）和非霍奇金淋巴瘤（NHL）。淋巴瘤引起的肾损害包括原发于肾的恶性淋巴瘤所致的肾损害、继发于晚期淋巴瘤细胞肾浸润所致的肾损害、肿瘤溶解综合征并发的肾损害。

（一）临床表现

淋巴瘤临床表现为无痛性淋巴结增大、肝脾大、发热、贫血和恶病质等。男性多于女性，各年龄组均可发病，以 20～40 岁为最多。

1. 肾外表现

（1）全身症状：全身症状大多在疾病晚期才出现。最常见的症状有疲倦、乏力、发热、多汗、体重减轻、皮肤瘙痒。

（2）淋巴结增大：浅表淋巴结增大是最常见的早期症状。一般无压痛，坚实，分散，不对称，可活动，大小不等，大多进行性逐渐增大。晚期增大的淋巴结可以互相融合成为较大的肿块并固定。

（3）结外器官累及症状：对 HD 患者，出现结外器官累及症状常常提示是疾病发展至晚期的表现，如消化系统、肺、心、骨、皮肤和神经系统等。而对于 NHL，20%～30% 患者首先出现结外器官受累症状，其中大细胞型淋巴瘤累及结外器官最多见。

（4）肝脾大：NHL 较 HD 患者肝脾大常见。NHL 累及肝时，脾几乎 100％ 增大。

2. 肾表现

（1）肾病综合征：尿蛋白 >3.5g/24h，血浆清蛋白 <30g/L，见于疾病的早期。有时肾病综合征为淋巴瘤的首发表现，以后出现淋巴结增大。肾病综合征大多数在病程中出现，且随淋巴瘤的恶化或缓解相应加剧或好转，B 超示双肾增大。

（2）肾炎综合征：典型患者表现为蛋白尿、血尿（可呈肉眼血尿）、高血压、水肿等，也可有管型尿、肾区钝痛，偶可于肾区触及肿块。

（3）肾功能不全：淋巴瘤细胞广泛浸润双侧肾，产生高血压、少尿和血肌酐升高等肾功能不全症状，也可因尿酸梗阻性肾病引起急性肾衰竭。恶性淋巴瘤可因后腹膜增大的淋巴结压迫尿路引起梗阻性肾病，严重者出现急性肾衰竭。

（4）淋巴瘤增大的淋巴结压迫肾静脉，造成单侧或双侧肾静脉血栓形成。

目前淋巴瘤引起的肾损害在国内已逐渐受到关注，已有越来越多恶性淋巴瘤并发肾损害的报道。

（二）辅助检查

1. 血常规　常有轻度或中度贫血，少数白细胞轻度或明显增加，伴中性粒细胞增多，淋巴细胞也增多。约 1/5 患者嗜酸性粒细胞升高，骨髓广泛浸润可有全血细胞减少。

2. 尿常规　尿蛋白（＋）～（＋＋＋），尿隐血（＋）～（＋＋＋）。

3. 血乳酸脱氢酶活性升高　提示预后不良。血清碱性磷酸酶（AKP）活力及血钙增加，提示骨骼受累。

4. 淋巴结活体组织检查　是确诊淋巴瘤及其病理类型的主要依据，HL 可见典型的 R－S 细胞。

（三）治疗原则

一般处理原则：主要治疗淋巴瘤，积极防治肾损害，必要时行水化、激素联合免疫抑制剂及肾功能替代治疗。

（四）治疗方法

1. 淋巴瘤的治疗　可采用放疗和化疗。化疗目前多采用氮芥、长春新碱、丙卡巴肼（甲基苄肼）、泼尼松联合治疗，早期治疗淋巴瘤缓解者，肾损害多减轻。在恶性淋巴瘤患者进行联合化疗时，尤其是在肿瘤负荷量较大的患者，应注意充分水化和别嘌醇的预防性治疗，并密切监测肾功能。

2. 淋巴瘤并发肾损害的治疗　除针对淋巴瘤本身的有效治疗外，其他治疗基本同原发性肾病。肾病综合征可用激素和免疫抑制剂。肾淀粉样变性不用糖皮质激素，因其可能使肾病恶化，可试用长春新碱或二甲基亚砜治疗。肾衰竭者可透析治疗。

（五）护理措施

1. 一般护理　①休息与活动：充分休息，适当活动；②饮食护理：提供足够高热量、富含维生素、易消化饮食，适当调节高糖和脂类在饮食热量中的比例，以减轻自体蛋白质的分解、减轻肾负担。

2. 病情观察　①水肿的消长：准确记录出入量，必要时监测体重变化；②尿颜色、尿量的变化及肾功能：观察患者尿的性状，正确留取血标本、尿标本；③严密观察生命体征。

3. 用药护理　化疗药物应用时应观察化疗药物可能出现的不良反应。

4. 心理护理　本病病程长，病情反复，长期服药不良反应大，患者易产生悲观、恐惧等不良情绪。护理人员应积极主动与患者沟通，鼓励患者说出内心感受，对患者提出的问题予以耐心解答；应与患者家属一起做好患者心理疏导工作，解除患者后顾之忧，使患者以良好的心态正确面对现实。

5. 感染的护理　①病室环境清洁卫生，定期空气消毒，限制探视，进行保护性隔离；②严格执行消毒隔离制度和无菌操作技术；③做好口腔、会阴及肛门的护理；④观察患者有无发热、感染等伴随症状及体征，鼓励患者多饮水，警惕感染中毒性休克；⑤遵医嘱按时给予抗感染治疗；⑥对患者及家属做好预防感染的卫生宣教工作。

（六）健康教育

（1）预防感染：保持环境清洁，注意个人卫生，预防呼吸系统感染、肠道感染、泌尿系统感染。若患上呼吸道感染、咽炎、腭扁桃体炎等，应及时就医。

（2）生活指导：劳逸结合，注意休息和保暖。加强营养，提高抵抗力。

（3）适当运动：可根据病情适当活动，选择合适的运动方式，如散步、打太极拳等，避免到人员密集的场所活动。

（4）遵医嘱按时用药，不随意增减药量，避免使用对肾功能有害的药物。

（5）定期门诊随访，病情出现变化时及时就医。

九、溶血尿毒综合征

溶血尿毒综合征（HUS）是一种由于溶血性贫血而引发的急性肾损伤和血小板数量下降综合征。本病多见于儿童，是婴儿期急性肾衰竭的主要病因之一。成人预后较差，多遗留慢性肾衰竭，需长期透析治疗以维持生命或进行肾移植术。其临床特点是微血管性溶血性贫血、急性肾功能不全和血小板减少。

（一）临床表现

根据临床表现，HUS分为典型或腹泻后（D＋）型和非典型或无腹泻（D－）型两种，前者约占全部病例的90%，后者约占10%。

1. 典型HUS的临床表现

（1）具有前驱胃肠道症状：前驱期一般为1～14日（多为4～5日），表现为腹泻、呕吐和腹痛等，开始多为水样便，可很快出现血水样便，经过1～5日（少数也可达到数周）的无症状期而进入急性期。

（2）急性期：多以腹泻、呕吐、乏力等起病，继之表现为无力、面色苍白、黄疸、皮下瘀斑以及急性肾衰竭。肾损害一般较轻，表现为血尿、少尿和氮质血症等，轻型病例仅有一过性少尿，约60%患者少尿可持续1周。若出现无尿，多数患者持续3日左右，伴有轻至中度高血压。典型HUS若能及时诊断，早期给予正确治疗后，多数患者能恢复正常，但少数严重患者也可导致肾皮质坏死，转为不可逆性肾损害。

2. 非典型HUS的临床特点　无急性胃肠道前驱症状，一般起病比较隐匿，在各年龄段均可发病，急性肾衰竭多较重，部分患者可表现为肾病综合征和重度高血压，肾损害呈进行性发展或反复出现，患者预后多较典型HUS差。

此外，由肺炎球菌引起的HUS、妊娠相关性HUS、化疗药物相关性HUS、HIV感染相关性HUS、肾移植患者及药物相关性HUS等还伴有原发疾病的临床表现，家族性HUS多具有明确的家族史。

（二）辅助检查

1. 血常规　溶血性贫血表现为短期内血红蛋白迅速下降，一般降至70～90g/L，最严重者可低至30g/L。90%病例血小板减少，可低达10×10^9/L，平均为50×10^9/L左右，多数于1～2周后逐渐升高，血小板减少的严重程度和持续时间与疾病严重程度无关。血白细胞升高可达$(20 \sim 30) \times 10^9$/L，它与病情严重程度及预后不良相关。

2. 尿常规　可见尿蛋白、红细胞、白细胞及管型，尿蛋白多为1～2g/d，少数高达10g/d。

3. 肾功能　在短时间内血清尿酸、尿素氮和肌酐水平轻至中度升高。肾损害导致轻重不同的急性肾衰竭。

4. 溶血系列检查　外周血涂片可见形态多样的破碎红细胞，呈三角形、盔甲形、芒刺形；抗人球蛋白试验阴性，血浆乳酸脱氢酶、丙酮酸脱氢酶水平升高。

5. 凝血系列　凝血功能检查通常正常，凝血时间（PT）和活化部分凝血活酶时间（APTT）常缩短。疾病早期纤维蛋白原水平稍降低、纤维蛋白降解产物稍升高，疾病后期纤维蛋白原稍升高。呈弥散性血管内凝血（DIC）者罕见。

6. 肾活体组织检查　主要表现为肾小球内皮细胞肿胀，内皮下间隙增大，毛细血管壁增厚、管腔闭塞，毛细血管腔内充满微血栓，系膜基质增宽，可伴有少量炎症细胞浸润，系膜细胞增生多不明显，可伴有新月体、局灶纤维素样坏死，少数病例可见肾小管坏死或肾小管间质病变。小动脉内膜水肿、炎症细胞浸润，肌内膜细胞增生，管壁增厚、坏死，以及管腔狭窄、闭塞、微血栓形成。免疫荧光检查可见纤维蛋白原/纤维蛋白，以及 IgM 和补体 C3 在毛细血管壁、内皮下、系膜区和血管壁沉积。电镜可见毛细血管内皮细胞增生、内皮细胞肿胀以及从基底膜脱落，内皮下可见颗粒状电子致密物沉积，管腔内可见红细胞碎片、血小板以及凝聚的纤维素等。

（三）治疗原则

一般处理原则：①消除病因及诱因；②肾功能替代治疗；③血浆置换及输注血浆；④抗血小板聚集治疗；⑤对症治疗及支持治疗。

（四）治疗方法

1. 一般治疗　包括抗感染、补充营养等，有助于疾病的恢复。

2. 针对急性肾衰竭的治疗　治疗原则及方法与其他病因所致者相同，提倡尽早进行透析治疗。凡少尿、无尿超过两日，血尿素氮及肌酐迅速升高，血钾高于6mmol/L，严重代谢性酸中毒，水潴留引起肺水肿或脑水肿先兆，以及顽固性高血压者均应尽早开始透析治疗。透析疗法首选腹膜透析，能避免全身肝素化使出血加重，对血流动力学、心血管系统影响小，特别适用于小儿、婴幼儿。

3. 对血栓性微血管病的治疗

（1）去纤维肽：为一种多脱氧核糖核苷酸盐，具有抗血栓和纤维蛋白溶解活性，并能促进依前列醇合成。其用量为 10mg/（kg·d），静脉滴注，连续 1～2 周后酌情口服 1～6 个月。患者用药后神经症状、凝血异常可改善，高血压可控制，肾功能可改善。

（2）血浆置换：每次血浆置换量 2～4L，开始时每日置换 1 次，3～4 次后改为隔日 1 次或每周 2 次。血浆置换疗法的病情缓解率可达 75%。

（3）抗凝剂及血小板解聚药：疗效不肯定。有报道应用肝素（2mg/kg）及双嘧达莫（1mg/kg）静脉滴注。有学者不主张应用肝素，一方面是由于无效，另一方面是肝素可拮抗依前列醇的合成，抵消依前列醇对血小板的解聚作用，使血小板更加聚集，对病情不利。

（4）维生素 E：HUS 患者血浆中依前列醇抑制物可能为脂质过氧化物。维生素 E 可清除自由基，抑制脂质过氧化反应，对抗活性氧化代谢产物的损伤，抑制血小板的聚集。

（五）护理措施

1. 一般护理　①休息与活动：充分休息，适当活动；②饮食护理：提供足够高热量，富含维生素、易消化饮食，适当调节高糖和脂类在饮食热量中的比例，以减轻自体蛋白质的分解、减轻肾负担。

2. 病情观察　①观察有无甲床以及指端、口唇的贫血及严重程度；②尿色、尿量的变化及肾功能：观察患者尿的性状，正确留取血标本、尿标本；③观察有无腹泻、腹痛等症状的发生。

3. 用药护理　去纤维肽为一种多脱氧核糖核苷酸盐，具有抗血栓和纤维蛋白溶解作用，观察有无出血的风险。

4. 心理护理　本病病程长，病情反复，长期服药不良反应大，患者易产生悲观、恐惧等不良情绪。护理人员应积极主动与患者沟通，鼓励患者说出内心感受，对患者提出的问题予以耐心解答；应与患者家属一起做好患者心理疏导工作，解除患者后顾之忧，使患者以良好的心态正确面对现实。

5. 出血的护理　①明显出血时卧床休息，待出血停止后逐渐增加活动；②严密观察出血部位、出血量、注意有无皮肤黏膜出血、瘀斑、牙龈出血、鼻出血、呕血、便血、血尿、女性患者月经量是否过多，特别要观察有无头痛、呕吐、视物模糊、意识障碍等颅内出血症状；③遵医嘱给予止血药物或输血治疗；④各种操作应动作轻柔，避免手术，穿刺后应压迫局部或加压包扎；⑤应避免进食刺激性食物以及粗硬食物。

(六) 健康教育

(1) 预防感染：保持环境清洁，注意个人卫生，预防呼吸系统感染、肠道感染、泌尿系统感染。若患上呼吸道感染、咽炎、腭扁桃体炎等，应及时就医。

(2) 生活指导：劳逸结合，注意休息和保暖。加强营养，提高抵抗力。

(3) 适当运动：可根据病情适当活动，选择合适的运动方式，如散步、打太极拳等，避免到人员密集的场所活动。

(4) 遵医嘱按时用药，不随意增减药量，避免使用对肾功能有害的药物。

(5) 定期门诊随访，病情出现变化时及时就医。

十、阵发性睡眠性血红蛋白尿肾损害

阵发性睡眠性血红蛋白尿（PNH）是一种获得性红细胞膜缺陷引起的慢性溶血。其特点为常在睡眠后排酱油色或葡萄酒色尿，可伴有全血细胞减少、感染和血栓形成。部分患者还存在蛋白尿、肾功能异常，称为阵发性睡眠性血红蛋白尿肾损害。

(一) 临床表现

本病虽少见，但近年来有增多趋势。我国北方多于南方，半数以上发生在 20 ~ 40 岁青壮年，男性多于女性。

(1) 发作多有诱发因素，如感染、过度劳累、手术、药物或食物等。

(2) 有睡眠后酱油样或葡萄酒色尿排泄史。

(3) 贫血及出血，出血少见且轻。

(4) 发热、黄疸、肝脾轻度大。

(5) 血栓形成。

(6) 肾功能异常。

(二) 辅助检查

1. 血常规 贫血程度轻重不一，网织红细胞增高，半数以上患者有全血细胞减少。

2. 尿液检查 尿蛋白阳性，尿隐血阳性，尿含铁血黄素试验阳性。

3. 骨髓象 大部分患者骨髓增生明显活跃，以红细胞系统增生为主，少数患者可有增生减低。

4. 溶血试验 Ham 试验阳性。

(三) 治疗原则

一般处理原则：①去除或避免诱发因素；②控制溶血发生及促进血细胞生成；③输注洗涤红细胞悬液；④肾替代治疗；⑤骨髓移植。

(四) 治疗方法

(1) 控制溶血发作：糖皮质激素如泼尼松 30 ~ 60mg/d，溶血缓解后逐渐减量。

(2) 对并发严重感染者，病原菌不明确时可选择广谱抗生素，待药物过敏试验结果回报后，根据结果进行选择。

(3) 对并发严重贫血病例，除主要药物治疗外，需输注洗涤红细胞。

(4) 对并发缺铁的患者，适当选择硫酸亚铁、右旋糖酐铁或其他铁剂补充。

(5) 对并发血栓的患者，联用华法林、复方丹参片等药物。

(6) 对存在急性肾衰竭者，必要时可行血液透析治疗。

(7) 对并发骨髓造血功能衰竭时，可考虑同种异体骨髓移植。

(五) 护理措施

1. 一般护理 ①休息与活动：充分休息，适当活动；②饮食护理：提供足够高热量，富含维生素、易消化饮食，适当调节高糖和脂类在饮食热量中的比例，以减轻自体蛋白质的分解、减轻肾负担。

2. 病情观察 ①观察有无牙龈出血、鼻出血、血尿、皮下出血；②尿色、尿量的变化及肾功能：观察患者尿的性状，正确留取血标本、尿标本；③观察贫血的症状。

3. 用药护理 使用华法林应观察出血的风险；使用激素或免疫抑制剂应观察该药物可能出现的不良反应。

4. 心理护理 本病病程长，病情反复，长期服药不良反应大，患者易产生悲观、恐惧等不良情绪。护理人员应积极主动与患者沟通，鼓励患者说出其内心感受，对患者提出的问题予以耐心解答；应与患者家属一起做好患者心理疏导工作，解除患者后顾之忧，使患者以良好的心态正确面对现实。

5. 出血的护理 ①明显出血时卧床休息，待出血停止后逐渐增加活动；②严密观察出血部位、出血量，注意有无皮肤黏膜出血、瘀斑、牙龈出血、鼻出血、呕血、便血、血尿、女性患者月经量是否过多，特别要观察有无头痛、呕吐、视物模糊、意识障碍等颅内出血症状；③遵医嘱给予止血药物或输血治疗；④各种操作应动作轻柔，避免手术，穿刺后压迫局部或加压包扎；⑤应避免进食刺激性食物以及粗硬食物。

（六）健康教育

（1）预防感染：保持环境清洁，注意个人卫生，预防呼吸系统感染、肠道感染、泌尿系统感染。若患上呼吸道感染、咽炎、腭扁桃体炎等，应及时就医。

（2）生活指导：劳逸结合，加强营养，提高抵抗力。

（3）适当运动：可根据病情适当活动，选择合适的运动方式，如散步、打太极拳等，避免到人员密集的场所活动。

（4）遵医嘱按时用药，不随意增减药量，避免使用对肾功能有害的药物。

（5）定期门诊随访，病情出现变化时及时就医。

（蔡　敏）

第三节　充血性心力衰竭肾损害

充血性心力衰竭又称为心力衰竭，是各种心脏结构或功能性疾病导致心室充盈和（或）心脏射血能力受损而引起的一组综合征。由于心室收缩功能下降、射血功能受损，心排血量不能满足机体代谢的需要，器官、组织血液灌注不足，同时出现肺循环和（或）体循环瘀血，引起全身各器官的瘀血和缺血性改变，肾是其中最容易受累的器官之一。有研究显示，超过50%的充血性心力衰竭患者并发肾损害，约40%的慢性肾病（CKD）患者并发充血性心力衰竭。充血性心力衰竭引起的进行性肾功能损害，通常认为是充血性心力衰竭发展到终末期的一种表现，与患者的预后密切相关。

一、临床表现

1. 充血性心力衰竭的临床表现 心力衰竭的症状、体征是诊断心力衰竭的重要依据。因左心衰竭的肺瘀血引起不同程度的呼吸困难，右心衰竭的体循环瘀血引起的颈静脉怒张、肝大、水肿等是诊断心力衰竭的重要依据。美国纽约心脏病学会（NYHA）提出的心力衰竭分级标准简便易行，数十年以来一直为临床医师所用。NYHA提出的心力衰竭分级标准如下：

（1）Ⅰ级：患者患有心脏病，但日常活动量不受限制，一般活动不引起疲乏、心悸、呼吸困难或心绞痛。

（2）Ⅱ级：心脏病患者的体力活动受到轻度的限制，休息时无自觉症状，但平时一般活动可出现疲乏、心悸、呼吸困难或心绞痛。

（3）Ⅲ级：心脏病患者体力活动明显受限，小于平时一般活动即引起上述症状。

（4）Ⅳ级：心脏病患者不能从事任何体力活动，休息状态下也出现心力衰竭的症状，体力活动后加重。

2. 尿常规异常 由于肾灌注不足，可出现少尿。充血性心力衰竭时肾由于瘀血、缺血缺氧导致肾小球基底膜和肾小管上皮细胞受损，尿液检查时可发现血尿、蛋白尿和管型。蛋白尿一般为肾小球性，但大多程度较轻（0.5～1g/24h），少数患者可出现大量蛋白尿而表现为肾病综合征，此时要注意排除肾静脉血栓形成的可能。蛋白尿程度与心力衰竭程度相关，多随心力衰竭的控制而改善，但晚期可持续不消失。

3. 氮质血症　充血性心力衰竭时由于心排血量减少，肾血流量和肾小球滤过率骤然降低，可出现肾前性氮质血症。这种氮质血症可呈一过性，即随着充血性心力衰竭的纠正，肾有效灌注恢复，氮质血症常可缓解。对于部分严重难治性充血性心力衰竭患者，由于肾持续性低灌注和缺血性损伤，RAAS 及交感神经系统持续活化，最终导致肾小球硬化及肾小管间质纤维化，出现慢性肾衰竭，此时充血性心力衰竭与慢性肾衰竭相互影响，互为因果，导致心力衰竭和氮质血症均难以纠正。

4. 水、钠潴留　充血性心力衰竭由于心脏泵功能衰竭，造成体循环瘀血和有效循环血量不足，肾灌注减少，肾小球滤过率下降，肾排水、排钠减少。此外，由于肾缺血引起的 RAAS 活化和抗利尿激素分泌增加，进一步加重水、钠潴留。严重水、钠潴留时可出现胸闷、气短、呼吸困难、浆膜腔积液及下肢、腰骶部水肿等。

5. 其他　充血性心力衰竭并发肾损害时可伴有贫血，一般多为轻到中度贫血。贫血的原因与肾损伤导致促红细胞生成素分泌减少，水、钠潴留造成的血液稀释及药物（ACEI/ARB）导致机体造血功能低下等有关。此外，充血性心力衰竭时，由于肾小球滤过率下降，药物及其代谢产物排泄减慢，容易发生药物蓄积。充血性心力衰竭时由于左心房或左心室附壁血栓脱落造成肾梗塞，患者出现腰痛、血尿和肾功能恶化等情况，临床较少见，但应引起足够警惕。

二、辅助检查

充血性心力衰竭肾损害患者住院治疗期间的检查项目见表5–7。

表5–7　充血性心力衰竭肾损害患者住院治疗期间的检查项目

必须检查的项目	根据具体情况可选择的检查项目
血常规、尿常规、粪便常规、尿红细胞位相、24h尿蛋白定量	甲状腺功能、肿瘤系列
肝肾功能、电解质、肌酶、血糖、血脂、凝血功能、感染性疾病筛查	肾小管早期损伤系列、血和尿轻链定量、类风湿因子
（乙型肝炎病毒、丙型肝炎病毒、HIV、梅毒等）、C 反应蛋白、血清及	双肾血管彩超、颈动脉彩超、眼底检查、腹部 CT、动态
尿蛋白电泳、贫血系列	心电图、动态血压
抗核抗体谱、红细胞沉降率、补体 C3 和 C4、免疫球蛋白（包括轻链）、	ANCA 系列
抗心磷脂抗体	
B 超（泌尿系统、肝胆脾胰）、胸部 X 线平片、心电图、超声心动图	
心肌梗死标志物、BNP	

1. 尿液检查　蛋白尿一般为肾小球性，定性（＋）～（＋＋），定量为 0.5～1g/24h，少数患者可出现大量蛋白尿而表现为肾病综合征，也可出现管型尿。

2. 血液学检查　因心力衰竭的程度，可并发轻中度贫血。除非有基础肾疾病，肾功能异常随着心功能改善可恢复。血尿素氮升高较血肌酐更明显。尿素氮和肌酐很少超过 50mg/dl 和 600μmol/L。血浆白蛋白可轻度下降，心力衰竭及蛋白尿严重时可表现为低蛋白血症。右心衰竭症状明显时，因肝瘀血可出现肝酶学异常。

3. 影像学检查　如下所述。

（1）X 线检查：心影大小及外形为心脏病的病因诊断的重要依据，心脏扩大的程度和动态改变也间接反映心脏功能状态。肺瘀血的有无及其程度直接反映心功能状态。由于肺动脉压力增高可见右下肺动脉增宽，进一步出现间质性肺水肿可使肺野模糊，Kerley B 线是慢性肺瘀血的特征性表现。急性肺泡性肺水肿时肺门呈蝴蝶状，肺野可见大片融合的阴影。

（2）超声心动图：比 X 线能更准确地提供各心腔大小变化及心瓣膜结构及功能情况。心脏收缩功能主要通过计算左心室射血分数（LVEF 值）评估。正常 LVEF 值 >50%，LVEF≤40% 为收缩期心力衰竭的诊断标准。心动周期中舒张早期心室充盈速度最大值为 E 峰，舒张晚期（心房收缩）心室充盈最大值为 A 峰，E/A 为两者的比值。正常人 E/A 值不应小于 1.2。舒张功能不全时，E 峰下降，A 峰增高，E/A 比值降低。

三、治疗原则

一般处理原则：①预防和延缓心力衰竭的发生，积极治疗原发病；②控制加重心力衰竭因素，积极改善心功能减轻心脏负担；③对于药物治疗无效的顽固性心力衰竭并发肾损害患者，可考虑血液净化治疗。

四、治疗方法

1. 一般处理　如下所述。

（1）休息：控制体力活动，避免精神刺激，可减慢心率、减轻心脏负荷、增加心肌血氧供应，有利于心功能的恢复，同时增加肾有效灌注量。长期卧床易发生静脉血栓甚至形成肺栓塞，同时也使消化功能减低、肌肉萎缩。因此，应鼓励心力衰竭患者主动运动，根据病情轻重不同，从床边小坐开始逐步增加症状限制性有氧运动，如散步等。

（2）控制钠盐摄入：心力衰竭致血容量增加，同时肾受损尿量减少，导致体内水、钠潴留。根据心力衰竭和肾损害的程度适当控制钠和水的摄入量，结合应用利尿剂，防止水、钠潴留，减轻心脏前负荷。

2. 病因治疗及祛除诱因　如下所述。

（1）基本病因治疗：积极治疗高血压、糖尿病、代谢综合征、肺气肿等，尤其是心脏器质性损害之前。药物、介入及手术治疗冠心病、改善心肌缺血并进行先天性心脏病及瓣膜病的积极治疗等。

（2）消除诱因：防治感染如呼吸系统感染，控制心律失常如心房颤动。甲状腺功能亢进症、贫血等是加重心力衰竭的重要原因，需及时治疗。注意纠正水电解质紊乱和酸碱平衡失调。

（3）避免应用肾毒性药物：如氨基苷类、磺胺类、一代头孢菌素、万古霉素、两性霉素 B、非甾体抗炎药、化疗药物及造影剂等药物。

3. 药物治疗　如下所述。

（1）利尿剂：是心力衰竭治疗中最常用的药物，主要抑制肾小管对钠的重吸收，通过排钠排水减轻心脏的容量负荷，对缓解肺瘀血症状、减轻水肿有十分明显的效果。对慢性心力衰竭患者原则上利尿剂应长期维持，水肿消失后，应以最小剂量（如氢氯噻嗪 25mg，隔日 1 次）长期使用。临床上按利尿作用强弱分为袢利尿剂（如呋塞米）、噻嗪类利尿剂（如氢氯噻嗪）及保钾利尿剂（如螺内酯）。一般轻度水肿患者可选用螺内酯或氢氯噻嗪；伴肾功能不全时常需选用袢利尿剂。一般采用不同的利尿剂定期交替应用，以获得明显疗效，同时减少不良反应。电解质紊乱是长期使用利尿剂最容易出现的不良反应，特别是高血钾或低血钾均可导致严重后果，应密切监测及处理。此外，噻嗪类利尿剂可抑制尿酸的排泄，引起高尿酸血症，长期大剂量应用还可干扰糖及胆固醇代谢，应引起注意。

（2）正性肌力药物：包括洋地黄类和非洋地黄类药物。

1）常用的洋地黄制剂为地高辛、洋地黄毒苷、毛花苷 C（西地兰）及毒毛花苷 K 等。虽然洋地黄类药物作为正性肌力药物的代表用于治疗心力衰竭已有二百余年的历史，但在慢性肾衰竭并发充血性心力衰竭患者应用仍有较多争议，因此类药物虽可改善患者的心力衰竭症状，但不能提高长期存活率。不少专家推荐，只有当出现室上性快速心律失常时才使用此类药物。临床常用制剂为毛花苷 C：静脉注射，注射后 10min 起效，1~2h 达高峰，每次 0.2~0.4mg，稀释后静脉注射，24h 总量为 0.8~1.2mg，适用于急性心力衰竭或慢性心力衰竭加重时，特别适用于心力衰竭伴快速心房颤动者。肾功能减退患者使用洋地黄类药物务必减量，防止药物蓄积引起的反应。肺源性心脏病导致右心衰竭，常伴低氧血症，而洋地黄效果不好且易于中毒，应慎用。肥厚型心肌病主要是舒张不良，增加心肌收缩性，可能使原有的血流动力学障碍更为加重，此时洋地黄应禁用。

2）常用的非洋地黄类药物包括多巴胺、多巴酚丁胺和磷酸二酯酶抑制剂（如米力农）等，上述药物通过提高细胞内环腺苷酸（cAMP）浓度而增加心肌收缩力，兼有扩血管作用，有一定的应用价值。多巴胺、多巴酚丁胺只能短期静脉应用，在慢性心力衰竭加重时，起到帮助患者渡过难关的作用。前瞻性研究证明，长期应用米力农治疗重症充血性心力衰竭患者，其死亡率较不应用者更高。因此，此类药物仅限于重症心力衰竭患者完善心力衰竭的各项治疗措施后，症状仍不能控制时的短期应用。

（3）血管扩张剂

1）硝普钠：可均衡扩张小动脉和小静脉，降低肺循环和体循环阻力，减轻心脏前后负荷，减轻肺瘀血，增加心排血量。血容量不足和严重肾功能不全时禁用。

2）硝酸酯类：扩张外周静脉、肺小动脉和冠状动脉，减少回心血量，减轻肺瘀血和肺水肿。临床常用药物有硝酸甘油、单硝酸异山梨酯等。

（4）RASS 抑制剂

1）ACEI：ACEI 通过抑制 RAAS、抑制醛固酮生成及交感神经活性，具有扩张小动脉和小静脉、排钠利尿作用，减轻心脏前后负荷。此外，AGEI 可抑制心脏局部 RAAS，可逆转心室肥厚，防止和延缓心室重构。近年来国内外已有大量临床试验均证明，重度心力衰竭应用 ACEI 可以明显改善远期预后，降低死亡率。及早对心力衰竭患者进行治疗，从心功能尚处于代偿期而无明显症状时，即开始给予 ACEI 的干预治疗是心力衰竭治疗方面的重要进展。常用制剂有卡托普利、贝那普利、培哚普利、米达普利、赖诺普利等。ACEI 的常见不良反应有低血压、肾功能一过性恶化、高血钾及干咳。临床上妊娠哺乳期妇女、双侧肾动脉狭窄、血肌酐水平明显升高（>225μmol/L）、高血钾（>5.5mmol/L）及低血压者也不宜应用此类药物。

2）ARB：ARB 的作用机制基本类似 ACEI，且其阻断 RASS 的效应与 ACEI 相同甚至更完全，同时没有 ACEI 干咳的不良反应。对于充血性心力衰竭并发肾病患者，目前临床应用更为广泛。其常用制剂有坎地沙坦、氯沙坦、缬沙坦和替米沙坦等。与 ACEI 相关的不良反应，除干咳外均可见于应用 ARB 时，用药的注意事项也雷同。

3）醛固酮受体拮抗药：螺内酯等抗醛固酮制剂作为保钾利尿剂，对抑制心血管的重构、改善慢性心力衰竭的远期预后有很好的作用。对中重度心力衰竭患者可加用小剂量醛固酮受体拮抗药，但必须严密监测血钾水平。对近期有肾功能不全，血肌酐升高或高钾血症患者不宜使用。

（5）β 受体拮抗药：目前认为所有心功能不全且病情稳定的患者均应使用 β 受体拮抗药，除非有禁忌证或不能耐受。应用本类药物的主要目的并不在于短时间内缓解症状，而是长期应用达到延缓病变进展、减少复发和降低猝死率的目的。由于 β 受体拮抗药确实具有负性肌力作用，临床应用仍应十分慎重。待患者心力衰竭情况稳定且无体液潴留后，应小剂量开始，如美托洛尔 12.5mg/d、比索洛尔 1.25mg/d、卡维地洛 6.25mg/d，逐渐增加剂量，适量长期维持。临床疗效常在用药后 2～3 个月才出现。β 受体拮抗药的禁忌证为支气管痉挛性疾病、心动过缓、二度及二度以上房室传导阻滞。

4. 血液净化治疗　对于顽固性充血性心力衰竭患者，血液净化尤其是床旁血液滤过的开展明显提高了危重症患者的抢救成功率，降低了死亡率，在临床已广泛开展。临床常用血液净化方法有血液透析、血液滤过、单纯超滤和连续性血液净化等。血液净化治疗可以通过超滤脱水减轻心脏前负荷，改善心功能，增加心排血量，进而恢复肾有效灌注量，改善肾功能，同时还可纠正电解质紊乱。对于血流动力学不稳定及凝血功能较差的患者，可以考虑腹膜透析治疗。

五、护理措施

1. 一般护理　如下所述。

（1）休息：急性期严格卧床休息，根据患者的心功能采取不同的体位，但需注意防止发生压疮、深静脉血栓等。有高血压和心力衰竭者，要绝对卧床休息；呼吸困难严重者，取端坐位使下肢下垂休息，减轻心脏负荷，直至水肿消退，可在室内轻度活动；病情好转后逐渐离床活动，先床边活动，再室内活动。活动量以不感疲乏为宜。

（2）饮食管理：给予低盐、易消化且清淡的饮食，适当给予蛋白饮食。嘱患者少食多餐，卧床患者避免进食产气食物，保证患者的营养状态。水肿严重、尿少、氮质血症者，应限制水的摄入。戒烟、戒酒。

（3）注意个人卫生：穿着宽松舒适的病服并经常换洗。

2. 病情观察 如下所述。

（1）每周测体重1次，水肿严重者，每日测体重1次，观察水肿的变化程度。进行尿常规检查。准确记录24h出入量。

（2）严密监测患者的血压至少每日2次，注意定时间、定体位、定位置、定血压计测量。配戴动态血压的患者做好相应指导，保证数据的真实准确。使用静脉降压药物者需进行心电血压监护。定时巡视病房，观察患者有无头痛、呕吐、眼花等症状，发现问题应及时通知医师。

（3）患者吸氧时要注意观察患者意识变化，缺氧纠正情况，进行血氧饱和度监测，保证吸氧管路通畅及呼吸道通畅。

（4）密切观察患者生命体征的变化，如出现烦躁不安、呼吸困难、心率增快、不能平卧等，要立即报告医师，同时取半坐卧位给予吸氧。

（5）行血液净化治疗者做好相应的护理，床旁血液滤过持续时间长，要注意压疮的预防。

3. 用药护理 如下所述。

（1）使用利尿剂者注意监测有无水电解质紊乱及酸碱平衡失调，特别是血钾情况。严格记录出入量，必要时每日测量体重。

（2）使用降压药者注意避免跌倒等危险因素，如不要迅速变换体位，睡觉时使用床挡，如厕时注意地面湿滑。

（3）使用硝普钠降压者注意溶液应新鲜配制，药物避光，使用注射泵准确给药，按时更换，更换前后测量血压，不要推回血，液体变色时禁用。应用ACEI和ARB类药物时，需严密监测肾功能和电解质。

（4）使用洋地黄制剂时注意剂量准确，注射速度宜慢，同时监测心律及心率变化。

（5）使用激素或免疫抑制剂者应观察该药物可能出现的不良反应。

4. 心理护理 给予患者足够的关心和心理支持，及时把握患者的心理状况，鼓励患者说出内心感受，学会自我放松的方法，鼓励家人的支持，告诉患者良好心态对疾病的重要性。

六、健康教育

1. 饮食指导 低盐、适当蛋白饮食。

2. 用药指导 遵医嘱按要求服药，在用药过程中如有不适及时告知医护人员，不随意增减剂量。

3. 休息与活动 根据心功能选择适当的活动，生活规律，注意避免劳累及情绪波动。保证充足的睡眠。避免到人员密集场所，防止感冒。

4. 其他 情绪乐观，避免诱因，认真配合治疗，按要求复诊。

（蔡 敏）

第四节 肝肾综合征

肝肾综合征（HRS）是慢性肝病患者出现进展性肝衰竭和肝门静脉高压时，以肾功能不全、内源性血管活性物质异常和动脉循环血流动力学改变为特征的一组临床综合征，又称功能性肾衰竭。其特征为自发性少尿或无尿、氮质血症、稀释性低钠血症和低尿钠，而其肾并无解剖和组织学方面的病变。它是重症肝病的严重并发症，其发生率占失代偿期肝硬化的50%～70%，一旦发生，治疗困难，存活率很低（<5%）。

一、临床表现

HRS常见于失代偿性肝硬化（即有肝门静脉高压）的肝病晚期患者，也可见于其他严重肝病，如急性重型肝炎、酒精性肝炎、肝肿瘤等。患者多在快速利尿、上消化道出血、大量抽放腹腔积液而未扩容、低钾或低钙血症、感染及肝性脑病等诱因下，肾血流动力学发生改变及内毒素血症导致少（无）尿及氮质血症的情况下发生。

1. 肾表现　严重肝病患者，既往无肾病史，在一定诱因存在下，迅速出现少尿（<400mL/d）或无尿（<100mL/d）、氮质血症或尿毒症等急性肾衰竭，尿液浓缩（尿比重大于1.020），低尿钠（<10mmol/L）及低血钠，肾小球滤过率明显降低，血肌酐及尿素氮升高。根据肾衰竭进展程度，分为Ⅰ型HRS和Ⅱ型HRS。Ⅰ型为HRS的急性型，其判断标准为两周内血肌酐超过原水平2倍，达221μmol/L（2.5mg/dl）以上，或肌酐清除率下降超过50%至Ccr<20mL/min。Ⅰ型HRS预后凶险，两周内死亡率可高达80%。Ⅱ型为HRS的渐进型，肾功能损害相对较轻，表现为肾功能中度和轻度的降低，血肌酐大于132.6μmol/L（1.5mg/dl），同时内生肌酐清除率小于40mL/min，预后较差，患者常伴有利尿剂抵抗性腹腔积液，在出现感染和其他诱发事件时易发展为Ⅰ型HRS，一般生存期为6~12个月。尽管Ⅱ型HRS患者平均存活时间长于Ⅰ型HRS患者，但预后仍十分险恶。

2. 肾外表现　多数HRS患者具有晚期肝衰竭和肝门静脉高压的症状和体征，如营养不良、皮肤黄染、肝掌、蜘蛛痣、杵状指及出血倾向。半数以上患者出现腹腔积液、脾大、肝性脑病、上消化道静脉曲张破裂出血和黄疸加重。少数仅有中等程度肝损伤的患者有时也可发生HRS，临床需引起注意。HRS患者以钠水超负荷为特征的钠潴留多见，表现为顽固性腹腔积液和外周组织水肿，导致体重增加和稀释性低钠血症。HRS患者心血管功能可受到严重影响。多数患者的心排血量增加，也有少数患者降低，常有血压中度下降。若存在血流动力学不稳定，应考虑是否并发感染的可能。严重的细菌感染，尤其败血症（自发性或与留置导管有关）、自发性细菌性腹膜炎和肺炎，是HRS患者的常见并发症和主要死亡原因。

二、辅助检查

肝肾综合征患者住院治疗期间的检查项目见表5-8。

表5-8　肝肾综合征患者住院治疗期间的检查项目

必须检查的项目	根据具体情况可选择的检查项目
血常规、尿常规、粪便常规、尿红细胞位相、24h尿蛋白定量、尿本-周蛋白肝肾功能、电解质、肌酶、血糖、血脂、凝血功能、感染性疾病筛查（乙型肝炎病毒、丙型肝炎病毒、HIV、梅毒等）、C反应蛋白、血清及尿蛋白电泳抗核抗体谱、ENA系列、红细胞沉降率、补体C3和C4、免疫球蛋白（包括轻链）B超（泌尿系统、肝胆脾胰）、胸部X线平片、心电图、超声心动图、胃镜自身免疫型肝炎系列	T淋巴细胞亚群、甲状腺功能、肿瘤系列血和尿轻链定量、类风湿因子眼底检查、腹部CT肾活体组织检查、肝穿刺、肝硬度测定

1. 尿液检查　尿比重常>1.020，尿渗透压>450mmol/L，尿/血渗透压>1.5，尿钠通常<10mmol/L。尿蛋白阴性或微量，尿沉渣正常或可有少量红细胞、白细胞，以及透明、颗粒管型或胆染的肾小管细胞管型。

2. 血生化检查　低钠血症、低氯血症，尿素氮和肌酐升高。肝功能：①肝酶异常；②清蛋白降低；③血胆红素升高；④胆固醇降低；⑤血氨升高。

3. 美国肝病学会于2007年推荐使用发生在肝硬化基础上HRS诊断的新标准　①肝硬化合并腹腔积液；②血肌酐升高>133μmoL/L（1.5mg/dl）；③在应用白蛋白扩张血容量并停用利尿剂至少2日后血肌酐不能降至133μmol/L以下者，清蛋白推荐剂量为1g/（kg·d），最大可达100g/d；④无休克；⑤近期未使用肾毒性药物；⑥不存在肾实质疾病如蛋白尿>500mg/d、镜下血尿（>50个红细胞/HP）和（或）超声检查发现肾异常。

三、治疗原则

一般处理原则：①支持疗法；②采取各种有效措施积极治疗肝病，改善肝功能；③治疗诱发肝肾综合征的可逆因素，禁用损害肝、肾功能的药物；④采取改善肾血流量、减少肾内分流及肾替代治疗；⑤外科手术如颈静脉肝内门体分流术（TIPS）和肝移植。

四、治疗方法

1. 饮食疗法　饮食方面可给予低蛋白、高糖和高热量饮食，以降低血氨、减轻氮质血症，并使机体组织蛋白分解降至最低限度。肝性脑病患者应严格限制蛋白质的摄入，同时可给予泻剂、清洁灌肠的方法清洁肠道内含氮物质。

2. 避免加重肝肾损伤因素　避免大量放腹腔积液和过度利尿，避免使用或慎用肾毒性药物，如庆大霉素、新霉素和非甾体抗炎药。积极治疗肝原发病及并发症，如上消化道出血、肝性脑病。维持水、电解质及酸碱平衡。减轻继发性肝损害，积极控制感染，避免使用损伤肝的药物及镇静药等。

3. 药物治疗　治疗药物主要包括内脏血管收缩药及选择性扩张肾动脉的药物。目前更推荐使用内脏血管收缩药，其主要功能是收缩内脏血管、解除肾血管痉挛、增加肾血流量。

（1）血管收缩剂：临床上应用较多的有抗利尿激素类似物（特利加压素和鸟氨酸加压素）、生长抑素类似物（奥曲肽）及α受体激动药（米多君、去甲肾上腺素）。①特利加压素：血管加压素类似物，其缩血管作用选择性强。化学名称为三甘氨酰基赖氨酸加压素，具有收缩血管、降低肝门静脉压的作用；同时具有降低血浆肾素水平，从而减少血管紧张素产生，减轻肾血管收缩，可明显增加患者的肾小球滤过率，静脉应用（每 4~6h 给予 0.5~2.0mg）后，50%~75% 的患者的肾功能明显改善。②米多君：是一种新型α受体激动药，与去甲肾上腺素的缩血管作用相似，通过增加外周血管阻力，具有升压作用，从而增加肾的血流灌注。有报道称，单独应用米多君或奥曲肽对肾功能改善无作用。但米多君、奥曲肽、清蛋白联合使用可明显改善 I 型 HRS 的肾功能。③奥曲肽：是人工合成的八肽环状化合物，也是天然生长激素释放抑制因子的长作用类似物，可引起内脏血管收缩，单独应用治疗肝肾综合征无效。Angeli 等报道联合应用米多君和奥曲肽治疗肝肾综合征，并配合每日静脉补充 10~20g 清蛋白，可明显改善肾功能，增加尿量和尿钠浓度，明显延长患者生存时间和提高生存率。

（2）血管扩张剂：包括选择性肾血管扩张药多巴胺、α受体全阻滞药酚妥拉明、前列腺素 E₁ 的合成类似物米索前列醇等。此类药物主要通过不同机制扩张肾血管，从而产生肾保护作用。但此类药物的疗效不肯定，临床应用有较大争议，目前不推荐使用。

4. 血液净化治疗　研究证实，血液透析并不能增加 HRS 患者存活率。由于 HRS 患者的有效循环血容量是减少的，在血液透析过程中容易出现透析低血压，影响透析的正常进行。另外，与肝病相关的出血倾向以及患者本身的血压偏低等因素也容易成为血液透析的相对禁忌证。因此，血液透析用于治疗 I 型 HRS，尤其是准备接受肝移植的患者，其目的在于维持患者生命直至肝移植或者可逆性急性肝衰竭时自发性肾功能好转。连续性肾替代治疗如连续性动-静脉或静-静脉血液滤过或血液透析滤过，可促成体液负平衡而不诱发低血压，为其明显优点，临床应用效果优于血液透析，缺点是价格昂贵。

分子吸附循环系统（MARS）是一种改良的血液净化技术，即应用清蛋白的透析液循环和灌注，通过炭和阴离子交换柱，去除血浆中与清蛋白结合的非水溶性毒素（如胆红素、胆汁酸等）。因 MARS 仍保留血液透析循环，可同时去除血浆中水溶性毒素，故具有改善肝功能、肾功能的作用和提高 HRS 患者的生存率。其对患者血流动力学影响小，且更加高效经济地进行体外人工肝治疗。但 MARS 治疗的高昂费用是其主要问题，也是限制其临床大规模应用的主要原因。

5. 外科手术治疗　如下所述。

（1）颈静脉肝内门体分流术（TIPS）：是通过介入方式在肝内的肝门静脉和肝静脉的主要分支之间建立分流通道，从而降低肝门静脉压力，改善循环功能和减少血管收缩系统活性。TIPS 联用米多君、奥曲肽和清蛋白治疗肝硬化腹腔积液的 I 型 HRS 患者可改善其肾功能，延长存活期，由于 TIPS 术后可能导致不可逆的肝衰竭或者慢性致残性肝性脑病和栓塞，使其应用有一定的局限性。因此，TIPS 并不适用于严重肝衰竭［血清胆红素浓度很高和（或）Child – Pugh 评分 > 12 分］或者严重肝性脑病者。TIPS 在 Ⅱ 型 HRS 的应用，具有一定改善肾功能、更好的控制腹腔积液以及降低发展为 Ⅰ 型 HRS 风险的疗效。因此，TIPS 能减少腹腔积液的复发率和进展至 Ⅰ 型 HRS 的可能，但不能改善生存期且增加肝性脑病的发病风险和增加医疗费用，故应权衡利弊而正确抉择。2005 年，美国肝病学会的诊疗指南不推荐应用 TIPS 治疗 HRS（特别是 Ⅰ 型）患者。

（2）肝移植：是目前公认的治疗 HRS 唯一有持久疗效的治疗方法。肝移植可同时治愈肝病和与之相关的肾衰竭，从而明显提高 HRS 患者的生存率。随着肝移植手术日趋成熟及术后有效免疫抑制剂的应用，肝移植成为有适应证的肝硬化并发 Ⅰ 型 HRS 患者最佳的选择性治疗方法。对于适宜的 Ⅱ 型 HRS 患者也是一种较佳的选择性治疗方法。但肝移植也存在一些问题，如肝移植术中多条血管阻断与开放等操作引起低血压等血流动力学紊乱可加剧肾损害，移植术后免疫抑制剂的应用对肾功能的不利影响等。此外，因患者能等待的时间很短，肝供给优先权的选择是极为关键的问题。研究显示，肝肾联合移植的疗效并不优于单纯肝移植，不推荐使用。

五、护理措施

1. 一般护理　①休息：要绝对卧床休息，减轻心脏负荷，防止大出血的发生。一般情况好转后，可在室内轻度活动；病情好转后逐渐离床活动，先床边活动，再室内活动。活动量以不感觉疲乏为宜。②低蛋白、高糖和高热量饮食，肝性脑病患者应严格限制蛋白质的摄入，同时可给予泻剂、清洁灌肠的方法清洁肠道内含氮物质。

2. 病情观察　①尿量：每周测体重 1 次，水肿严重者，每日测体重 1 次，观察水肿的变化程度。进行尿常规检查，准确记录 24h 出入量。②血压：血压测量每日 2 次，定时巡视病房，观察患者有无头痛、呕吐、眼花等症状，发现问题及时通知医师。③密切观察患者生命体征的变化，如出现烦躁不安、呼吸困难、心率增快等，要立即报告医师，及时发现消化道出血先兆。④对血液净化治疗者做好相应的护理，床旁血液滤过持续时间长，要注意压疮的预防。

3. 用药护理　①使用利尿剂：注意监测有无电解质紊乱及酸碱平衡失调；②使用生长抑素等血管收缩剂时注意严格控制滴数；③使用血管扩张剂需监测血压变化，视血压情况调整速度，使用注射泵准确输注。

4. 心理护理　本病预后差，应指导患者正确面对现实，积极配合治疗，增强患者战胜疾病的信心。护理人员要有耐心，多和患者交流，使患者以积极的心态正确面对疾病。

六、健康教育

1. 饮食指导　可根据血压及尿量安排饮食，一般给予低盐、高糖、高热量、易消化饮食。不要食用过于粗糙的食物。

2. 用药指导　指导药物正确服用方法，不自行随意调整剂量。

3. 休息与活动　患者患病期间应加强休息，好转后可适当增加活动，以舒缓的有氧运动为宜，增强体质，但应注意避免劳累，不要到人员密集场所。

4. 定期随访　监测病情，不适随诊。

5. 积极查找病因　治疗原发病。

（孙媛媛）

第五节　肿瘤相关肾损害

广义的肿瘤相关肾损害包括肾本身的肿瘤、肾外肿瘤转移和浸润，免疫机制所导致的肾损害、肿瘤的代谢所引起的高尿酸血症及高钙血症导致的肾损害以及肿瘤治疗过程中如化疗、放疗所致的肾损伤。

狭义的肿瘤相关肾损害是指由免疫反应所导致的肾损害，又称为副肿瘤性肾小球病。本章重点讨论狭义的实体肿瘤肾损害。

Lee 在 1966 的研究显示，101 个肾病综合征的患者，11% 伴有肿瘤，比相同年龄组肿瘤的发病率高出 10 倍。肿瘤相关的肾损害病理类型以膜性肾病多见，60 岁以上的膜性肾病患者肿瘤的发生率高达 22%。常见的引起肾损害的肿瘤包括血液系统疾病如霍奇金淋巴瘤、白血病，实体肿瘤包括胃癌、肺癌、乳腺癌、结肠癌等。肿瘤可在肾损害之前、同时或之后出现。

一、临床表现

1. 肾表现　肿瘤相关肾损害多数呈大量蛋白尿和（或）肾病综合征表现，可有镜下血尿和轻度肾功能异常，但严重肾衰竭者少见。膜性肾病是最常见病理类型，尤其是老年男性患者，占实体肿瘤相关肾损害的 44% ~69%，以肺癌和胃肠道肿瘤最常见。其他少见的病理类型包括 IgA 肾病、微小病变、新月体肾炎、继发肾淀粉样变性等。严重肾衰竭发生较少，多见于肾实体肿瘤或肿瘤浸润导致肾正常结构被广泛破坏，以及肿瘤压迫导致梗阻性肾病。此外，肿瘤放疗、化疗易导致医源性急性肾损伤。肿瘤也可以导致肾小管间质损害，尤其是肿瘤代谢产生高钙血症和高尿酸血症。常见的疾病有急性单核细胞白血病、粒单核细胞白血病和多发性骨髓瘤等血液系统恶性肿瘤。

2. 肾外表现　肿瘤相关肾损害必须有肿瘤存在的证据。对成人原发性肾病综合征患者均应详细体格检查及完善必要的辅助检查，如肿瘤标志物、胃镜、肠镜、骨穿刺、胸腹盆腔 CT 等，注意有无潜在的肿瘤，尤其在成人膜性肾病。暂时未发现肿瘤者，也应在肾病综合征诊断后 1 年内随访有无肿瘤的发生。

二、辅助检查

肿瘤相关肾损害患者住院治疗期间的检查项目见表 5 - 9。

表 5 - 9　肿瘤相关肾损害患者住院治疗期间的检查项目

必须检查的项目	根据具体情况可选择的检查项目
血常规、尿常规、粪便常规、尿红细胞位相、24h 尿蛋白定量、尿本 - 周蛋白	T 淋巴细胞亚群、甲状腺功能
肝肾功能、电解质、肌酶、血糖、血脂、凝血功能、感染性疾病筛查（乙型肝炎病毒、丙型肝炎病毒、HIV、梅毒等）、C 反应蛋白、血清及尿蛋白电泳、贫血系列	肾小管早期损伤系列、血和尿轻链定量、类风湿因子、ANCA 系列、尿酶系列
抗核抗体谱、ENA 系列、红细胞沉降率、补体 C3 和 C4、免疫球蛋白（包括轻链）、肿瘤系列	双肾血管彩超、眼底检查、胸腹部 CT、PET - CT、放射性核素骨扫描
	骨髓穿刺、胸腔穿刺、腹腔穿刺、胃镜、肠镜
B 超（泌尿系统、肝胆脾胰）、胸部 X 线平片、心电图、超声心动图	肾活体组织检查、淋巴结活体组织检查

1. 尿液检查　突出表现为大量蛋白尿，如夜尿增多、尿比重下降、肾小管性蛋白尿、尿微量蛋白、NAG 及 β_2 - 微球蛋白增高等，部分患者存在中度蛋白尿、红细胞尿，24h 尿蛋白定量一般不超过 1.5g/d。

2. 血液学检查　血常规一般正常，血液系统恶性肿瘤可有典型的实验室检测结果。肿瘤标志物对于提示相应的肿瘤有一定意义。血尿素氮及肌酐早期在正常范围，随着疾病进展，可逐渐上升，严重者可达尿毒症水平。

3. 其他　胃镜及肠镜用于消化道肿瘤的诊断。胸部 CT 及气管镜对于肺癌诊断有重要意义。腹部 CT 对于腹腔实质器官肿瘤有诊断价值。此外，骨穿刺、胸腔积液与腹腔积液查找癌细胞、全身骨扫描及淋巴结活体组织检查对于确定肿瘤具有重要参考价值。

4. 肾穿刺活体组织检查　临床诊断困难时，可行肾穿刺活体组织检查以明确诊断。其常见病理类型为膜性肾病，其次为 IgA 肾病、微小病变、新月体肾炎、继发肾淀粉样变性等。

三、治疗原则

肿瘤相关肾损害多在肿瘤治愈或缓解后肾病变减轻或消失,因此肿瘤相关的肾损害以治疗肿瘤为主,治疗肾为辅。在肿瘤治疗过程中应注意防止肿瘤相关肾损害的发生。对于肾损伤严重的患者,应尽早行肾替代治疗。

四、护理措施

1. 一般护理 ①休息:注意休息,根据病情选择适当的活动方式。②饮食管理:给予高糖、高维生素、适量蛋白质和脂肪的低盐饮食,保证患者的营养状态。③注意个人卫生,穿着宽松舒适的病服并经常换洗。

2. 病情观察 ①肿瘤疾病改善的情况,积极治疗原发病;②做好口腔护理,保持口腔清洁,防止感染。

3. 用药护理 ①使用利尿剂者:注意监测有无电解质紊乱及酸碱平衡失调;②使用抗生素抗感染治疗的患者注意观察体温变化,按时给药;③使用抗肿瘤药物注意肾毒性,化疗期间根据病情鼓励患者多饮水。

4. 心理护理 及时把握患者的心理状况,做好安慰和心理疏导,尽量消除患者的悲观情绪;用治疗效果好的案例鼓励患者,使患者积极配合治疗。

五、健康教育

1. 饮食指导 可根据血压及尿量安排饮食,一般给予低盐、高糖、高热量、易消化饮食。
2. 用药指导 注意观察利尿剂的疗效和不良反应。
3. 休息与活动 生活规律,出院后可适当参加体育活动,以增强体质,但应注意避免劳累。
4. 心理护理 情绪乐观,认真配合治疗,按要求复诊。

(孙媛媛)

第六节 良性小动脉性肾硬化

高血压引起的良性小动脉性硬化以肾受累最明显。肾小动脉的硬化程度一般与视网膜动脉的硬化程度相平行。本病多见于长期血压控制一般的良性高血压患者,尤其是 50 岁以上的中老年人,男性多见,多伴有吸烟、酗酒等危险因素。患者临床上早期多出现夜尿增多等肾小管受损的表现,晚期可出现肾小球功能损害。最常见的肾病理改变是肾小球玻璃样变、肾小球前小动脉硬化。

一、临床表现

1. 发病情况 原发性高血压引起的良性小动脉肾硬化的临床发病年龄一般在 40~60 岁,即发现高血压 10~15 年以后。通常前 10 年仅有高血压而无并发症,后 5 年出现高血压多器官并发症如肾、心脏、脑血管及眼底等。由于肾小管对缺血更敏感,肾首发的临床症状主要是夜尿增多、尿液浓缩功能减退。

2. 尿常规异常 良性小动脉性肾硬化症早期常阴性或仅可发现轻度蛋白尿(如尿微量白蛋白、β_2-微球蛋白等水平上升)。由于肾小管缺血导致尿液浓缩功能减退,从而出现夜尿增多、低比重尿和尿渗透压降低。后期出现蛋白尿,提示肾小球已受损,为轻至中度蛋白尿,24h 尿蛋白定量一般不超过 1.5g,尿蛋白定量与血压增高成正比,降压治疗后蛋白尿会减少。尿沉渣镜检有形成分(如红细胞、白细胞、透明管型)较少见。

3. 肾功能异常 良性小动脉性肾硬化症早期肌酐清除率可升高,随着病情进展,逐渐出现肌酐清除率下降,当降至 50mL/min 以下时可出现氮质血症(血肌酐增高),进而继续缓慢进展,少部分可发展为尿毒症。

4. 多器官受累 因高血压引起的良性小动脉性硬化病变可以遍及全身，当出现良性小动脉肾硬化症时，通常伴随高血压视网膜、心脏及脑血管并发症。高血压视网膜病变一般与肾小动脉硬化程度平行，大致反映肾小动脉硬化程度，因此眼底检查非常重要。常见心脏并发症包括左心室肥厚、心前区不适、心绞痛、心力衰竭等。脑血管病变包括脑梗死、脑出血等脑血管意外的发生。

二、辅助检查

良性小动脉性肾硬化患者住院治疗期间的检查项目见表 5 – 10。

表 5 – 10　良性小动脉性肾硬化患者住院治疗期间的检查项目

必须检查的项目	根据具体情况可选择的检查项目
血常规、尿常规、粪便常规、尿红细胞位相、24h 尿蛋白定量、尿本 – 周蛋白	T 淋巴细胞亚群、甲状腺功能、PPD、肿瘤系列、甲状旁腺素
肝肾功能、电解质、肌酶、血糖、血脂、凝血功能、感染性疾病筛查（乙型肝炎病毒、丙型肝炎病毒、HIV、梅毒等）、C 反应蛋白、血清及尿蛋白电泳、贫血系列、网织红细胞	血和尿轻链定量、尿培养及药物过敏试验、ANCA 系列
抗核抗体谱、ENA 系列、红细胞沉降率、补体 C3 和 C4、免疫球蛋白（包括轻链）、肾小管早期损伤系列	双肾血管彩超、颈动脉彩超、动态心电图、动态血压
B 超（泌尿系统、肝胆脾胰）、胸部 X 线平片、心电图、超声心动图、眼底检查	肾活体组织检查
心肌梗死标志物	

1. 尿液检查 突出表现为肾小管功能损害，如夜尿增多、尿比重下降，肾小管性蛋白尿、尿微量蛋白、NAG 及 β_2 – 微球蛋白增高等，部分存在中度蛋白尿、血尿，24h 尿蛋白定量一般不超过 1.5g。

2. 血液学检查 血常规一般正常，晚期肾衰竭时可有轻度贫血。血尿素氮及肌酐早期在正常范围，随着疾病进展，可逐渐上升，严重者可达尿毒症水平。

3. 影像学检查 超声检查早期双肾大小正常，晚期双肾体积缩小，肾皮质变薄或肾内结构紊乱。心脏彩超可见左心室肥厚。

4. 肾穿刺活体组织检查 临床诊断困难时，可行肾穿刺活体组织检查以明确诊断。其病理表现以肾小动脉硬化为主，包括入球小动脉玻璃样变、小叶间动脉及弓状动脉内膜肥厚、血管腔变窄，并常伴有不同程度的肾小球缺血性硬化、肾小管萎缩及肾间质纤维化，免疫荧光检查示免疫复合物沉积。由于本病有高血压及肾小动脉硬化，肾穿刺出血风险明显增加，应严格掌握适应证。

三、治疗原则

一般处理原则：①改变不良生活习惯，如戒烟、戒酒、少盐及少油腻食物；②充分控制血压是治疗的关键；③治疗并发症如高脂血症、糖尿病、高尿酸血症等；④若已发生肾衰竭，则按慢性肾衰竭处理。

四、治疗方法

1. 非药物治疗　如下所述。

（1）减轻体重：肥胖与高血压密切相关，建议体重指数应控制在 24 以下。减轻体重一方面是强调减少总热量的摄入，减少脂肪并限制过多糖类的摄入；另一方面则需增加体育锻炼，根据年龄及自身身体状况选择不同的健身方式。

（2）合理膳食：限制钠盐，每日盐量以 5～6g 为宜。我国膳食中约 80% 的钠来自烹调或含盐高的腌制品，因此应减少烹调用盐及含盐高的调料，少食各种咸菜和盐腌制品。限制饮酒，饮酒和血压水平以及高血压患病率之间呈线性关系，饮酒还可降低降压药物的药效，故高血压患者应戒酒或严格限酒。

出现肾功能不全时，应对蛋白质摄入量进行适当限制，以富含必需氨基酸的动物蛋白为主，必要时以优质蛋白加必需氨基酸（α–酮酸）治疗。

2. 降压药物治疗　如下所述。

（1）降压目标：抗高血压治疗的最终目标是减少心血管和肾病的发生率和死亡率。对原发性高血压，其治疗的目标是将血压降至 140/90mmHg 以下。对已有肾损害者，蛋白尿 <1g/d 时，血压应达到 130/80mmHg；蛋白尿≥1g/d 时，血压应降到 125/75mmHg。血压如能达标，心脑血管并发症不易发生，且能减少蛋白尿甚至逆转高血压肾损害，降低良性小动脉肾硬化终末期肾衰竭的发生率。

（2）降压药物：目前常用的药物分为六大类，即利尿剂、β 受体拮抗药、钙通道阻滞药、ACEI、ARB 和 α 受体拮抗药。无论应用哪一种或联合使用降压药，只要能满意控制血压达标均能预防肾小动脉硬化发生。从保护肾角度出发，推荐使用 ACEI 或 ARB。此类药物主要通过扩张出球小动脉大于入球小动脉，从而降低肾小球内高压力、高灌注和高滤过的血流动力学异常而发挥肾保护作用。此外，ACEI 和 ARB 还具有降压以外的肾保护作用，如抑制肾小球系膜细胞及基质增生、抑制炎性细胞因子在肾的聚集，从而产生有效的肾保护作用。应用该类药物需防止高钾血症的发生。肾功能不全的患者，当血肌酐大于 350μmoL/L 时应慎用或停用上述药物。服用 ACEI 的少数患者可出现干咳的不良反应，停用或换为 ARB 类制剂可改善上述症状。

3. 并发症及对症治疗　并发糖尿病、高尿酸血症者应积极控制血糖、降低血尿酸，已进入肾功能不全氮质血症或尿毒症时，应按肾功能不全行肾替代治疗及慢性肾衰竭一体化治疗。

五、护理措施

1. 一般护理　①休息：注意休息，血压高时避免剧烈活动；②饮食管理：给予低盐、低脂肪、低胆固醇、适当蛋白饮食，少食多餐，保证患者的营养状态；③注意个人卫生，穿着宽松舒适的病服并经常换洗。

2. 病情观察　①观察患者有无头痛，及时测量血压，通知医师并积极处理；②严密监测患者的血压至少每日 2 次，注意定时间、定体位、定位置、定血压计测量；③对动态血压的患者做好相应指导，保证数据的真实准确。

3. 用药护理　①使用利尿剂者：注意监测有无电解质紊乱及酸碱平衡失调，特别是血钾情况；②使用降压药者注意避免跌倒等危险因素，如不要迅速变换体位，睡觉时使用床挡，如厕时注意地面湿滑。

4. 心理护理　及时把握患者的心理状况，鼓励患者说出内心感受，学会自我放松的方法，告诉患者保持良好心态对疾病的重要性。

六、健康教育

1. 饮食指导　可根据血压及尿量安排饮食，一般给予低盐、低脂肪、适量蛋白质饮食。戒烟、戒酒，避免进食刺激性食物。

2. 用药指导　注意观察降压药物、利尿剂的疗效和不良反应。

3. 休息与活动　生活规律，出院后可适当参加舒缓的有氧运动以增强体质，但应注意避免劳累，每次 30min 以内。

4. 心理护理　情绪乐观，认真配合治疗，按要求复诊。

（孙媛媛）

第七节　恶性小动脉性肾硬化

恶性小动脉性肾硬化是一种因恶性高血压（舒张压≥130mmHg）导致的肾小动脉弥漫性病变，临床多表现为不同程度的肾衰竭，如不加控制，病情多急剧恶化，短期内进展至尿毒症甚至死亡。恶性高血压40%为原发性高血压，其余为各种原因导致的继发性高血压（如慢性肾小球肾炎、肾血管性高血压及妊娠高血压疾病等）。由于高血压防治工作的普遍开展，恶性高血压临床上已少见。

一、临床表现

1. 发病情况　高血压引起的恶性小动脉肾硬化的临床发病年龄一般在40~50岁，极少超过65岁，男女之比约2∶1，发病前多有一段时间良性高血压病史。其起病急骤，多以剧烈头痛为首发表现，可合并视物模糊及体重下降，以及呼吸困难、恶心、呕吐、乏力、上腹痛、夜尿增多、肉眼血尿等不典型症状，严重者可出现急性脑血管意外、急性左心衰竭及急性肾衰竭等临床表现。患者血压明显升高，舒张压一般超过130mmHg。

2. 尿常规异常　恶性小动脉性肾硬化症多表现为突然出现的蛋白尿，部分可伴有无痛性肉眼血尿或镜下血尿。蛋白尿为中至重度蛋白尿，24h尿蛋白定量一般超过2.0g。此外，约75%的患者可合并白细胞尿。

3. 肾功能异常　恶性小动脉性肾硬化者肾功能多急剧恶化，血肌酐、尿素氮迅速升高，肌酐清除率进行性下降，如不加治疗，数周至数月即可进展至终末期肾衰竭，发展为尿毒症。

4. 多器官受累　因高血压引起的恶性小动脉性硬化病变可以遍及全身，当出现恶性小动脉肾硬化时，通常伴随高血压视网膜及心脑血管并发症，可出现高血压眼底Ⅲ级（出血、渗出）或Ⅳ级（视盘水肿）病变。此外，本病心脏及中枢神经系统受累多见。急性心力衰竭、心绞痛和心肌梗死发生率分别为11%、41.1%、31.7%，75%患者并发左心室肥大。脑血管意外发生率为7%，表现为局灶性脑梗死、蛛网膜下隙或脑实质出血。少部分患者可并发急性胰腺炎。

二、辅助检查

恶性小动脉性肾硬化患者住院治疗期间的检查项目见表5-11。

表5-11　恶性小动脉性肾硬化患者住院治疗期间的检查项目

必须检查的项目	根据具体情况可选择的检查项目
血常规、尿常规、粪便常规、尿红细胞位相、24h尿蛋白定量、尿本-周蛋白	甲状腺功能、肿瘤系列
肝肾功能、电解质、肌酶、血糖、血脂、凝血功能、感染性疾病筛查（乙型肝炎病毒、丙型肝炎病毒、HIV、梅毒等）、C反应蛋白、血清及尿蛋白电泳、贫血系列、网织红细胞	肾小管早期损伤系列、血和尿轻链定量、类风湿因子、尿培养及药物过敏试验、ANCA系列 双肾血管彩超、颈动脉彩超、头颅CT、胸腹部CT、动态心电图、动态血压
抗核抗体谱、ENA系列、红细胞沉降率、补体C3和C4、免疫球蛋白（包括轻链）、抗心磷脂抗体	肾活体组织检查
B超（泌尿系统、肝胆脾胰）、胸部X线平片、心电图、超声心动图、眼底检查	
心肌梗死标志物	

1. 尿液检查　突出表现为中重度蛋白尿，定性为（++）~（+++），24h尿蛋白定量低于2g，2~4g/d或高于4g/d各占1/3。大部分患者有肉眼血尿或镜下血尿，可有红细胞管型，多合并白细胞尿。

2. 血液学检查　依病变轻重程度不同，多并发轻度至重度贫血。肾小球滤过率急剧下降，血尿素氮及肌酐进行性上升，多符合急性肾衰竭的诊断标准。血浆白蛋白早期可正常，蛋白尿严重时可表现为低蛋白血症。此外，可有代谢性酸中毒及高钾血症等。

3. 眼底检查　高血压视网膜病变的特征性表现为视神经乳头附近神经纤维束内毛细血管破裂而出现条纹状出血、火焰状出血，由于小动脉闭塞引起神经纤维缺血性梗塞而出现棉絮状软性渗出，并与出血相毗邻。另外，可有视神经盘水肿。

4. 影像学检查　超声检查可见双肾大小正常或轻度缩小，肾皮质和髓质分界不清。心脏彩超可见左心室肥厚、室间隔增宽等。

5. 肾穿刺活体组织检查 临床诊断困难时，可行肾穿刺活体组织检查。其病理符合恶性小动脉肾硬化特点，表现为入球小动脉、小叶间动脉及弓状动脉纤维素样坏死，以及小叶间动脉和弓状动脉高度肌内膜增厚（高度增生的基质及细胞成同心圆排列，使血管切面呈特征性"洋葱皮"样外观）。本病肾穿刺极易出血，应严格掌握适应证，尽量选择细针穿刺。

三、治疗原则

一般处理原则：①积极治疗良性高血压是预防恶性高血压的重要措施，并保护靶器官；②及时控制严重高血压，防止威胁生命的心、脑、肾并发症发生是救治的关键，首选静脉降压；③如果恶性小动脉性肾硬化症已出现肾衰竭，则应及时进行透析治疗；④如恶性高血压为继发性，还应积极治疗原发病。

四、治疗方法

1. 非药物治疗 急性期应严格卧床休息，戒烟、戒酒。饮食方案同良性肾小动脉硬化。

2. 降压药物治疗 如下所述。

(1) 降压目标：恶性高血压是内科急症，及时控制严重高血压，防止威胁生命的心、脑、肾并发症发生是救治关键。一旦发生恶性高血压应积极降压，随着血压的降低，小血管损伤能好转，肾功能损害发展能终止，甚至好转，肾病理改变可以部分逆转，肾小动脉纤维素样坏死可以吸收。但血压不宜下降过快、过低，以免影响肾灌注量，加重肾缺血。通常血压下降幅度以 24～48h 内降至 160～170/100～110mmHg 为宜，或血压下降最大幅度小于治疗前血压的 25%，然后继续在数日至 3 个月之内将血压进一步降至 140/90mmHg 以内。对于有长期高血压病史及老年患者，降压过程更宜缓慢。

(2) 降压药物：恶性高血压的初始治疗应采用静脉降压药物，常用药物有硝普钠、尼卡地平、拉贝洛尔等。硝普钠可以从 12.5μg/min 开始逐渐加量，最大量可以用到 400μg/min；对于肾衰竭患者，此类药物应慎用，否则会造成氰化物中毒。尼卡地平是一种直接扩张小动脉的钙通道阻滞药，静脉输注起始剂量为 5mg/h，逐渐加量，最大剂量为 15mg/h。拉贝洛尔兼具 α_1 受体和 β 受体阻断作用，间断给药首次剂量为 20mg，每 10min 注射 20～80mg，每日总量 300mg。

待血压下降后，即可用口服逐步替代静脉用药进行降压维持治疗，巩固疗效。目前常用的口服降压药物有长效钙通道阻滞药、α 和 β 受体拮抗药、ACEI 和 ARB 类药物等。主张联合用药，这样可增加降压效果，减少不良反应的发生。由于肾素－血管紧张素的活化在恶性高血压进展中发挥了重要作用，因此优先选择 ACEI 和 ARB 类药物，但需严密监测肾功能和电解质。因恶性高血压时高血压可导致压力性利尿，利尿剂选择需慎重。

3. 并发症及对症治疗 如已进入尿毒症期，应在努力控制血压的同时采用透析治疗，从而清除体内毒素及纠正水电解质紊乱及酸碱平衡失调。对于有严重心功能不全者，腹膜透析优于血液透析。此外，对于顽固性高血压者，床旁血液滤过有一定的疗效。

五、护理措施

1. 一般护理 ①休息：急性期严格卧床休息，血压高时避免剧烈活动；②饮食管理：给予低盐、低脂肪、低胆固醇、适当蛋白饮食，少食多餐，保证患者的营养状态，戒烟、戒酒；③注意个人卫生，穿着宽松舒适的病服并经常换洗。

2. 病情观察 ①观察患者有无头痛，及时测量血压，通知医师并积极处理；②严密监测患者的血压至少每日 2 次，注意定时间、定体位、定位置、定血压计测量；③对监测动态血压的患者做好相应指导，保证数据的真实准确，使用静脉降压药物者需进行心电血压监护。

3. 用药护理 ①使用利尿剂者：注意监测有无电解质紊乱及酸碱平衡失调，特别是血钾情况。②使用降压药者注意避免跌倒等危险因素，如不要迅速变换体位，睡觉时使用床挡，如厕时注意地面湿滑。③使用硝普钠降压者注意药物避光，使用注射泵准确给药，按时更换，更换前后测量血压，不要推回血。使用 ACEI 和 ARB 类药物时，需严密监测肾功能和电解质。

4. 心理护理　及时把握患者的心理状况，鼓励患者说出内心感受，学会自我放松的方法，告诉患者保持良好心态对疾病的重要性。

六、健康教育

1. 饮食指导　可根据血压及尿量安排饮食，一般给予低盐、低脂肪、适量蛋白质饮食。戒烟、戒酒，避免进食刺激性食物。

2. 用药指导　遵医嘱按要求服药，在用药过程中如有不适及时告知医护人员，不随意增减剂量。

3. 休息与活动　急性期绝对卧床，好转之后逐渐离床活动，生活规律，注意避免劳累及情绪波动。

4. 心理护理　情绪乐观，认真配合治疗，按要求复诊。

（孙媛媛）

第八节　流行性出血热肾损害

流行性出血热是由汉坦病毒引起的全身小血管和毛细血管广泛性损害，临床上以发热、出血、肾损害等为特征的急性传染病。该病属自然疫源性疾病，鼠是主要传染源。其传播途径包括动物传播、螨媒传播和垂直传播。

一、临床表现

本病潜伏期为 4 ~ 42 日，典型病例的病程包括发热期、低血压期、少尿期、多尿期和恢复期 5 期。

1. 肾损害表现　如下所述。

（1）发热期：发病 2 ~ 3 日后出现蛋白尿，多数（＋）~（＋＋），尿沉渣发现红细胞。

（2）低血压期：病程的第 4 ~ 6 日，患者出现尿量减少、尿素氮升高，尿常规可见大量蛋白、红细胞、白细胞及管型，严重者可见由血浆及细胞碎屑凝聚而成的膜状物，是本病的特征性表现。

（3）少尿期：病程的第 5 ~ 8 日，患者出现少尿甚至无尿，尿素氮、肌酐急剧上升，出现水电解质紊乱及酸碱平衡失调等并发症，少尿的程度与疾病的严重程度相关。

（4）多尿期：病程的第 12 日左右，根据尿量和氮质血症情况可分为三期。

1）移行期：尿量 500 ~ 2 000mL/d，但血尿素氮和肌酐反而上升，症状加重。

2）多尿早期：尿量超过 2 000mL/d，氮质血症仍未改善，症状重。

3）多尿后期：尿量 3 000mL/d，最多可超过 10 000mL/d，血尿素氮和肌酐逐步下降，此期容易并发各种水、电解质紊乱。

（5）恢复期：尿量恢复 2 000mL/d 以内，氮质血症改善。

2. 肾外表现　如下所述。

（1）发热期：发热常在 39 ~ 40℃，以稽留热和弛张热多见，常持续 3 ~ 7 日，主要表现为全身中毒症状、毛细血管损伤、肾损害。全身中毒症状表现为"三痛"，即头痛、眼眶痛、腰背痛，以及乏力、胃肠道症状。毛细血管损伤主要表现为皮肤黏膜充血、出血和渗出水肿，表现为"三红"，即颜面、颈部、上胸部处皮肤明显充血、潮红，似酒醉貌，压之可褪色；也可见眼结膜、舌尖及舌乳头充血、潮红。水肿为本病的特点，可出现皮下水肿、球结膜水肿或胸腔积液、腹腔积液。出血表现为眼结膜、口腔黏膜、软腭以及皮肤出血点。典型病例出血点分布在腋下、前胸及后背皮肤，呈条索样、挠抓样或串珠样瘀点或瘀斑；也可有鼻出血、咯血、消化道出血及血尿。重型患者可出现嗜睡、烦躁、抽搐等神经精神症状。

（2）低血压期：重症患者可发生低血压或休克，持续数小时至数日。

（3）少尿期：严重患者出现高血容量综合征，表现为面部红肿、心率增快、脉搏洪大、脉压增大、体静脉充盈。部分患者表现为典型的水潴留、高血压、充血性心力衰竭、急性肾衰竭、脑及肺水肿，同时出血现象加重。

（4）多尿期：随着尿量的增多，大多数患者病情逐步改善。大量利尿可迅速导致严重的液体负平衡，而再次出现休克。

（5）恢复期：一般持续 2~3 个月，除多尿及尿液浓缩功能减退外，患者无其他症状、体征。多数患者均可恢复尿的浓缩功能，少数患者遗留慢性肾衰竭、高血压和心肌劳损。

二、诊断要点

1. 发热　体温急剧上升，常在 39~40℃ 之间，以稽留热和弛张热多见。

2. 特殊的中毒症状和皮肤、黏膜表现　主要表现为"三痛"、"三红"及全身酸痛不适，肾区有叩击痛。多数患者有明显的消化道症状，部分患者出现神经精神症状。

3. 肾损害表现　可出现血尿、少尿、多尿或尿膜状物及尿毒症表现。

4. 典型病例可有"五期"经过　即发热期、低血压期、少尿期、多尿期和恢复期。患者热退后症状反而加重，是与其他感染性疾病不同的特点，有助于诊断。

三、辅助检查

流行性出血热肾损害患者住院治疗期间的检查项目见表 5 - 12。

表 5 - 12　流行性出血热肾损害患者住院治疗期间的检查项目

必须检查的项目	根据具体情况可选择的检查项目
血常规、尿常规、粪便常规、尿红细胞位相、24h 尿蛋白定量、尿本 - 周蛋白肝肾功能、电解质、肌酶、血糖、血脂、凝血功能、感染性疾病筛查（乙型肝炎病毒、丙型肝炎病毒、HIV、梅毒等）、C 反应蛋白、血清及尿蛋白电泳、贫血系列、网织红细胞、肾小管早期损伤系列抗核抗体谱、ENA 系列、红细胞沉降率、补体 C3 和 C4、免疫球蛋白（包括轻链）、抗心磷脂抗体、ANCA 系列B 超（泌尿系统、肝胆脾胰）、胸部 X 线平片、心电图、超声心动图流行性出血热抗原、抗体	T 淋巴细胞亚群、甲状腺功能、肿瘤系列血型、血和尿轻链定量、类风湿因子双肾血管彩超、眼底检查、动态心电图、动态血压、头颅胸腹 CT肾活体组织检查

1. 血清学及病原学检查　患者血中特异性抗体的检查仍是本病诊断的金标准。早期患者特异性 IgM 抗体阳性（>1：20 阳性），或（双份血清）发病 4 日内与间隔 1 周以上特异性 IgG（>1：40 阳性）抗体 4 倍以上增高，可确诊为现症或近期感染。

2. 流行病学　在本病流行季节、流行地区发病，或于发病前 2 个月内曾到疫区居住或逗留；有与本病宿主动物及其排泄物直接或间接接触史，或有接触实验动物史者。有上述病史及临床表现时应高度怀疑本病。

3. 尿液检查　最早发病后第 2 日可出现蛋白尿，尿蛋白含量及持续时间与肾损害的程度呈正相关。部分患者尿中可出现膜状物。有肉眼血尿患者的肾损害通常较严重。尿沉渣中可发现巨大的融合细胞，此细胞能检出病毒抗原。

4. 血常规　早期白细胞总数正常或偏低，病程第 3~4 日后明显增高达（15~20）×10^9/L。中性粒细胞增多，可出现较多异型淋巴细胞，红细胞在低血压休克期明显增高，血小板从患病的第 2 日开始减少，黏附和聚集功能降低，并可见异型血小板。

5. 血生化及凝血检查　发热期血清 β_2 - 微球蛋白升高，偶有血肌酐及尿素氮增加；肾小管功能检查可有尿 β_2 - 微球蛋白、溶菌酶和 N - 乙酰 - β - 氨基葡萄糖苷酶升高，尿比重降低。低血压及少尿期出现氮质血症，肾功能迅速恶化，出现代谢性酸中毒，血钾在发热期和休克期降低，少尿期升高，多尿期又降低，血钠、血氯、血钙在本病各期中多降低。高凝期凝血时间缩短，消耗性低凝期则出现纤维蛋白原降低，凝血酶原时间延长和凝血障碍。

6. 其他检查　患者心电图可出现传导阻滞、心肌损害等表现，脑水肿时可见视盘水肿，双肾 B 超可发现双侧肾增大等。

四、治疗原则

本病治疗以综合疗法为主，早期应用抗病毒治疗，中晚期则针对病理生理进行对症治疗。"三早一就"是本病的治疗原则，即早期发现、早期休息、早期治疗和就近治疗。治疗中要注意防治休克、肾衰竭和出血。

五、治疗方法

本病以对症支持及综合治疗为主，治疗的目的：①抑制病毒复制；②纠正休克；③减少肾损害，纠正水电解质紊乱及酸碱平衡失调；④防治组织出血；⑤调节免疫异常。

1. 发热期 如下所述。

（1）一般治疗：早期卧床休息，给予高热量、高维生素、易消化饮食。

（2）液体疗法：成人早期每日补液量为 1 500mL 左右，呕吐、腹泻者可酌情增加。发病后期（病程第 3~4 日）多有血液浓缩，补液量参照体温、血液浓缩程度及血压情况，以平衡盐液为主兼顾热量补充。部分患者发热后期酸中毒症状重，有恶心、呕吐，应依照病情调整酸碱平衡，以维持体内环境相对稳定。发热后期，每日尿量少于 1 000mL 以下时，可酌情应用利尿剂。

（3）抗病毒药物及免疫调节剂治疗：在目前缺乏特效抗病毒药物的情况下，利巴韦林（病毒唑）、干扰素、转移因子、植物血凝素、胸腺素等可试用。白细胞介素受体拮抗药、干扰素 - α 拮抗药、钙通道阻滞药（如维拉帕米）以及早期应用中和氧自由基的药物（如还原型谷胱甘肽）均能够起到减轻本病病情的作用。

（4）对症处理：激素具有抗炎和保护血管壁的作用，并能稳定溶酶体膜、降低体温中枢对内源性致热原的敏感性等。早期应用对降热、减轻中毒症状均有一定效果。高热、中毒症状重者可选用氢化可的松，每日 100~200mg；或地塞米松 5~10mg，稀释后缓慢静脉滴注。

2. 低血压期 以积极补充血容量为主，针对微循环功能障碍、酸中毒、心功能不全等，进行相应治疗。

（1）补充血容量：早期、快速、适量补充血容量是治疗低血压休克的关键性措施。收缩压低于 100mmHg 或低于基础血压 20mmHg，脉压小于 26mmHg 时，即应扩容补液。由于本病血浆蛋白大量外渗，给予足量胶体液尤为重要。常用溶液为 10% 低分子右旋糖酐。

（2）调整酸碱平衡：有酸中毒时可选用 5% 的碳酸氢钠溶液。

（3）强心剂的应用：血容量基本补足、酸碱平衡失调纠正之后，心率仍在 140 次/分以上者，可选用毛花苷 C 或毒毛花苷 K 增加心排血量。

（4）血管活性药物的应用：不宜早期应用，经上述处理血压回升不满意者，可根据休克类型来选用血管活性药物（如间羟胺、多巴胺等）。

3. 少尿期 旨在稳定机体内环境、防治急性肾小管坏死（ATN）、促进肾功能恢复。必须严格区别是肾前性或肾性少尿，确定是肾性少尿后，可按急性肾衰竭处理。

（1）纠正水电解质紊乱及酸碱平衡失调：本病少尿期补液有其特殊性，更应严格限制补液量，不管前 1 日出量多少，每日入量仅给予 500~600mL（相当于不显性失水量与内生水量之差）。同时可给予利尿治疗，选用高效利尿剂（如呋塞米、托拉塞米等）。

（2）透析疗法：进入少尿期后病情进展迅速、早期出现严重意识障碍、持续呕吐、肌酐上升速度快（每日超过 20mg/dl）者，可不局限于少尿天数及血液生化指标，宜尽早透析；首选血液透析，连续性肾替代治疗、血液透析滤过（HDF）等更加安全有效。只要无颅内出血发生，其他部位出血或血小板减少导致出血并非血液透析禁忌，但需视情况调整肝素用量，使用低分子肝素或无肝素透析；无条件时可行腹膜透析或结肠透析。透析后出血倾向常随尿毒症症状改善而迅速好转。

4. 多尿期　调节水、电解质平衡，防治感染，加强支持疗法。

（1）适量补液：原则上多尿开始后（尿量增至每日 3 000mL）补液量可为每日尿量的 2/3，以免延长多尿期。同时注意维持电解质平衡，补液以口服为主，必要时可缓慢静脉滴注，同时注意钾、钠、钙等电解质补充。每日尿量超过 5 000mL 者，可试用氯贝丁酯或氢氯噻嗪、吲哚美辛等控制尿量。

（2）支持疗法：鼓励患者食用营养丰富、易消化、含钾量较高的饮食，对严重贫血者可酌情输入浓缩红细胞。

（3）防治继发感染：密切观察生命体征，及时检验血常规，以便于早期发现感染病灶。可预防性应用抗生素，首选青霉素、头孢菌素等对肾功能损害小的药物。如果已经并发感染，尽量根据药物过敏试验结果选择抗生素。

5. 恢复期　继续注意休息，逐渐增加活动量，加强营养，给予高糖、高蛋白、多维生素饮食。

6. 并发症的治疗　针对心力衰竭、肺水肿、出血及中枢神经系统等并发症，按内科急症对症治疗。并发心力衰竭和肺水肿者透析疗法效果快而明显。应密切监测出血指标、凝血指标，准确判断，有区别地处理。有明显出血者应输新鲜血，以提供大量正常功能的血小板和凝血因子；因血小板数减少出血者，应输注血小板；如为 DIC 或继发性纤溶亢进引起大出血者则按所处 DIC 不同阶段给予相应处理；对血游离肝素增高者，可用鱼精蛋白。一旦并发大出血，应鉴别出血原因并有针对性地治疗。消化道出血者可选用抑酸药或云南白药口服，也可试用去甲肾上腺素稀释后口服（去甲肾上腺素 4 ~ 5mg 加入 100mL 水中，每日 3 次，每次 30mL）。生长抑素（八肽、十四肽等）持续静脉滴注对于消化道出血效果良好。

六、护理措施

1. 一般护理　①休息与活动：早期卧床休息，给予高热量、高维生素等易消化饮食。②饮食护理：一般情况下不必限制饮食。若肾功能已受到严重损害，应当限盐为每日 3 ~ 4g，蛋白质为 0.6 ~ 0.8g/（kg·d），且给予优质蛋白。另外提供足够高热量，富含维生素、易消化饮食，适当调节高糖和脂类在饮食热量中的比例，以减轻自体蛋白质的分解、减轻肾负担。

2. 病情观察　①严密观察生命体征；②观察指端的血液循环；③尿色、尿量的变化及肾功能，观察患者尿的性状，正确留取血标本、尿标本；④记录出入量。

3. 用药护理　①抗病毒药物及免疫调节剂治疗；②血管活性药物的应用：不宜早期应用，经上述处理血压回升不满意者，可根据休克类型来选用血管活性药物（如间羟胺、多巴胺等）；③使用抗生素抗感染治疗的患者注意观察体温变化，按时给药。

4. 心理护理　本病属传染性疾病，患者易产生焦虑、恐惧等不良情绪。护理人员应积极主动与患者沟通，鼓励患者说出内心感受，对患者提出的问题予以耐心解答。告之患者疾病多数预后较好，做好交流，让患者感受到来自家庭的温暖、积极配合治疗。

七、健康教育

（1）预防感染：注意个人防护，在疫区不直接用手接触鼠类及其排泄物，不坐卧草堆，劳动时防止皮肤破伤，破伤后要消毒包扎。在野外工作时，要穿袜子、扎紧裤腿、袖口，以防螨类叮咬。

（2）生活指导：劳逸结合，注意休息和保暖，合理饮食，学会自我监测血压等。

（3）适当运动：可根据病情适当活动，选择合适的运动方式，如散步、打太极拳等，避免到人员密集的场所活动。

（4）遵医嘱按时用药，不随意增减药量。避免使用对肾功能有害的药物，如氨基苷类抗生素、抗真菌药等。

（5）定期门诊随访，病情出现变化时及时就医。

（孙媛媛）

第六章

内分泌科疾病护理

第一节 内分泌代谢性疾病常见症状的护理

一、身体外形改变（body outline form change）

（一）定义

包括体形的变化，毛发的质地、分布改变，面容的变化以及皮肤黏膜色素沉着等。这些异常多与脑垂体、甲状腺、甲状旁腺、肾上腺或部分代谢性疾病有关。

（二）评估

1. 病因评估

（1）身高异常：体格异常高大见于发生在青春期前腺垂体生长激素分泌过多的巨人症（gigantism），发生在青春期后的肢端肥大症（acromegaly）；体格异常矮小见于发生在儿童时期的腺垂体生长激素缺乏的垂体性侏儒症（dwarfism）；体格矮小和智力低下见于发生在成熟前的甲状腺功能减退的呆小病（cretinism）。

（2）体重异常：肥胖见于下丘脑疾病、Cushing 综合征、2 型糖尿病（肥胖型）、性功能减退症、甲状腺功能减退症、代谢综合征等疾病；消瘦见于甲状腺功能亢进症、1 型与 2 型糖尿病（非肥胖型）、嗜铬细胞瘤、神经性厌食等疾病。

（3）毛发异常：全身性多毛见于先天性肾上腺皮质增生、Cushing 病等疾病；毛发脱落见于甲状腺功能减退症、睾丸功能减退、肾上腺皮质和卵巢功能减退等疾病。

（4）面容异常：眼球突出见于甲状腺功能亢进症，满月脸见于 Cushing 病，头皮脸皮增厚、口唇增厚、耳鼻长大见于肢端肥大症等。

（5）皮肤异常：皮肤色素沉着见于原发性肾上腺皮质功能减退症、先天性肾上腺皮质增生症、异位 ACTH 综合征等；紫纹见于 Cushing 综合征；病理性痤疮见于 Cushing 综合征、先天性肾上腺皮质增生症等。

2. 症状评估　除了身高、体重的改变以外，还包括其他身体特征的改变，如生长发育及第二性征情况，全身营养状况，面容表情情况，皮肤的色泽、弹性情况，毛发颜色、分布和多少等情况。

3. 相关因素评估　身体外形的改变是否引起心理障碍，有无其他伴随症状，治疗及用药情况等。

（三）护理措施

1. 提供患者心理支持

（1）加强接触和沟通，鼓励患者表达自我感受。

（2）给予相关知识的讲解，提供资料和与其他病友交流，使其了解疾病的转归和治疗效果，使其有战胜疾病的信心。

（3）关注患者是否有自卑、焦虑、抑郁等心理问题，提供心理医生疏导。

2. 协助家庭给予支持

（1）了解家庭成员关系、知识结构，给予相关知识讲解。

（2）鼓励家属与患者多沟通、多交流，相互表达自身感受。

（3）把患者治疗情况告知家属，使其督促患者配合。

（4）家属和患者共同有信心，消除患者心理疾患，防止自杀等行为发生。

3. 促进患者社会交流

（1）鼓励患者参加社会团体或病友俱乐部等组织。

（2）帮助患者增加与他人沟通的技巧。

（3）教育周围人勿歧视患者，多给予患者心理安慰。

4. 协助患者装扮自己　指导患者选择适当饰物修饰自己，如突眼的佩戴眼镜；毛发稀疏的戴帽子；肥胖、侏儒和巨人症患者可指导其选择合适的衣服等。

二、性功能异常（sexual disfunction）

（一）定义

包括生殖器官发育迟缓或发育过早、性欲减退或丧失，女性月经紊乱、溢乳、闭经或不孕，男性勃起功能障碍（ED）、乳房发育迟缓等。

（二）评估

1. 病因评估

（1）下丘脑－垂体疾病：如垂体细胞瘤－催乳素瘤（prolactinoma）、成年人原发性腺垂体功能减退症等可引起女性溢乳、闭经、不育，男性阳痿、性功能减退；儿童期起病的腺垂体生长激素缺乏或性激素分泌不足可导致患者青春期器官不发育，第二性征缺如等。

（2）甲状腺疾病：如成年型甲减可引起男性阳痿、女性不育症；幼年型甲减可引起性早熟等。

（3）肾上腺疾病：如 Cushing 综合征由于肾上腺激素产生过多以及雄激素和皮质醇对垂体促性腺激素的抑制作用，女性可引起月经减少或停经，轻度多毛、痤疮，明显男性化，男性可引起性欲减退，阴茎缩小，睾丸变软；肾上腺皮质功能减退症由于肾上腺皮质激素分泌不足可引起女性阴毛、腋毛减少或脱落、稀疏，月经失调或闭经，男性可引起性功能减退。

（4）糖尿病：也可引起男性性功能减退。

2. 症状评估　患者有无皮肤干燥、粗糙，毛发脱落、稀疏或增多，女性闭经溢乳，男性乳房发育；外生殖器的发育是否正常，有无畸形。

3. 相关因素评估　性功能异常是否引起心理障碍，有无其他伴随症状，治疗及用药情况等。

（三）护理措施

1. 评估性功能障碍的型态　提供一个隐蔽舒适的环境和恰当的时间，鼓励患者描述目前的性功能、性活动与性生活型态，使患者以开放的态度讨论问题。

2. 提供专业指导

（1）护士应接受患者讨论性问题时所呈现的焦虑，对患者表示尊重、支持。询问患者使其烦恼的有关性爱或性功能方面的问题，给患者讲解所患疾病及用药治疗对性功能的影响，使患者积极配合治疗。

（2）提供可能的信息咨询服务，如专业医师、心理咨询师、性咨询门诊等。

（3）鼓励患者与配偶交流彼此的感受，并一起参加性健康教育及阅读有关性教育的材料。

（4）女性患者若有性交疼痛，可建议使用润滑剂。

三、排泄功能异常（excretory disfunction）

（一）定义

排泄是机体将新陈代谢所产生的废物排出体外的生理过程，是人体的基本生理需要之一，也是维持生命的必要条件之一。人体排泄废物的途径有皮肤、呼吸道、消化道及泌尿道。内分泌疾病常见排泄功能异常为多尿，腹泻及便秘。

（二）评估

1. 病因评估

（1）多尿

1）垂体性尿崩症：因下丘脑－垂体病变使抗利尿激素分泌减少或缺乏，肾远曲小管重吸收水分下降，排出低比重尿，量可达到 5 000mL/d 以上。

2）糖尿病：尿内含糖多引起溶质性利尿，尿量增多。

3）原发性醛固酮增多症：引起血中高浓度钠，刺激渗透压感受器，摄入水分增多，排尿增多。

（2）腹泻与便秘

1）甲状腺功能亢进症可引起多汗、排便次数增多、排稀软便；便秘则可见于甲状腺功能减退的患者。

2）糖尿病可引起患者胃肠功能紊乱，可腹泻、便秘交替出现。

2. 症状评估　患者排便、排尿次数、性质、量；尿量、尿比重是否正常；尿量与饮食的关系等。

3. 相关因素评估　多尿症状之外是否有其他的伴随症状，如有无多饮多尿，有无多食消瘦，有无高血压等。胃肠功能紊乱是否与用药有关、是否还伴随其他症状等。

（三）护理措施

1. 提供心理支持　安慰患者，消除焦虑和紧张的情绪。

2. 提供适当的排泄环境　为患者提供单独隐蔽的环境及充裕的时间。

3. 选取适宜的排泄姿势　床上使用便器时，采取患者舒适的体位及姿势。

4. 皮肤护理　多尿患者注意皮肤清洁干燥，温水清洗会阴部皮肤，勤换衣裤等，腹泻患者注意每次大便后用软纸轻擦肛门、温水清洗，并在肛门周围涂油膏以保护皮肤。

5. 给予药物　便秘患者给予缓泻剂、通便剂或灌肠；腹泻患者给予止泻药、口服补钾液，注意观察用药后的作用、效果。

6. 合理安排膳食　便秘患者多摄取富含纤维素的食物，如蔬菜、水果、粗粮等，并多饮水；腹泻患者鼓励多饮水，酌情给予清淡的饮食，避免油腻、辛辣、高纤维的食物。

7. 密切观察病情　准确记录排泄物的颜色、性质、量，正确留取标本送检。

四、骨痛（bone ache）

（一）定义

骨痛为代谢性骨病的常见症状，严重者常发生自发性骨折，或轻微外伤即引起骨折。

（二）评估

1. 病因评估

（1）由于维生素 D 代谢障碍所导致的骨质软化性骨关节病，如阳光照射不足、消化不良、维生素 D 缺乏和磷摄入不足等引起的老年性、失用性骨质疏松。

（2）脂质代谢障碍引起的高脂血症性关节病，骨膜和关节腔组织脂蛋白转运代谢障碍性关节炎。

（3）嘌呤代谢障碍引起的痛风。

（4）糖尿病引起的糖尿病性骨病。

（5）皮质醇增多引起的皮质醇增多症性骨病。

（6）甲状腺或甲状旁腺疾病引起的骨关节病。

2. 症状评估　骨痛出现的时间、诱因、部位、性质、缓急程度、加重缓解因素以及相关伴随症状等。

（三）护理措施

1. 心理护理　患者由于疼痛影响进食和睡眠，可能导致关节畸形、骨折及其他功能脏器的损害，带给患者巨大的精神压力，可能出现情绪低落、焦虑、抑郁、悲观等情绪，应给予患者及家属讲解相关疾病知识，适时告知预后，介绍成功病例，增强患者战胜疾病的信心；给予患者理解、同情和正确指引，防止患者发生意外；鼓励家属给予患者心理支持。

2. 休息与体位　急性期给予卧床休息，避免体力劳动，如痛风患者可抬高患肢，骨质疏松患者可卧硬板床等。

3. 饮食护理　进食避免复发及加重的食物或进食富含钙质和维生素 D 的食物，饮食宜清淡、易消化，避免辛辣和刺激性食物，戒烟酒，避免咖啡因的摄入过多。

4. 用药护理　指导患者正确用药，观察药物疗效、不良反应，及时处理不良反应。

（孙媛媛）

第二节　甲状腺功能亢进症

甲状腺功能亢进症（hyperthyroidism，简称甲亢）是指多种病因导致甲状腺激素分泌增多而引起的临床综合征。

一、病因和发病机制

（一）甲亢的病因分类

见表 6 - 1。

表 6 - 1　甲亢病因分类

1. 甲状腺性甲亢

①Grave's 病

②自主性高功能甲状腺结节或腺瘤（Plummer 病）

③多结节性甲状腺肿伴甲亢

④滤泡性甲状腺癌

⑤碘甲亢

⑥新生儿甲亢

2. 垂体性甲亢

3. 异源性 TSH 综合征

①绒毛膜上皮癌伴甲亢

②葡萄胎伴甲亢

③肺癌和胃肠道癌伴甲亢

4. 卵巢甲状腺肿伴甲亢

5. 仅有甲亢症状而甲状腺功能不增高

①甲状腺炎甲亢：亚急性甲状腺炎；慢性淋巴细胞性甲状腺炎；放射性甲状腺炎

②药源性甲亢

（二）Grave's 病（简称 GD）病因

又称毒性弥漫性甲状腺肿或 Basedow 病、Parry 病。是一种伴甲状腺激素分泌增多的器官特异性自身免疫病，占甲亢的 80% ~ 85%。

1. 遗传因素　GD 的易感基因主要包括人类白细胞抗原（如 HLA－B8、DR3 等）、CTLA－4 基因和其他一些与 GD 特征性相关的基因（如 GD－1，GD－2）。

2. 环境因素（危险因素）　细菌感染（肠耶森杆菌）、精神刺激、雌激素、妊娠与分娩、某些 X 染色体基因等。

3. GD 的发生与自身免疫有关　遗传易感性、感染、精神创伤等诱因，导致免疫系统功能紊乱，Ts 功能缺陷，对 Th 细胞（T 辅助细胞）抑制作用减弱，B 淋巴细胞产生自身抗体，TSH 受体抗体（TRAb）与 TSH 受体结合而产生类似于 TSH 的生物学效应，使 GD 有时表现出自身免疫性甲状腺功能减退症的特点。

二、临床表现

（一）一般临床表现

多见于女性，男：女为 1：（4～6），20～40 岁多见。

1. 高代谢综合征　患者可表现为怕热多汗，皮肤、手掌、面、颈、腋下皮肤红润多汗。常有低热，严重时可出现高热。患者常有心动过速、心悸、胃纳明显亢进，但体重下降，疲乏无力。

2. 甲状腺肿　不少患者以甲状腺肿大为主诉，呈弥漫性、对称性肿大，质软，吞咽时上下移动。少数患者的甲状腺肿大不对称，或肿大不明显。

3. 眼征　眼征有以下几种：①睑裂增宽，上睑挛缩（少眨眼睛和凝视）。②Mobius 征：双眼看近物时，眼球辐辏不良（眼球内侧聚合困难或欠佳）。③von Graefe 征：眼向下看时，上眼睑因后缩而不能跟随眼球下落，出现白巩膜。④Joffroy 征：眼向上看时，前额皮肤不能皱起。⑤Stellwag 征：瞬目减少，炯炯发亮。

4. 神经系统　神经过敏，易于激动，烦躁多虑，失眠紧张，多言多动，有时思想不集中，但偶有神情淡漠、寡言抑郁者。

5. 心血管系统　心率快，心排血量增多，脉压加大，多数患者述说心悸、胸闷、气促，活动后加重，可出现各种期前收缩及心房纤颤等。

6. 消化系统　食欲亢进，但体重明显减轻为本病特征。腹泻，一般大便呈糊状。肝可稍大，肝功能可不正常，少数可有黄疸及维生素 B 族缺乏的症状。

7. 肌肉骨骼　甲亢性肌病、肌无力、肌萎缩、周期性瘫痪。

8. 生殖系统　女性月经减少或闭经，男性阳痿，偶有乳腺增生。

9. 造血系统　白细胞总数减少，周围血淋巴细胞比例增高，单核细胞增加，血容量增大。

（二）特殊临床表现

（1）甲亢危象：甲状腺功能亢进症在某些应激因素作用下，导致病情突然恶化，出现高热（39℃以上）、烦躁不安、大汗淋漓、恶心、呕吐、心房颤动等，严重者出现虚脱、休克、谵妄、昏迷等全身代谢功能严重紊乱，并危及患者生命安全。对甲亢患者应提高警惕，从预防着手，一旦发生危象，应立即采取综合措施进行抢救。

（2）甲亢性心脏病：心脏增大、严重心律失常、心力衰竭。

（3）淡漠型甲亢：神志淡漠、乏力、嗜睡、反应迟钝、明显消瘦。

（4）T_3 型甲亢、T_4 型甲亢。

（5）亚临床型甲亢：T_3、T_4 正常，TSH 降低。

（6）妊娠期甲亢：体重不随妊娠相应增加，四肢近端肌肉消瘦，休息时心率 >100 次/min。

（7）胫前黏液性水肿。

（8）甲状腺功能正常的 Grave's 眼病。

（9）甲亢性周期性瘫痪。

（三）实验室检查

1. 血清甲状腺激素测定　①血清总甲状腺素（TT_4）：是判断甲状腺功能最基本的筛选指标。TT_4 受甲状腺结合球蛋白（TBG）结合蛋白量和结合力变化的影响，又受妊娠、雌激素、急性病毒性肝炎等的影响而升高。受雄激素、低蛋白血症、糖皮质激素等的影响而下降。②血清总三碘甲状腺原氨酸（TT_3）：亦受 TBG 影响。③血清游离甲状腺素（FT_4）、游离三碘甲状腺原氨酸（FT_3）：是诊断甲亢的首选指标，其中 FT_4 敏感性和特异性较高。

2. 促甲状腺激素测定（TSH）　是反映甲状腺功能的最敏感的指标。ICMA（免疫化学发光法）：第三代 TSH 测定法，灵敏度达到 0.001mU/L。取代 TRH 兴奋试验，是诊断亚临床型甲状腺功能亢进症和亚临床型甲状腺功能减退症的主要指标。

3. TRH 兴奋试验　正常人 TSH 水平较注射前升高 3～5 倍，高峰出现在 30min，并且持续 2～3h。静注 TRH 后 TSH 无升高则支持甲亢。

4. 甲状腺摄^{131}I 率　总摄取量增加，高峰前移。

5. T_3 抑制试验　鉴别甲状腺肿伴摄碘增高由甲亢或单纯性甲状腺肿所致。

6. 其他　促甲状腺激素受体抗体（TRAb）、甲状腺刺激抗体（TSAb）测定。

三、诊断

1. 检测甲状腺功能　确定有无甲状腺毒症：有高代谢症状、甲状腺肿等临床表现者，常规进行 TSH、FT_4 和 FT_3 检查。如果血中 TSH 水平降低或者测不到，伴有 FT_4 和（或）FT_3 升高，可诊断为甲状腺毒症。当发现 FT_4，升高反而 TSH 正常或升高时，应注意有垂体 TSH 腺瘤或甲状腺激素不敏感综合征的可能。

2. 病因诊断　甲状腺毒症的诊断确立后，应结合甲状腺自身抗体、甲状腺摄^{131}I 率、甲状腺超声、甲状腺核素扫描等检查具体分析其是否由甲亢引起及甲亢的原因。

3. GD 的诊断标准　如下所述。

（1）甲亢诊断成立。

（2）甲状腺呈弥漫性肿大或者无肿大。

（3）TRAb 和 TSAb 阳性。

（4）其他甲状腺自身抗体如 TPOAb、TGAb 阳性。

（5）浸润性突眼。

（6）胫前黏液性水肿。

具备前 2 项者诊断即可成立，其他 4 项进一步支持诊断确立。

四、治疗

（一）一般治疗

情绪不稳定、精神紧张者可服用一些镇静药，如地西泮、氯氮䓬等；心悸及心动过速者可用普萘洛尔、阿替洛尔等药；保证足够的休息；增加营养，包括糖类、蛋白质、脂肪和维生素等摄入量较正常人增加。

（二）甲亢的特征性治疗

1. 抗甲状腺药物　常用的抗甲状腺药物分为硫脲类和咪唑类两类。硫脲类包括甲硫氧嘧啶或丙硫氧嘧啶；咪唑类包括甲巯咪唑、卡比马唑。比较常用的是丙硫氧嘧啶和甲巯咪唑。

适应证：①病情轻、中度患者；甲状腺轻、中度肿大，较小的毒性弥漫性甲状腺肿。②年龄在 20 岁以下。③手术前或放射碘治疗前的准备。④甲状腺手术后复发且不能做放射性核素^{131}I 治疗。⑤作为放射性核素^{131}I 治疗的辅助治疗。

不良反应：①粒细胞减少：发生率约为 10%，治疗开始后 2～3 个月内，或 WBC $< 3 \times 10^9$/L 或中

性粒细胞 <1.5×10^9/L 时应停药。②皮疹：发生率为 2%~3%。③胆汁淤积性黄疸、血管神经性水肿、中毒性肝炎、急性关节痛等较为罕见，如发生则须立即停药。

2. 甲状腺手术治疗　如下所述。

（1）适应证：①中、重度甲亢，长期服药无效，停药后复发或不能坚持长期服药者。②甲状腺很大，有压迫症状。③胸骨后甲状腺肿。④结节性甲状腺肿伴甲亢。⑤毒性甲状腺腺瘤。

（2）禁忌证：①较重或发展较快的浸润性突眼。②合并较重心、肝、肾疾病，不能耐受手术者。③妊娠前 3 个月和第 6 个月以后。④轻症可用药物治疗者。

3. 放射性核素 ^{131}I 治疗　如下所述。

（1）适应证：①毒性弥漫性中度甲状腺肿，年龄在 25~30 岁以上。②抗甲状腺药物治疗无效或过敏。③不愿手术或不宜手术，或手术后复发。④毒性甲状腺腺瘤。

（2）禁忌证：①妊娠、哺乳期。②25 岁以下。③严重心、肝、肾衰竭或活动性肺结核。④WBC <3×10^9/L 或中性粒 <1.5×10^9/L。⑤重症浸润性突眼。⑥甲亢危象。⑦甲状腺不能摄碘。

（3）剂量：根据甲状腺组织重量和甲状腺 ^{131}I 摄取率计算。

（4）并发症：①甲状腺功能减退症：国内报告治疗后 1 年内的发生率 4.6%~5.4%，以后每年递增 1%~2%。②放射性甲状腺炎：7~10d 发生，严重者可给予阿司匹林或糖皮质激素治疗。

4. 其他药物治疗　如下所述。

（1）碘剂：应减少碘摄入，忌食含碘丰富的食物。复方碘化钠溶液仅用在术前、甲亢危象时。

（2）β-受体阻滞药：作用机制是阻断甲状腺激素对心脏的兴奋作用；阻断外周组织 T_4 向 T_3 转化，主要在抗甲状腺药物初治期使用，可较快控制甲亢的临床症状。

5. 甲亢危象的治疗　如下所述。

（1）抑制甲状腺激素合成及外周组织中，T_4 转化为 T_3：首选丙硫氧嘧啶，首次剂量 600mg 口服，以后给予 250mg，每 6h 口服 1 次，待症状缓解后，或甲巯咪唑 60mg，继而同等剂量每日 3 次口服至病情好转，逐渐减为一般治疗剂量。

（2）抑制甲状腺激素释放：服丙硫氧嘧啶 1h 后再加用复方碘口服溶液 5 滴，每 8h 服 1 次，首次剂量为 30~60 滴，以后每 6~8h 服 5~10 滴，或碘化钠 1g 加入 10% 葡萄糖盐水溶液中静脉滴注 24h，以后视病情逐渐减量，一般使用 3~7d。每日 0.5~1.0g 静脉滴注，病情缓解后停用。

（3）降低周围组织对 TH 反应：选用 β 肾上腺素能受体阻断药，无心力衰竭者可给予普萘洛尔 30~50mg，6~8h 给药 1 次，或给予利舍平肌内注射。

（4）肾上腺皮质激素：氢化可的松 50~100mg 加入 5%~10% 葡萄糖溶液静脉滴注，每 6~8h 滴注 1 次。

（5）对症处理：首先应去除诱因，其次高热者予物理或药物降温；缺氧者给予吸氧；监护心、肾功能；防治感染及各种并发症。

五、常见护理问题

（一）潜在并发症——甲亢危象

（1）保证病室环境安静。

（2）严格按规定的时间和剂量给予抢救药物。

（3）密切观察生命体征和意识状态并记录。

（4）昏迷者加强皮肤、口腔护理，定时翻身、以预防压疮、肺炎的发生。

（5）病情许可时，教育患者及家属感染、严重精神刺激、创伤等是诱发甲亢的重要因素，应加以避免；指导患者进行自我心理调节，增强应对能力；提醒家属或病友要理解患者现状，应多关心、爱护患者。

（二）营养失调（altered nutrition）——与基础代谢率增高，蛋白质分解加速有关

1. 饮食　高糖类、高蛋白、高维生素饮食，提供足够热量和营养以补充消耗，满足高代谢需要。

成人每日总热量应在 12 000 ~ 14 000kJ，约比正常人高 50% 。蛋白质每日 1 ~ 2g/kg 体重，膳食中可以各种形式增加奶类、蛋类、瘦肉类等优质蛋白以纠正体内的负氮平衡。餐次以一日 6 餐或一日 3 餐中间辅以点心为宜。主食应足量。每日饮水 2 000 ~ 3 000mL，补偿因腹泻、大量出汗及呼吸加快引起的水分丢失，心脏病者除外，以防水肿和心力衰竭。忌食生冷食物，减少食物中粗纤维的摄入，调味清淡可改善排便次数增多等消化道症状。慎用卷心菜、花椰菜、甘蓝等致甲状腺肿的食物。

2. 药物护理　有效治疗可使体重增加，应指导患者按时按量规则服药，不可自行减量或停服。

3. 其他　定期监测体重、血 BUN 等。

（三）感知改变——与甲亢所致浸润性突眼有关

1. 指导患者保护眼睛　戴深色眼镜，减少光线和灰尘的刺激。睡前涂抗生素眼膏，眼睑不能闭合者覆盖纱布或眼罩，将角膜、结膜损伤、感染和溃疡的可能性降至最低限度。眼睛勿向上凝视，以免加剧眼球突出和诱发斜视。

2. 指导患者减轻眼部症状的方法　0.5% 甲基纤维素或 0.5% 氢化可的松溶液滴眼，可减轻眼睛局部刺激症状；高枕卧位和限制钠盐摄入可减轻球后水肿，改善眼部症状；每日做眼球运动以锻炼眼肌，改善眼肌功能。

3. 定期眼科角膜检查　以防角膜溃疡造成失明。

（四）个人应对无效——与甲亢所致精神神经系统兴奋性增高、性格与情绪改变有关

1. 解释情绪、行为改变的原因，提高对疾病认知水平　观察患者情绪变化，与患者及其亲属讨论行为改变的原因，使其理解敏感、急躁易怒等是甲亢临床表现的一部分，可因治疗而得到改善，以减轻患者因疾病而产生的压力，提高对疾病的认知水平。

2. 减少不良刺激，合理安排生活　保持环境安静和轻松的气氛，限制访视，避免外来刺激，满足患者基本生理及安全需要。忌饮酒、咖啡、浓茶，以减少环境和食物对患者的不良刺激。帮助患者合理安排作息时间，白天适当活动，避免精神紧张和注意力过度集中，保证夜间充足睡眠。

3. 帮助患者处理突发事件　以平和、耐心的态度对待患者，建立相互信任的关系。与患者共同探讨控制情绪和减轻压力的方法，指导和帮助患者处理突发事件。

六、健康教育

告诉患者有关甲亢的临床表现、诊断性试验、治疗、饮食原则及眼睛的防护方法。上衣宜宽松，严禁用手挤压甲状腺以免甲状腺受压后甲状腺激素分泌增多，加重病情。强调长期服用抗甲状腺药物的重要性，长期服用抗甲状腺药物者应每周查血常规 1 次。每日清晨卧床时自测脉搏，定期测量体重，脉搏减慢、体重增加是治疗有效的重要标志。每隔 1 ~ 2 个月门诊随访作甲状腺功能测定。出现高热、恶心、呕吐、大汗淋漓、腹痛、腹泻、体重锐减、突眼加重等症状提示可能发生甲亢危象应及时就诊。掌握上述自我监测和自我护理的方法，可有效地降低本病的复发率。

本病病程较长，多数经积极治疗后，预后良好，少数患者可自行缓解。心脏并发症可为永久性。放射性碘治疗、甲状腺手术治疗所致甲状腺功能减退症者需终身替代治疗。

（孙媛媛）

第三节　甲状腺功能减退症

甲状腺功能减退症（hypothyroidism，简称甲减），是由各种原因导致的低甲状腺激素血症或甲状腺激素抵抗而引起的全身性低代谢综合征。按起病年龄分为三型，起病于胎儿或新生儿，称为呆小病；起病于儿童者，称为幼年性甲减；起病于成年，称为成年性甲减。前两者常伴有智力障碍。

一、病因

1. 原发性甲状腺功能减退　由于甲状腺腺体本身病变引起的甲减，占全部甲减的 95% 以上，且

90%以上原发性甲减是由自身免疫、甲状腺手术和甲亢^{131}I治疗所致。

2. 继发性甲状腺功能减退症　由下丘脑和垂体病变引起的促甲状腺激素释放激素（TRH）或者促甲状腺激素（TSH）产生和分泌减少所致的甲减，垂体外照射、垂体大腺瘤、颅咽管瘤及产后大出血是其较常见的原因；其中由于下丘脑病变引起的甲减称为三发性甲减。

3. 甲状腺激素抵抗综合征　由于甲状腺激素在外周组织实现生物效应障碍引起的综合征。

二、临床表现

1. 一般表现　易疲劳、怕冷、体重增加、记忆力减退、反应迟钝、嗜睡、精神抑郁、便秘、月经不调、肌肉痉挛等。体检可见表情淡漠，面色苍白，皮肤干燥发凉、粗糙脱屑，颜面、眼睑和手皮肤水肿，声音嘶哑，毛发稀疏、眉毛外1/3脱落。由于高胡萝卜素血症，手脚皮肤呈姜黄色。

2. 肌肉与关节　肌肉乏力，暂时性肌强直、痉挛、疼痛，嚼肌、胸锁乳突肌、股四头肌和手部肌肉可有进行性肌萎缩。腱反射的弛缓期特征性延长，超过350ms（正常为240～320ms），跟腱反射的半弛缓时间明显延长。

3. 心血管系统　心肌黏液性水肿导致心肌收缩力损伤、心动过缓、心排血量下降。ECG显示低电压。由于心肌间质水肿、非特异性心肌纤维肿胀。左心室扩张和心包积液导致心脏增大，有学者称之为甲减性心脏病。冠心病在本病中高发。10%患者伴发高血压。

4. 血液系统　由于下述四种原因发生贫血：①甲状腺激素缺乏引起血红蛋白合成障碍；②肠道吸收铁障碍引起铁缺乏；③肠道吸收叶酸障碍引起叶酸缺乏；④恶性贫血是与自身免疫性甲状腺炎伴发的器官特异性自身免疫病。

5. 消化系统　厌食、腹胀、便秘，严重者出现麻痹性肠梗阻或黏液水肿性巨结肠。

6. 内分泌系统　女性常有月经过多或闭经。长期严重的病例可导致垂体增生、蝶鞍增大。部分患者血清催乳素（PRI）水平增高，发生溢乳。原发性甲减伴特发性肾上腺皮质功能减退和1型糖尿病者，属自身免疫性多内分泌腺体综合征的一种。

7. 黏液性水肿昏迷　本病的严重并发症，多在冬季寒冷时发病。诱因为严重的全身性疾病、甲状腺激素替代治疗中断、寒冷、手术、麻醉和使用镇静药等。临床表现为嗜睡、低体温（T＜35℃）、呼吸徐缓、心动过缓、血压下降、四肢肌肉松弛、反射减弱或消失，甚至昏迷、休克、肾功能不全危及生命。

三、实验室检查

1. 血常规　多为轻、中度正细胞正色素性贫血。

2. 生化检查　血清三酰甘油、总胆固醇、LDLC增高，HDL-C降低，同型半胱氨酸增高，血清CK、LDH增高。

3. 甲状腺功能检查　血清TSH增高、T_4、FT_4降低是诊断本病的必备指标。在严重病例血清T_3和FT_3减低。亚临床甲减仅有血清TSH增高，但是血清T_4或FT_4正常。

4. TRH刺激试验　主要用于原发性甲减与中枢性甲减的鉴别。静脉注射TRH后，血清TSH不增高者提示为垂体性甲减；延迟增高者为下丘脑性甲减；血清TSH在增高的基值上进一步增高，提示原发性甲减。

5. X线检查　可见心脏向两侧增大，可伴心包积液和胸腔积液，部分患者有蝶鞍增大。

四、治疗要点

1. 替代治疗　左甲状腺素（L-T_4）治疗，治疗的目标是将血清TSH和甲状腺激素水平恢复到正常范围内，需要终身服药。治疗的剂量取决于患者的病情、年龄、体重和个体差异。补充甲状腺激素，重新建立下丘脑-垂体-甲状腺轴的平衡一般需要4～6周，所以治疗初期，每4～6周测定激素指标。然后根据检查结果调整L-T_4剂量，直到达到治疗的目标。治疗达标后，需要每6～12个月复查1次激素指标。

2. 对症治疗　有贫血者补充铁剂、维生素 B_{12}、叶酸等胃酸低者补充稀盐酸，并与 TH 合用疗效好。

3. 黏液水肿性昏迷的治疗

（1）补充甲状腺激素：首选 TH 静脉注射，直至患者症状改善，至患者清醒后改为口服。

（2）保温、供氧、保持呼吸道通畅，必要时行气管切开、机械通气等。

（3）氢化可的松 200～300mg/d 持续静滴，患者清醒后逐渐减量。

（4）根据需要补液，但是入水量不宜过多。

（5）控制感染，治疗原发病。

五、护理措施

（一）基础护理

1. 加强保暖　调节室温在 22～23℃，避免病床靠近门窗，以免患者受凉。适当地使体温升高，冬天外出时，戴手套，穿棉鞋，以免四肢暴露在冷空气中。

2. 活动与休息　鼓励患者进行适当的运动，如散步、慢跑等。

3. 饮食护理　饮食以高维生素、高蛋白、高热量为主。多进食水果、新鲜蔬菜和含碘丰富的食物如海带等。桥本甲状腺炎所致甲状腺功能减退者应避免摄取含碘食物，以免诱发严重黏液性水肿。不宜食生凉冰食物，注意食物与药物之间的关系，如服中药忌饮茶。

4. 心理护理　加强与患者沟通，语速适中，并观察患者反应，告诉患者本病可以用替代疗法达到较好的效果，树立患者配合治疗的信心。

5. 其他　建立正常的排便形态，养成规律、排便的习惯。

（二）专科护理

1. 观察病情　监测生命体征变化，观察精神、神志、语言状态、体重、乏力、动作、皮肤情况，注意胃肠道症状，如大便的次数、性状、量的改变，腹胀、腹痛等麻痹性肠梗阻的表现有无缓解等。

2. 用药护理　甲状腺制剂从小剂量开始，逐渐增加，注意用药的准确性。用药前后分别测脉搏、体重及水肿情况，以便观察药物疗效；用药后若有心悸、心律失常、胸痛、出汗、情绪不安等药物过量的症状时，要立即通知医师处理。

3. 对症护理　对于便秘患者，遵医嘱给予轻泻剂，指导患者每天定时排便，适当增加运动量，以促进排便。注意皮肤防护，及时清洗并用保护霜，防止皮肤干裂。适量运动，注意保护，防止外伤的发生。

4. 黏液性水肿昏迷的护理

（1）保持呼吸道通畅，吸氧，备好气管插管或气管切开设备。

（2）建立静脉通道，遵医嘱给予急救药物，如 L-T_3，氢化可的松静滴。

（3）监测生命体征和动脉血气分析的变化，观察神志，记录出入量。

（4）注意保暖，主要采用升高室温的方法，尽量不给予局部热敷，以防烫伤。

（三）健康教育

1. 用药指导　告诉患者终身坚持服药的重要性和必要性以及随意停药或变更药物剂量的危害；告知患者服用甲状腺激素过量的表现，提醒患者发现异常及时就诊；长期用甲状腺激素替代者每 6～12 个月到医院检测 1 次。

2. 日常生活指导　指导患者注意个人卫生，注意保暖，注意行动安全。防止便秘、感染和创伤。慎用催眠、镇静、止痛、麻醉等药物。

3. 自我观察　指导患者学会自我观察，一旦有黏液性水肿的表现，如低血压、体温低于 35℃、心动过缓，应及时就诊。

（宋鲁燕）

第四节　亚急性甲状腺炎

一、疾病概述

亚急性甲状腺炎（subacute thyroiditis）在临床上较为常见。多见于20～50岁成人，但也见于青年与老年，女性多见，3～4倍于男性。

慢性淋巴细胞性甲状腺炎（chronic lymphocytic thyroiditis）又称桥本病（Hashimoto disease）或桥本甲状腺炎。目前认为本病与自身免疫有关，也称自身免疫性甲状腺炎。本病多见于中年妇女，有发展为甲状腺功能减退的趋势。

二、护理评估

（一）健康评估

1. 亚急性甲状腺炎　本病可能与病毒感染有关，起病前常有上呼吸道感染。发病时，患者血清中对某些病毒的抗体滴定度增高，包括流感病毒、柯萨奇病毒、腺病毒、腮腺炎病毒等。

2. 慢性淋巴细胞性甲状腺炎　目前认为本病病因与自身免疫有关。这方面的证据较多。本病患者血清中抗甲状腺抗体、包括甲状腺球蛋白抗体与甲状腺微粒体抗体常明显升高。甲状腺组织中有大量淋巴细胞与浆细胞浸润。本病可与其他自身免疫性疾病同时并存，如恶性贫血、舍格伦综合征、慢性活动性肝炎、系统性红斑狼疮等。本病患者的淋巴细胞在体外与甲状腺组织抗原接触后，可产生白细胞移动抑制因子。上述情况也可在Grave's病与特发性黏液性水肿患者中见到，提示三者有共同的发病因素。因此，Grave's病、特发性黏液性水肿与本病统称为自身免疫性甲状腺病。自身免疫性甲状腺病也可发生于同一家族中。

（二）临床症状与评估

1. 亚急性甲状腺炎

（1）局部表现：早期出现的最具有特征性的表现是甲状腺部位的疼痛，可先从一叶开始，以后扩大或转移到另一叶，或者始终局限于一叶。疼痛常向颌下、耳后或颈部等处放射，咀嚼或吞咽时疼痛加重。根据病变侵犯的范围大小，检查时可发现甲状腺弥漫性肿大，可超过正常体积的2～3倍；或在一侧腺体内触及大小不等的结节，表面不规则，质地较硬，呈紧韧感，但区别于甲状腺癌的坚硬感；病变部位触痛明显，周围界限尚清楚；颈部淋巴结一般无肿大。到疾病恢复期，局部疼痛已消失，急性期出现的甲状腺结节如体积较小可自行消失，如结节较大，仍可触及，结节不规则、坚韧、表面不平，周围界限清楚，无触痛。有些患者病变轻微，甲状腺不肿大或仅有轻微肿大，也可无疼痛。

（2）全身表现：早期，起病急骤，可有咽痛、畏寒、发热、寒战、全身乏力、食欲缺乏等。如病变较广泛，甲状腺滤泡大量受损，甲状腺素释放入血，患者可出现甲状腺功能亢进的表现，如烦躁、心慌、心悸、多汗、怕热、易怒、手颤等。有些患者病变较轻，仅有轻度甲亢症状或无甲亢症状。随着病情的发展，甲状腺滤泡内甲状腺素释放、耗竭，甲状腺滤泡细胞又尚未完全修复，患者可出现甲状腺功能减退症状，如乏力、畏寒、精神差、易疲劳等。随着甲状腺滤泡细胞的修复及功能恢复，临床表现亦逐渐恢复正常。

2. 慢性淋巴细胞性甲状腺炎

（1）局部症状：本病起病缓慢，甲状腺肿为其突出的临床表现，一般呈中度弥漫性肿大，仍保持甲状腺外形，但两侧可不对称，质韧如橡皮，表面光滑，随吞咽移动。但有时也可呈结节状，质较硬。甲状腺局部一般无疼痛，但部分患者甲状腺肿大较快，偶可出现压迫症状，如呼吸或咽下困难等。

（2）全身症状：早期病例的甲状腺功能尚能维持在正常范围内，但血清TSH可增高，说明该时甲状腺储备功能已下降。随着疾病的发展，临床上可出现甲状腺功能减退或黏液性水肿的表现。本病但也有部分患者甲状腺不肿大、反而缩小，而其主要表现为甲状腺功能减退。慢性淋巴细胞性甲状腺炎也可出现一过性甲状腺毒症，少数患者可有突眼，但程度一般较轻。本病可与 Grave's 病同时存在。

（三）辅助检查及评估

1. 亚急性甲状腺炎　早期血清 T_3、T_4 等可有一过性增高，红细胞沉降率明显增快，甲状腺摄碘率明显降低，血清甲状腺球蛋白也可增高；以后血清 T_3、T_4 降低，TSH 增高；随着疾病的好转，甲状腺摄碘率与血清 T_3、T_4 等均可恢复正常。

2. 慢性粒巴细胞性甲状腺炎

（1）血清甲状腺微粒体（过氧化物酶）抗体、血清甲状腺球蛋白抗体：明显增加，对本病有诊断意义。

（2）血清 TSH：可升高。

（3）甲状腺摄碘率：正常或增高。

（4）甲状腺扫描：呈均匀分布，也可分布不均或表现为"冷结节"。

（5）其他实验室检查：红细胞沉降率（ESR）可加速，血清蛋白电泳丙种球蛋白可增高。

（四）心理－社会评估

甲状腺炎患者由于甲状腺激素分泌增多、神经兴奋性增高，常表现为悲观、抑郁、恐惧，担心自己的疾病转化为甲亢；且本病易反复，有较长的服药史，容易失去战胜疾病的信心。

三、护理诊断

1. 疼痛　与甲状腺炎症有关。

2. 体温过高　与炎症性疾病引起有关。

3. 营养失调：低于机体需要量　与疾病有关。

4. 知识缺乏　与患者未接受或不充分接受相关疾病健康教育有关。

5. 焦虑　与疾病所致甲状腺肿大有关。

四、护理目标

（1）患者住院期间疼痛发生时能够及时采取有效的方法缓解。

（2）患者住院期间体温维持正常。

（3）患者住院期间体重不下降并维持在正常水平。

（4）患者住院期间能够复述对其进行健康教育的大多部分内容，能够说出、理解并能够执行，配合医疗护理有效。

（5）患者住院期间主诉焦虑有所缓解，对治疗有信心。

五、护理措施

（一）生活护理

嘱患者尽量卧床休息，减少活动，评估患者疼痛的程度、性质，可为患者提供舒适的环境，使其放松，教会患者自我缓解疼痛的方法如分散注意力等，必要时可遵医嘱给予止痛药缓解疼痛，注意观察用药后有无不良反应发生。

（二）病情观察

观察患者生命体征，主要是体温变化和心率变化。体温过高时采取物理降温，并按照高热患者护理措施进行护理，并注意监测降温后体温变化，嘱患者多饮水或其喜爱的饮料。

（三）饮食护理

嘱患者进食高热量、高蛋白质、高维生素并易于消化的食物，指导患者多摄入含钙丰富的食物，防止治疗期间药物不良反应引起的骨质疏松，同时对于消瘦的患者应每天监测体重。

（四）心理护理

多与患者接触、沟通，了解患者心理状况，鼓励患者说出不良情绪，给予开导，缓解患者焦虑情绪。

（五）用药护理

（1）亚急性甲状腺炎：轻症病例用阿司匹林、吲哚美辛等非甾体抗炎药以控制症状。阿司匹林 0.5 ~ 1.0g，每日 2 ~ 3 次，口服，疗程一般在 2 周左右。症状较重者，可给予泼尼松 20 ~ 40mg/d，分次口服，症状可迅速缓解，体温下降，疼痛消失，甲状腺结节也很快缩小或消失。用药 1 ~ 2 周后可逐渐减量，疗程一般为 1 ~ 2 个月，但停药后可复发，再次治疗仍有效。有甲状腺毒症者可给予普萘洛尔以控制症状。如甲状腺摄碘率已恢复正常，停药后一般不再复发。少数患者可出现一过性甲状腺功能减退；如症状明显，可适当补充甲状腺制剂。有明显感染者，应做有关治疗。

（2）慢性淋巴细胞性甲状腺炎：早期患者如甲状腺肿大不显著或症状不明显者，不一定予以治疗，可随访观察。但若已有甲状腺功能减退，即使仅有血清 TSH 增高（提示甲状腺功能已有一定不足）而症状不明显者，均应予以甲状腺制剂治疗。一般采用干甲状腺片或左旋甲状腺素（L – T$_4$），剂量视病情反应而定。宜从小剂量开始，干甲状腺片 20mg/d，或 L – T$_4$25 ~ 50μg/d，以后逐渐增加。维持剂量为干甲状腺片 60 ~ 180mg/d，或 L – T$_4$ 100 ~ 150μg/d，分次口服。部分患者用药后甲状腺可明显缩小。疗程视病情而定，有时需终身服用。

（3）伴有甲状腺功能亢进的患者，应予以抗甲状腺药物治疗，但剂量宜小，否则易出现甲状腺功能减退。一般不采用放射性碘或手术治疗，否则可出现严重黏液性水肿。

（4）糖皮质激素虽可使甲状腺缩小与抗甲状腺抗体滴定度降低，但具有一定不良反应，且停药后可复发，故一般不用。但如甲状腺迅速肿大或伴有疼痛、压迫症状者，可短期应用以较快缓解症状。每日泼尼松 30mg，分次口服。以后逐渐递减，可用 1 ~ 2 个月。病情稳定后停药。

（5）如有明显压迫症状，经甲状腺制剂等药物治疗后甲状腺不缩小，或疑有甲状腺癌者，可考虑手术治疗，术后仍应继续补充甲状腺制剂。

用药期间注意观察患者使用激素治疗后有无不良反应的发生，注意患者的安全护理。

（六）健康教育

评估患者对疾病的知识掌握程度以及学习能力，根据患者具体情况制订合理的健康教育计划并有效实施，帮助患者获得战胜疾病的信心。

（宋鲁燕）

第五节　甲状旁腺功能减退症

一、疾病概述

甲状旁腺功能减退（简称甲旁减）是指甲状腺激素（PTH）分泌过少和（或）效应不足引起的一组临床综合征。临床常见类型有特发性甲旁减、原发性甲旁减、低血镁性甲旁减，少见的类型包括假性甲旁减等。其临床特点是手足搐搦、癫痫样发作、低钙血症和高磷血症。长期口服钙剂和维生素 D 制剂可使病情得到控制。

二、护理评估

（一）健康评估

评估患者的年龄、性别，了解患者有无颈部手术史；有无颈部放疗史；有无手足麻木、刺痛感；有无抽搐史。甲状旁腺功能不全（hypopathyroidism）简称甲旁低，其原因如下。

1. 先天性甲状旁腺发育不全或未发育

(1) 伴有胸腺发育缺损或其他第三、四咽弓发育缺陷者，尚可有第一、五咽弓发育异常及其他内脏器官的发育畸形（Di – George 综合征）。

(2) 伴有染色体异常：第 18 对或第 16 对常染色体呈环形。

(3) 单纯缺损。

2. 暂时性甲状旁腺功能减低

(1) 早期新生儿低血钙脐血 PTH 水平低，至第 6 天才增长 1 倍，达正常小儿水平；生后 12 ~ 72 小时常有低血钙。尤多见于早产儿、糖尿病母亲所生的出生时有窒息的新生儿。

(2) 晚期新生儿低血钙：生后 2 ~ 3 天至 1 周，低血钙的出现可受牛奶喂养的影响，人奶喂养者少见，因人奶中含磷 4.8 ~ 5.6mmol/L（150 ~ 175mg/L），而牛奶含磷 32.2mmol/L（1 000mg/L）。摄入磷高而肾脏滤过磷相对较低，因此产生高血磷低血钙。

(3) 酶成熟延迟：见于某些 1 ~ 8 周婴儿，由于酶的未成熟，不能将所生成的前甲状旁腺素原（prepro PTH）或甲状旁腺素原（pro PTH）裂解成有生物活性的 PTH 释放入血，或由于腺细胞的胞吐作用障碍，不能释放出细胞，因此 PTH 低下或 PTH 生物活性不足。

(4) 母亲患甲状旁腺功能亢进：胚胎期间受母体血中高血钙影响，新生儿甲状旁腺受到抑制，出生后可表现为暂时性甲状旁腺功能减低，可持续数周至数月之久。

3. 家族性伴性隐性遗传性甲旁低　曾有兄弟两人患此症而死于车祸，尸解时发现无甲状旁腺，因此认为 X 染色体上某些基因可调节甲状旁腺的胚胎发育。甲旁低亦可有散发性，或呈常染色体显性或隐性遗传，或男性遗传男性。

4. 特发性甲旁低　可见于各种年龄，原因不明，可能为自身免疫性疾病，常合并其他自身免疫性疾病如艾迪生病、桥本病、甲亢、恶性贫血或继发白色念珠菌病等。1/3 以上的患儿血中可查到抗甲状旁腺抗体。

5. 外科切除或甲状旁腺受损伤　甲状腺次全切除术时将甲状旁腺切除或损伤，如系部分切除或供血暂时不足者数周后可自行恢复，如大部分或全部被切除则为永久性功能不全。颈部炎症或创伤亦可使甲状旁腺受损。再如浸润性病变，肿瘤亦可破坏甲状旁腺。

6. PTH 分子结构不正常　又称假性特发性甲旁低，PTH 数值虽然正常或增高，但无生理活性，临床表现与甲旁低同。注射外源性有活性的 PTH 可矫正其钙、磷异常。

7. 靶组织对 PTH 反应不敏感　①假性甲旁低 I 型。②假性甲旁低 II 型。③假性甲旁低伴亢进症（纤维囊性骨炎）。

（二）临床症状及评估

1. 神经肌肉表现

(1) 手足搐搦：表现为反复发作。发作前常有手指、脚趾及口周感觉异常，局部发麻、蚁行感及肌肉刺痛感等先兆症状。发作时手足及面肌麻木、痉挛，继而出现手足搐搦。典型者表现为双侧拇指内收，掌指关节屈曲，指间关节伸展，腕、肘关节屈曲，形成"助产士"手。同时，双足亦呈强直性伸展，膝、髋关节屈曲。新生儿患者主要表现为手足搐搦。对隐匿型手足搐搦患者应注意观察 Chovstek 和 Irousseau 征阳性。由于甲旁减主要改变是低血钙和高血磷，而低血钙又与神经肌肉兴奋性密切相关，故长期或反复手足搐搦的病史是甲旁减临床诊断的重要线索。

(2) 癫痫发作：发生率仅次于手足搐搦。可表现为典型癫痫大、小发作，亦可局限性发作，少数则以癫痫为首发或唯一表现而易致误诊。重者还可见腕踝痉挛、喉哮鸣及抽搐。其发生机制不明，可能与低血钙使脑组织发生病理性水潴留，或激发原有的致痫因素有关。

(3) 异位钙化：约有 2/3 患者可出现颅内基底节钙化，多见特发性甲旁减及假性甲旁减。基底节钙化与低血钙可引起锥体外系症状，如帕金森症或舞蹈病。纠正低血钙上述症状可减轻或消失。若异位钙化出现在骨、关节或软组织周围，则形成骨赘，引起关节强直和疼痛等。

(4) 颅内高压及视盘水肿：少数患者可有假性脑瘤的临床表现，出现视野缺损、头痛、嗜睡、视盘水肿和颅高压，但无脑瘤引起的眼、脑定位性症状和体征。可能与低血钙致血管渗透性增加有关，补钙治疗后症状可消失。

2. 精神异常表现　轻者表现为易激动、烦躁、恐惧、失眠，重者出现妄想、幻觉、人格改变、谵妄或痴呆。其发生可能与钙磷代谢异常影响神经递质释放、树突电位改变、轴突冲动传导减慢有关。

3. 外胚层组织营养变形表现　患者常见皮肤干燥、粗糙或脱屑，毛发稀少或脱落，指（趾）甲改变等外胚层组织营养变形症状。由于晶状体阳离子转运受阻而混浊，临床出现白内障。儿童患者可见齿发育不良。

4. 骨骼改变　病程长、病情重的患者表现为骨骼疼痛，腰和髋部疼痛。

5. 胃肠道功能紊乱　有恶心、呕吐、腹痛和便秘。

6. 其他表现

（1）特发性甲旁减：①神经性耳聋；②肾发育不良；③先天性胸腺萎缩所致免疫缺陷；④其他内分泌腺功能异常，如肾上腺皮质功能减退、甲状腺功能异常、性发育缺陷等；⑤指甲和口腔并发白色念珠菌感染；⑥心肌损害、心律失常及心衰等。

（2）假性甲旁减：①Albright 遗传性骨营养不良（AHO）：表现为身材矮胖、圆脸、颈短、盾状胸廓、短指趾畸形（常见第 4、5 指趾），拇指末节短而宽，其指甲横径大于纵径，即 Murder 拇指。②骨骼病变：出现骨质疏松或纤维性囊性骨炎、骨骼疼痛及反复病理性骨折等。

（三）辅助检查及评估

1. 血钙、磷测定　正常成年人血清总钙值为 2.2 ~ 2.7mmol/L（8.8 ~ 10.9mg/dl），血游离钙值为（1.18 ± 0.05）mmol/L；正常成年人血清磷浓度为 0.97 ~ 1.45mmol/L（3 ~ 4.5mg/dl），儿童为 1.29 ~ 2.10mmol/L（4.0 ~ 6.5mg/dl）。患者血清钙多 <2.0mmol/L，严重者可降至 1.0mmol/L；血清无机磷 >1.61 或 1.94mmol/L。

2. 血清碱性磷酸酶（ALP）及其同工酶　可正常或稍低。

3. 血 PTH　正常人血 PTH 范围为 24 ~ 36pmol/L。原发性甲旁减患者血 PTH 多数低于正常，亦可在正常范围；而假性甲旁减患者则血 PTH 可正常或高于正常人范围。

4. 尿钙、磷排量　我国正常成年人随意饮食时尿钙排量为每天 1.9 ~ 5.6mmol（75 ~ 225mg）。若患者用低钙饮食 3 ~ 4 天后 24 小时尿钙排量 >4.99mmol 即为升高；由于尿磷排量受饮食等因素影响，故对诊断的意义不如尿钙排量，只能作为初筛试验。

5. 环磷酸腺苷（cAMP）　cAMP 是目前已被公认的细胞内第二信使物质之一，其浓度取决于细胞膜上的腺苷环化酶和磷酸二酯酶的活性，并需要 PTH 参与。

6. PTH 刺激试验　肌内注射外源性 PTH 后检测尿磷及尿 cAMP 排量，正常人尿磷排量可增加 5 ~ 10 倍以上。

7. 基因诊断　根据临床病史特征，选择性进行相关基因某些已知缺陷筛查 PTH、GATA3、AIRE、CASR 及 GNAS1 基因等。

8. EEG 检查　癫痫发作时的异常特点为，各导联基础节律持续广泛的慢波化，并突发性高电位慢波、过度呼气时慢波成分增加等。

9. X 线检查　基本变化主要包括为骨质疏松、骨质软化与佝偻病、软组织钙化与骨化等表现。①骨质疏松：呈现为普遍性骨小梁数目减少、变细，骨皮质变薄，骨质吸收脱钙，骨质稀疏。颅骨变薄，出现多发性斑点状透亮区，毛玻璃样或颗粒状，少数见局限性透亮区，可见虫蚀样骨质吸收。四肢长骨的生长障碍线明显，处于生长发育期的患者可出现干骺端的宽阔钙化带。②骨质软化：儿童患者主要表现为似佝偻病损害的骨骺端膨大变形，以及具有特征的假性骨折（Looser 带）。由于骨骼处于生长发育期，在 X 线片上可见许多特殊征象：早期为骨骺板临时钙化带不规则、变薄或模糊，干骺端凹陷。当临时钙化带消失后干骺端变宽伴毛刷状高密度影。③软组织钙化：表现为密度高、边缘锐利的斑点状、颗粒状、环状或线条状浓影。如能见到骨小梁结构则被称为软组织骨化。

10. MRI　本项目检查常被用于甲状旁腺扫描，腺体发育与否，腺体的大小、定位及其性质，并可检出84％的异位甲状旁腺腺体。

11. 颅脑CT 可见以基底节为中心的双侧对称性、多发性、多形性脑钙化的特点。除苍白球外，可广泛分布于壳核、尾状核、小脑齿状核、丘核、内囊及脑皮质、白质等处。

（四）心理－社会评估

疾病对心理－社会的影响表现为疾病本身多伴有精神兴奋、情感不稳定、易激惹或情绪淡漠、抑郁、失眠、自我贬低等症状，并可因其慢性病程和长期治疗而出现焦虑、性格变态，终致个人应对能力下降、家庭和人际关系紧张、社交障碍、自我概念紊乱等心理－社会功能失调。

评估时应重点询问患者的职业、经济和婚姻状况、发病前有无过度紧张或精神创伤，发病后有无自我概念、精神或情绪状态的改变及其程度，对疾病的认知水平，家庭及人际关系处理方式等，全面了解患者的心理－社会状况，为制订整体护理计划做准备。

三、护理诊断

1. 疼痛　与神经肌肉应激性增高和骨骼改变有关。
2. 有外伤的危险　与抽搐时自我保护能力下降有关。
3. 感知的改变　与神经精神症状有关。
4. 自我形象紊乱　与外胚层组织营养变性有关。
5. 营养失调：低于机体需要量　与胃肠功能紊乱有关。
6. 个人应对无效　与激素分泌功能异常所致个人心理－社会功能失调有关。
7. 潜在并发症　电解质紊乱。

四、护理目标

（1）患者自诉疼痛症状改善。
（2）患者恐惧等精神神经症状减轻。
（3）无外伤史。
（4）患者能正确认识身体外表的改变。
（5）无营养失调发生。
（6）患者了解疾病的基本知识。

五、护理措施

（一）一般护理

（1）告知患者所用药物名称、作用、剂量和服用方法；教育患者知道药物治疗的不良反应，激素过量或不足的表现，以及时就医调整剂量。

（2）教育患者了解同所患疾病有关的实验室检查方法、过程和注意事项，指导患者按实验要求配合检查以确保实验结果的可靠性。

（3）有无皮肤干燥、粗糙，有无毛发稀疏、脱落或多毛及其毛发分布情况；有无知识缺乏，即所患内分泌疾病的有关知识缺乏。

（二）饮食护理

（1）给予患者清淡易消化饮食，注意各种营养的搭配。

（2）限制磷的摄入，给予无磷或低磷饮食；避免高磷食物，如粗粮、豆类、奶类、蛋黄、莴苣、奶酪等。

（3）注意食物的色、香、味；少量多餐，减少胃肠道反应。

（三）急性期护理

（1）患者发生手足搐搦时，医护人员不要惊慌，沉着冷静回给患者安全感。

（2）加床栏，并在床旁保护；保持呼吸道的通畅，防止抽搐时因分泌物引起窒息，必要时使用牙垫，防止舌咬伤。

（3）房间保持安静，避免刺激引起患者再次的抽搐。各种操作应集中进行，避免不必要的刺激。

（4）遵医嘱给予钙制剂和镇静药，并观察用药反应。防止发生药物副作用。

（5）密切观察病情变化，防止并发症的发生。

（四）间歇期的护理

（1）病室保持清洁，注意皮肤、口腔的护理，保持头发的清洁，减少脱发。

（2）告知患者所用药物名称、作用、剂量和服用方法；教育患者知道药物治疗的不良反应。

（3）轻症的甲旁减患者经补钙、限磷后，血清钙可以基本正常，症状得到控制；较重者要加用维生素D制剂，从小剂量开始，逐渐增加，以后逐渐调停，直至手足搐搦症状减轻，要告诉患者不要轻易地增减量，要按照医嘱进行服药。

（4）补镁的护理，对于伴有低镁患者，应立即补充，纠正低镁血症后低钙血症随即纠正，在使用过程中护士应密切观察患者的生命体征。

（五）心理护理

（1）情感支持：患者亲属的态度及护士的言行举止对患者的自我概念变化有着重要作用。护士应在患者亲属的理解和协助下，以尊重和关心的态度与患者多交谈，鼓励患者以各种方式表达形体改变所致的心理感受，确定患者对自身改变的了解程度及这些改变对其生活方式的影响，接受患者交谈中所呈现的焦虑和失落，使患者在表达感受的同时获得情感上的支持。

（2）提高适应能力：与患者一起讨论激素水平异常是导致形体改变的原因，经治疗后随激素水平恢复至正常或接近正常、形体改变可得到改善或复原，消除患者因形体改变而引起的失望与挫折感以及焦虑与害怕的情绪，正确认识疾病所致的形体外观改变，提高对形体改变的认识和适应能力。

（3）指导患者改善身体外观的方法，如衣着合体和恰当的修饰等；鼓励患者参加正常的社会交往活动。

（4）对举止怪异、有人格改变的患者要加强观察，防止意外。

（六）健康教育

（1）让患者正确认识疾病，坚持遵医嘱服药，不要随意地增减量。如有不适，应尽快就诊。服药期间监测电解质平衡，防止发生电解质紊乱。

（2）告知患者应适当地调节自己的不良情绪，积极向上的心态有助于疾病的康复。

（3）告知患者的家属要给予患者心理上的支持，并学会观察用药过程中出现的不良反应，及时就诊。

（宋鲁燕）

第六节 甲状旁腺功能亢进症

一、疾病概述

原发性甲状旁腺功能亢进（primary hyperparathyroidism，简称甲旁亢）是由于甲状旁腺本身疾病引起的甲状旁腺素（parathyroid hormone，PTH）合成、分泌过多。其主要靶器官为骨和肾，对肠道也有间接作用。表现为骨吸收增加的骨骼病变、肾结石、高钙血症和低磷血症等一种内分泌性疾病。

甲旁亢在欧美多见，仅次于DM和甲状腺功能亢进症是内分泌疾病的第三位，在我国较少见。1970年以后采用血钙筛选，本病每年发现率较前增加4～5倍。女性多于男性，约2：1～4：1。近年来发现老年人发病率高，儿童较少见，可能和遗传有关，需除外多发性内分泌腺瘤Ⅰ型或Ⅱ型。

二、护理评估

（一）健康评估

甲旁亢病因尚不明了，部分患者是家族性多发性内分泌腺瘤（multiple endocrine neoplasia，MEN），为常染色体显性遗传。有作者报道，颈部放疗后11%～15%的患者发生良性和恶性的甲状腺和甲状旁腺肿物。本病的发生与遗传和放疗的确切关系还需进一步研究。

PTH其主要靶器官为骨和肾，对肠道也有间接作用。PTH的生理功能是调节体内钙的代谢并维持钙和磷的平衡，它促进破骨细胞的作用，使骨钙（磷酸钙）溶解释放入血，致血钙和血磷浓度升高。当其血中浓度超过肾阈时，便经尿排出，导致高尿钙和高尿磷。PTH同时能抑制肾小管对磷的回收，使尿磷增加、血磷降低。因此当发生甲旁亢时，可出现高血钙、高尿钙和低血磷，引起钙、磷和骨代谢紊乱及甲状旁腺激素分泌增多导致的一系列症状和体征。护士要询问患者是否有骨折史、骨畸形、骨关节痛、食欲缺乏、腹胀、便秘、恶心、呕吐、消化道溃疡史，是否反复发生泌尿系结石、慢性胰腺炎等。此外，护士还需询问女性已产妇患者，新生儿出生时是否有低钙性手足抽搐。部分患者系多发性内分泌腺瘤，护士要询问其家族是否有类似疾病的发生。

（二）临床症状及评估

1. 高钙血症 ①中枢系统方面：记忆力减退、情绪不稳定、个性改变、淡漠、消沉、烦躁、多疑多虑、失眠、情绪不稳定和突然衰老。②神经肌肉系统方面：患者易疲劳、四肢肌肉无力、重者发生肌萎缩（钙浓度与神经肌肉兴奋性呈反比）。③钙沉着：沉积于肌腱导致非特异性关节痛，常累及手指关节，有时主要在近端指间关节，沉积于皮肤可导致皮肤瘙痒。④高钙危象：血钙 > 4.5mmol/L（14mg/dl）时，患者可表现为极度衰竭、厌食、恶心、呕吐、严重脱水、烦躁、嗜睡、昏迷，甚至诱发室性心律失常而导致猝死。

2. 骨骼病变 典型病变为破骨或成骨细胞增多、骨质吸收，呈不同程度的骨质脱钙，结缔组织增生构成纤维性囊性骨炎。严重时引起多房囊肿样病变及"棕色瘤"，易发生病理性骨折及骨畸形。主要表现为广泛的骨关节疼痛，伴有明显压痛，多由下肢和腰部开始逐渐发展至全身，以至活动受限、卧床不起、翻身困难等。重者有骨畸形，如胸廓塌陷变窄、椎骨变形、骨盆畸形、四肢弯曲和身材变矮。约50%以上的患者有自发性病理性骨折和纤维囊性骨炎。国内报道的病例80%以骨骼病变表现为主。X线表现指骨内侧骨膜下皮质吸收和颅骨斑点状脱钙有诊断意义。

3. 泌尿系统症状 由于血钙过高致有多量钙自尿排出，患者常诉多尿、烦渴、多饮，尿结石发生率也较高，一般在60%～90%，临床上有肾绞痛、血尿或继发尿路感染，反复发作后可引起肾功能损害甚至可导致肾功能衰竭。本病所致的尿结石的特点为多发性、反复发作性、双侧性，结石常具有逐渐增多、增大等活动性现象，连同肾实质钙盐沉积，对本病具有诊断意义。肾小管内钙盐沉积和钙质盐沉着可引起肾衰竭，在一般尿结石患者中，约有2%～5%由本病引起。

4. 消化道症状 胃肠道平滑肌张力降低，胃蠕动缓慢引起食欲缺乏、便秘、腹胀、恶心、呕吐、上腹痛等症状。部分患者伴有十二指肠溃疡病，可能与血钙过高刺激胃黏膜分泌促胃液素有关。如同时伴有胰岛促胃液素瘤，如卓-艾综合征（Zollinger-Ellison syndrome），则消化性溃疡顽固难治，5%～10%患者可伴有多发性胰腺炎，原因未明，可能因胰腺有钙盐沉着、胰管发生阻塞所致。

（三）辅助检查及评估

1. 实验室检查

（1）血钙：甲状旁腺功能亢进时血清总钙值呈现持续性升高或波动性升高，少数患者血清总钙值持续正常，因此需多次测定较为可靠，正常人血总钙值为2.2～2.7mmol/L（8.8～10.9mg/dl），血游离钙值为（1.18±0.05）mmol/L。合并维生素D缺乏、骨质软化症、肾功能不全、胰腺炎、低蛋白血症的甲亢患者，血清总钙值正常，但游离钙常增多。

（2）血磷：正常值成人为0.97～1.45mmol/L（3～4.5mg/dl）儿童为1.29～2.10mmol/L（4～

6.5mg/dl）。低磷血症是本病的特点之一，但在肾功能不全、肾小球滤过率降低时，血清磷可正常或升高。

（3）血清 PTH：甲旁亢患者80%～90%有 PTH 水平增高。血 PTH 增高的程度与血钙浓度、肿瘤大小和病情严重程度相平行。

（4）血清碱性磷酸酶（ALP）：正常值为 34～107U/L。甲旁亢，排除肝胆系统的疾病存在，则 ALP 水平增多。骨病愈严重，血清 ALP 值愈高。

（5）血清抗酒石酸酸性磷酸酶（tartrate resistance acid phosphatase，TRAP）：在骨吸收和骨转换增高时，血清 TRAP 浓度增高。在本病中血清 TRAP 常成倍增高，手术治疗如成功，可于术后 1～2 周内明显下降，甚至达正常。北京协和医院一组正常值为（7.2±1.9）U/L。

（6）24 小时尿钙：24 小时尿钙排泄量增加。主要由于血钙过高后肾小管滤过增加，尿钙也增多。高尿钙血症为 24 小时尿钙排量 >6.25mmol（女性）和 >7.5mmol（男性）。但尿钙排泄量可受维生素 D 和日光照射强弱以及有无尿结石等许多因素影响，故估价尿钙意义时应做具体分析。收集尿时应予酸化，以免钙盐沉淀影响结果。

（7）尿羟脯氨酸排量：甲旁亢时尿羟脯氨酸排泄增多，系骨质吸收较灵敏指标。北京协和医院内分泌科实验室尿羟脯氨酸正常值为（20±11）mg/24h。

2. X 线检查　普遍性骨质脱钙、骨质疏松，常为全身性，以胸腰椎、扁骨、掌骨和肋骨最显著，表现为密度减低、骨小梁减少，皮质变薄呈不均匀板层状，或骨小梁粗糙呈网状结构。少数患者尚可出现骨硬化和异位钙化。这种骨骼的多形性改变，可能与甲状旁腺激素对破骨细胞和成骨细胞的作用、降钙素的代偿和病变的腺体呈间歇性活动有关。X 线片中尚可见到多发性反复发生的尿结石及肾钙盐沉着症，对诊断均有价值。

3. 骨密度测定　甲旁亢时骨密度降低。

4. 其他定位检查

（1）颈部超声检查。

（2）颈部和纵隔 CT 扫描：对于前上纵隔腺瘤的诊断符合率为 67%。

（3）放射性核素检查：可检出 1cm 以上病变。

（4）选择性甲状旁腺静脉取血测 iPTH：血 iPTH 的峰值能反映病变甲状旁腺的位置。

（四）心理 - 社会评估

此病患者由于疾病所致高钙血症、可出现记忆力减退、情绪不稳、个性的改变等，护士应在监测水、电解质同时，关注患者情绪变化，给予安慰、鼓励，建立信任。

三、护理诊断

1. 疼痛　肌痛、骨骼痛与肌肉痉挛、骨吸收增加有关。

2. 皮肤完整性受损　与骨痛长期卧床、营养状况改变有关。

3. 便秘　与胃肠道平滑肌张力降低有关。

4. 躯体移动障碍　与骨骼变化引起活动范围受限有关。

5. 活动无耐力　与血钙浓度增高，降低了神经肌肉兴奋性有关。

6. 生活自理能力缺陷　与骨骼变化、活动受限有关。

7. 有受伤的危险　与骨质疏松、骨关节变形有关。

8. 维持健康能力改变　与日常体力活动不足有关。

9. 社交障碍　与骨骼变形、活动受限有关。

10. 知识缺乏　缺乏骨质疏松及相关知识。

11. 潜在并发症：高钙危象　与 PTH 分泌增多使骨钙溶解吸收入血有关。

四、护理目标

（1）保证患者足够的营养摄入，掌握适宜的运动方式，能合理搭配饮食，保证钙的需求。

（2）患者症状及不适主诉缓解。

（3）护士识别高钙危象的症状和体征。

（4）患者能正确对待疾病，能说出药物的使用方法、剂量和不良反应，积极配合治疗。

（5）患者促进正常排便。

（6）增进患者自我照顾能力。

（7）护理中维护患者安全。

（8）防止骨折等并发症的发生。

（9）能坚持服药，定期复诊。

（10）使患者了解有关疾病的相关知识。

五、护理措施

（一）一般护理

定时评估血压、心率、脉搏、呼吸频率的变化。避免环境寒冷，提高室温，增加被服，避免穿堂风。保持患者床单位干净、整洁，预防患者感染、压疮的发生。

（二）饮食护理

适度摄取蛋白质和脂肪，因高蛋白质食物和高脂肪食物会增加尿钙的排出而影响钙质的吸收。戒烟戒酒，避免摄入过多的咖啡因。

（三）病情观察

血清钙、骨密度、尿钙磷检测。注意观察患者是否有厌食、恶心、呕吐、便秘、头晕、记忆力减退、精神萎靡、表情淡漠、昏睡、心律失常、心电图异常改变等高钙危象的表现。鼓励患者多饮水，并准确记录出入量，每天检测体重，保持出入量的平衡，预防心衰的发生。

（四）疼痛的护理

有骨痛的患者可指导其使用硬板床，取仰卧位或侧卧位，卧床休息数天到一周，可缓解疼痛。对疼痛部位给予湿热敷，可促进血液循环、减轻肌肉痉挛、缓解疼痛。给予局部肌肉按摩，以减少因肌肉僵直所引发的疼痛。药物的使用包括止痛剂、肌肉松弛剂或抗炎药物等。

（五）活动与安全

让患者参与活动，并提高活动的兴趣。保证环境安全，防止跌倒，保证楼梯有扶手、梯级有防滑边缘、房间与浴室的地面干燥、灯光明暗适宜、过道避免障碍物等。加强日常生活护理，对行动不便者，将日常所需物品如茶杯、热水壶、呼叫器等放置床边，以利患者取用，指导患者维持良好姿势，且在改变姿势时动作应缓慢，必要时建议患者使用手杖或助行器，以增加其活动时的稳定性，衣服和鞋穿着应合适，以利于运动。加强巡视，尤其在患者洗漱及用餐时间，护士应加强意外的预防。如患者使用利尿剂或镇静剂后，要严密注意其频繁如厕或精神恍惚而发生意外。

（六）排便护理

鼓励患者多活动，以刺激肠蠕动、促进排便。每日液体摄入量应在2 000mL，可以根据患者的个人喜好和习惯安排摄入液体的种类和时间。例如，对于限制热量的患者可摄入不含热量或热量低的液体。适当增加食物中纤维素的补充，如各种绿色蔬菜、水果等。指导患者进行腹部按摩，以增强肠蠕动，必要时遵医嘱给予缓泻剂，观察并记录患者排便的色、量、性质等情况。

（七）用药护理

在应用扩容、利尿类药物前，护士应评估患者的心功能，观察血压、心律、心率、呼吸的深度、频率及皮肤的颜色等，并注意用药前后体重的变化，防止心衰。使用双磷酸盐类药物时应选择大血管并观察体温的变化，因双磷酸盐可引起发热、肌痛等不良反应。

（八）围手术期护理

有症状或有并发症的原发性甲状旁腺功能亢进一般宜手术治疗。手术的适应证：血钙水平较正常高限增高 1mg/dl 或 0.25mmol/L 以上；明显骨骼病变；肾结石；甲状旁腺功能亢进危象；尿钙排量明显增多（10mmol/24h 或 400mg/24h）；骨密度降低；年龄小于 50 岁者等。多数为腺瘤，可做腺瘤摘除；如为腺癌，宜做根治手术。

甲状旁腺手术后可出现低钙血症，轻者手、足、唇、面部发麻，重则手足抽搐。低钙血症可开始于术后 24 小时内，血钙最低值出现在手术后 4～20 天。大部分患者在 1～2 个月之内血钙可恢复至 2mg/dl（8mmol/L）。发生低血钙后，立即口服乳酸钙或葡萄糖酸钙；手足抽搐明显者可缓慢静脉注射 10% 葡萄糖酸钙 10～20mL；难治顽固性低钙血症可静脉点滴葡萄糖酸钙于 5% 或 10% 葡萄糖液内。补充钙量是否足够，视神经肌肉应激性和血钙值两方面加以衡量。

（九）心理护理

多与患者交流，选择患者感兴趣的话题；鼓励患者参加娱乐活动，调动参加活动的积极性；安排患者听轻松的、愉快的音乐，使其心情愉快；嘱患者家属多关心患者，使患者感到温暖和关怀，以增强其自信心；协助患者及家属重新定位患者的角色与责任，以利于患者的康复；给患者安排社交活动的时间，减轻患者孤独感。

（十）甲状旁腺危象的护理

补充生理盐水，纠正脱水补充血容量，而且可因多量钠自尿中排出，促使钙也排出。根据脱水程度，每天可给予液体 4 000～6 000mL 静脉滴注，注意监测心、肾功能。

补充血容量的基础上应用利尿剂如呋塞米，促使钙排出。禁用可减少钙排出的噻嗪类利尿剂。有些利尿剂可造成钾和镁的丢失，应监测血电解质，适当补充。

（十一）健康教育

教导患者均衡饮食的重要性，合理饮食，并每天坚持合理的户外活动，运动要循序渐进、持之以恒。合理告知家庭成员注意家庭安全对患者的影响。

（宋鲁燕）

第七节　肾上腺皮质功能减退症

一、疾病概述

肾上腺皮质功能减退症（hypofunction of the adrenal gland）是由于体内 ACTH 分泌不足、下丘脑 – 垂体功能紊乱或肾上腺完全或部分受损引起的肾上腺分泌激素减少。按病因可分为原发性和继发性，按病程可分为慢性和急性。急性肾上腺皮质功能减退又称肾上腺危象，多表现为循环衰竭、高热、胃肠功能紊乱、惊厥、昏迷等症状，病势凶险，须及时抢救。

本病临床上呈衰弱无力、体重减轻、色素沉着、血压下降等综合征。患者以中年及青年为多，年龄大多在 20～50 岁，男、女性患病率几乎相等，原因不明者以女性为多。

二、护理评估

（一）健康评估

急性肾上腺功能减退症常由于肾上腺急性感染、出血、双侧肾上腺静脉血栓形成所致，也可见于原有慢性肾上腺皮质功能减退症加重，长期应用大剂量肾上腺皮质激素治疗后或双侧肾上腺手术切除后发生。

原发性慢性肾上腺皮质功能减退症又称 Addison 病，是由于双侧肾上腺自身免疫、结核或真菌等严重感染、肿瘤浸润等严重破坏，或由于双侧大部分切除或全部切除导致肾上腺皮质激素分泌不足。

继发性肾上腺皮质功能减退症有许多症状和体征与 Addison 病患者相同。但色素沉着不典型，因为 ACTH 和相关肽的水平较低。当出现严重脱水、低钠血症和高钾血症时，诊断为肾上腺皮质功能减退症，这是由盐皮质激素严重不足所导致的。

护士在评估患者时应了解患者疾病诱发因素，如既往有无结核感染史、有无长期服用激素治疗、外伤史及手术史等。

（二）临床症状观察及评估

1. 循环系统　患者可出现直立性晕厥、头晕、眼花、低血氧、体温过低；休克、低血钠。

2. 消化系统　由于各种消化酶和消化液减少，因而患者可出现食欲减退、消化不良、喜食咸食、体重下降、恶心、呕吐、低血钠、低血钾，有的伴有腹泻或便秘。

3. 乏力消瘦　本病的早期症状之一，其程度与病情轻重平行，表现为注意力不集中、精力不充沛、体力不足、脂肪减少、肌肉消瘦、体重减轻，多为进行性加重。这与糖皮质激素、盐皮质激素、氮类激素缺乏所导致的蛋白质和糖代谢紊乱，慢性失钠、失水，食欲缺乏，营养障碍有关。

4. 低血糖　患者空腹血糖常低于正常，往往在餐前或剧烈活动后，易发生饥饿、心悸、冷汗、乏力等低血糖症状，严重时视力模糊、复视、精神失常，甚至昏迷。此由于糖异生作用减弱，肝糖原不足，对胰岛素敏感所致。也有在餐后 2~3 小时诱发反应性低血糖症。

5. 神经精神症状　下丘脑－垂体－肾上腺皮质轴有维持神经精神正常状态的作用。皮质醇对中枢神经系统有兴奋作用。因而患者可出现精神萎靡、记忆力下降、头晕、淡漠嗜睡，或有烦躁、失眠，甚至谵妄或精神失常等。

6. 肾功能减退　患者夜尿增多，对水负荷的排泄能力减弱，在大量饮水后可出现稀释性低钠血症。这些是由于皮质醇分泌不足，肾小球血流量及滤过率均减少，血管升压素（抗利尿激素）释放增多所致。

7. 抵抗力下降　当遇到某种应激时，如感染、疼痛、劳累、手术等，易发生神志模糊、血压降低，严重时可诱发急性肾上腺功能减退性危象。对各种镇静剂、麻醉药甚为敏感，应慎用。

8. 肾上腺危象　本病常因感染、创伤、手术、分娩、吐泻、大量出汗、失水、高热、劳累，骤停激素治疗或结核恶化等而诱发危象。危象临床表现为本病原有症状的急骤加重，可由高热、呕吐、腹痛、腹泻、失水、血压降低、心率增快、脉搏细弱，呈周围循环衰竭状况。神志模糊，甚至昏迷。可有低血糖、低血钠，血钾偏高、正常或偏低，对此应予尽早识别，及时配合抢救。

9. 皮肤、黏膜色素沉着　色素沉着的原因系皮质激素水平下降，对垂体分泌 ACTH、黑素细胞、雌激素、促脂素的反馈抑制作用减弱，此组激素分泌增多，导致皮肤、黏膜黑素沉着。见于绝大多数患者，为本病早期症状之一。色素沉着有四个特点。

（1）分布不均匀：在全身皮肤普遍性色素加深的基础上有点状或斑块状色素加深，有些部位加深更显著。①暴露部位：面部和四肢；②摩擦部位：关节伸屈面、乳头、乳晕、腋下、掌纹指纹、腰带部、会阴部、肛周等；③黏膜：唇、舌、龈、颊、上颚等；④瘢痕部位。

（2）色泽差异性：有淡褐、棕黄、棕黑、蓝黑、煤黑色等，色泽深浅自身比较有先后差异和个体间差异。

（3）多样化：本病患者除黑素沉着外，少数患者尚可有白斑、白化病或黄褐斑等多种多样变化。

（4）色素深浅与病情轻重不成正比。

（三）辅助检查及其评估

1. 基础血、尿皮质醇和醛固酮、尿 17－羟皮质类固醇测定　血浆皮质醇（F）基础值 ≤3μg/dl 可确诊为肾上腺皮质减退症。

2. 血常规　常有轻度红细胞、血红蛋白、血小板、中性粒细胞减少，淋巴细胞相对增多，嗜酸粒细胞明显增多。

3. 血清电解质　可由低血钠、高血钾，后者一般不重。血磷、镁轻度增加，由于肾、肠排钙减少，可致血钙增高。

4. X线检查　结核所致患者于肾上腺区半数有钙化阴影。胸部X线片示心影缩小，或后肺结核。疑有肾上腺皮质占位性病变所致者可做CT检查。

5. 血浆基础ACTH测定　本病患者可明显增高。继发性肾上腺皮质功能减退者，在血浆皮质醇降低的情况下，ACTH浓度也甚低。

6. ACTH兴奋试验　用以检测肾上腺皮质储备功能，并可鉴别原发性及继发性肾上腺皮质功能减退。ACTH兴奋试验对确诊肾上腺功能不全非常必要。通过静脉或肌肉给予促皮质激素0.25～1mg。分别测基线值、给药后30分钟、1小时血浆皮质醇水平。原发性肾上腺皮质功能减退时，皮质醇反应缺失或明显下降；继发性肾上腺皮质功能减退时，皮质醇反应下降。长时间ACTH兴奋试验是将25U的ACTH溶于盐水中每天输8小时，连续3天，同时收集24小时尿标本。测尿17-羟皮质类固醇和尿游离皮质醇的水平。原发性肾上腺皮质功能减退的患者，皮质醇反应下降或缺失；继发性肾上腺皮质功能减退的患者，24小时尿的17-羟皮质类固醇水平不能升高至20mg以上。

（四）心理-社会评估

本病由于肾上腺皮质激素缺乏，因此患者可产生中枢神经处于抑郁状态，因此易产生情绪低落、抑郁淡漠，或有违拗症、注意力不集中，多失眠。有时因血糖过低而发生神经精神症状，严重者有昏厥，甚至昏迷。

三、护理诊断

1. 体液不足　由于醛固酮分泌减少，保钠排钾功能减低，致低血钠、高血钾及代谢性酸中毒所致。

2. 心排血量减少　与疾病所致肾上腺皮质激素分泌减少有关。

3. 营养不良：低于机体需要量　与胃肠道症状严重，常出现恶心、呕吐、食欲缺乏、消瘦、腹泻、腹痛有关。

4. 活动无耐力　主要与代谢改变、电解质失衡、营养不良有关。

5. 焦虑　与皮质醇减少对神经系统的作用及皮肤外观改变对心理的作用有关。

6. 有感染的危险　与机体对应激的抵抗力降低有关。

7. 自我形象紊乱　与脱发和色素沉着有关。

8. 知识缺乏　与患者未接受过有关疾病知识有关。

9. 潜在并发症　肾上腺危象。

四、护理目标

（1）患者住院期间补充水分适当，体液平衡。

（2）患者能够在正确指导和帮助下完成日常活动。

（3）患者住院期间食欲良好，合理饮食，获得需要的营养。

（4）患者住院期间情绪稳定，能够正确处理问题。

（5）患者住院期间无感染发生。

（6）患者住院期间能够说出脱发与色素沉着产生的原因并表示理解和接受。

（7）通过健康教育使患者能够复述出肾上腺皮质功能减退症的有关知识，并表示理解。

（8）护士及时发现肾上腺危象的发生，及时准备好抢救物品，通知医生配合抢救治疗。

五、护理措施

（一）一般护理

鼓励患者进食高糖、高蛋白、高钠饮食，每日摄钠应为 5～10g，含钠量高的食物有咸肉、酱油、泡菜、午餐肉罐头、含钠味精等罐头食品。含钠中等量的食物包括蛋类、牛乳、番茄汁、饼干等。如食物中氯化钠量不足，可酌情补充药片或胶囊，或补充盐水溶液，以维持水盐代谢。嘱患者充分休息，避免远距离活动，防止低血压、晕厥等意外发生。限制陪伴探视，避免患者过度劳累及增加感染机会。

（二）心理护理

因病程长、服药较久、精神抑郁，加之疲乏无力，生活上需要关心照顾，精神上需给予支持。应鼓励患者接受外观改变，积极配合药物治疗，树立战胜疾病的信心。

（三）病情观察

肾上腺皮质功能减退症患者由于血容量减少，可发生组织灌注不足。应激可诱发肾上腺危象，如果不及时采取措施，外周组织灌注受损，导致血管塌陷和休克。通过补充体液和使用激素可纠正血容量不足。

护理人员通过严密监测生命体征可及时发现体液不足的征象，如低血压、心动过速和呼吸急促。护理人员应监测并报告每小时尿量，患者每小时的尿量不应少于 30mL。护理人员应评估和报告患者的精神状况和定向力方面的变化。通过护理人员的观察为医生治疗提供依据。

观察患者的精神状态，注意是否有淡漠、嗜睡、神志不清等症状出现。注意观察患者是否有口渴的感觉，皮肤弹性、体重及血压的变化，观察是否有肾上腺危象发生，包括有无恶心、呕吐、腹泻、腹痛，有无发热或体温过低，有无嗜睡，有无血压下降或休克。一旦发现肾上腺危象的征兆，应立即与医生联系并积极配合医生尽早治疗，防止发生生命危险。

（四）预防并发症

主要预防肾上腺危象的发生。应嘱患者按时服药，不能自行中断。应避免一切应激因素的发生。一旦出现压力增加、感染、外伤等情况，应增加服药剂量。身体不适时应尽早就医。

（五）用药护理

由于本病需要终身服用激素替代治疗，因此护理重点应为激素治疗的观察。应向患者详细说明类固醇激素用量、用法，解释定时定量服药的必要性，以及需要做好终身服药的思想准备。使患者了解药物疗效及可能发生的不良反应。长期坚持替代治疗；尽量减少激素用量，以达到缓解症状目的，避免过度增重和骨质疏松等激素不良反应（表 6-2）。对原发性肾上腺皮质减退症患者必要时补充盐皮质激素；应当给患者佩带急救卡；应及时应增加激素剂量，有恶心、呕吐、12 小时不能进食时应静脉给药。通常选用的激素有糖皮质激素（氢化可的松、泼尼松龙和泼尼松）、盐皮质激素，能潴钠排钾，维持血容量。应用盐皮质激素时，如有水肿、高血压、高血钠、低血钾则需减量；如有低血压、低血钠、高血钾则适当加量；对有肾炎、高血压、肝硬化和心功能不全慎用。氮皮质激素，常用以改善乏力、食欲缺乏和体重减轻等症状，并能加强蛋白质的同化作用。对孕妇及心力衰竭患者应慎用。

表 6-2 激素的不良反应

- 低血钾
- 诱发或加重消化性溃疡
- 骨骼肌肉萎缩引起乏力
- 精神、行为改变
- 糖代谢紊乱，血糖升高
- 脂肪分布改变，库欣综合征貌
- 伤口愈合减慢

·易发生感染，可诱发感染或使机体内潜在的感染灶扩大或扩散

·影响下丘脑及腺垂体分泌促肾上腺皮质激素，使内源性糖皮质激素分泌减少或导致肾上腺皮质激素功能不全

·血压升高

·骨质疏松

（六）肾上腺危象的护理

肾上腺皮质功能减退危象为内科急症，应积极抢救。

（1）遵医嘱补液：第 1~2 日内应迅速静脉滴注葡萄糖生理盐水 2 000~3 000mL。

（2）立即静脉滴注磷酸氢化可的松或琥珀酸氢化可的松 100mg，以后每 6 小时加入补液中静脉滴注 100mg，最初 24 小时总量可给 400mg，第 2~3 日可减至 300mg 分次滴注。如病情好转，逐渐减至每日 100~200mg。经以上治疗，在 7~10 日后可恢复到平时的替代剂量。

（3）积极治疗感染及其他诱因对发生肾上腺危象的患者，嘱其绝对卧床，遵医嘱迅速及时准确进行静脉穿刺并保证静脉通路通畅，正确加入各种药物，如补充激素、补液治疗，对有消化系统症状的患者遵医嘱予药物控制症状。

（4）并准备好抢救药品。积极与医生配合，主动及时观察患者生命体征变化。

（5）做好出入量记录，警惕肾功能不全。

（6）按时正确留取各种标本；鼓励患者饮水并补充盐分，进高钠、低钾饮食。

（7）昏迷患者及脱水严重的患者可通过胃管进行胃肠道补液，并按昏迷常规护理。

（8）在使用激素治疗过程中，应注意观察患者有无面部及全身皮肤发红，以及有无激素所致的精神症状等出现。

（七）活动与安全

指导患者活动时注意安全，可活动过程中进行能够间断休息，保证体力，制定循序渐进的活动计划。

（八）健康教育

（1）避免感染、外伤等一切应激因素的刺激。

（2）保持情绪稳定，避免压力过大。

（3）正确服药，避免中断及剂量错误，教会患者根据病情调整用药。

（4）教会患者自我观察，如有不适应尽早就医。

（5）避免直接暴露与阳光下，以防色素加深。

（6）外出时随身携带病情识别卡，以便遇意外事故时能得到及时处理。

（7）定期门诊随诊。

（8）在遇分娩、手术、特殊治疗时应向医生说明患者有本病的事实，以利于医生治疗时正确用药，防止危象发生。

（宋鲁燕）

第八节 原发性醛固酮增多症

一、疾病概述

原发性醛固酮增多症（primary aldosteronism，简称原醛）为继发性高血压，主要由于肾上腺皮质腺瘤或增生使醛固酮分泌过多，导致钠、水潴留，体液容量扩张而抑制肾素－血管紧张素系统。临床表现有三组特征：高血压，神经肌肉功能异常，血钾过低。

原发性醛固酮增多症可分为醛固酮瘤、特发性醛固酮增多症及糖皮质激素可抑制性醛固酮增多症等。

二、护理评估

（一）健康史评估

护士在评估患者时应注意评估患者有无家族史，高血压、低血钾病史，如血压增高、乏力、肌肉麻痹、夜尿增多，严重时患者会出现周期性瘫痪等病史。

1. 醛固酮瘤　占原醛的 80% ~90%，少数患者可为多发腺瘤或双侧腺瘤。腺瘤成因不明，血浆醛固酮与血浆 ACTH 的昼夜节律呈平行关系。

2. 特发性醛固酮增多症　临床表现和生化改变与醛固酮瘤相似，可能与肾上腺球状带细胞对血管紧张素 II 的敏感性增强，醛固酮刺激因子兴奋醛固酮分泌，血清素或组胺介导的醛固酮过度兴奋有关。

3. 糖皮质激素可抑制性醛固酮增多症　与遗传有关，有家族史者以常染色体显性遗传方式遗传。

（二）临床症状和评估

1. 高血压　为最早出现的症状。原因主要是大量醛固酮分泌引起钠潴留，使血浆容量增加，血管壁内钠离子浓度升高及增强血管对去甲肾上腺素的反应，从而引起高血压。可有不同程度的头痛、耳鸣、头晕。

2. 高尿钾、低血钾　原醛症患者因肾小管排钾过多，80% ~90% 的患者有自发性低血钾（2.0 ~3.5mmol/L），也有部分患者血钾正常，但进高钠饮食或服用含利尿剂的降压药物后诱发低血钾。由于低钾血症，临床上可出现肌无力、软瘫、周期性瘫痪、心律失常、心电图出现 U 波或 ST 改变等；长期低血钾可致肾小管空泡变性，尿浓缩功能差，患者可有多尿伴口渴，尿比重偏低，且夜尿量大于日尿量，常继发泌尿系统感染，病情严重者可出现肾功能损害。

3. 其他　由于醛固酮增多，使肾小管对 Na^+ 离子的重吸收增强，而对 K^+ 及 H^+ 离子的排泌增加，还可产生细胞外液碱中毒；醛固酮增多使肾脏排 Ca^{2+}、Mg^{2+} 离子也增加，同时因碱中毒使游离钙减少，而使患者出现手足抽搐、肢端麻木等。

低血钾抑制胰岛素分泌，约半数患者可发生葡萄糖耐量低减，甚至可出现糖尿病。此外，原醛症患者虽有钠潴留，血容量增多，但由于有"钠逸脱"作用，而无水肿。

儿童期发病则影响其生长发育。

（三）辅助检查及其评估

1. 实验室检查　①血钾与尿钾：大多数患者血钾低于正常，一般在 2.0 ~3.0mmol/L，严重者更低，腺瘤者低血钾往往成持续性，增生者称波动性。尿钾增高，若血钾小于 3.5mmol/L、24 小时尿钾大于 25mmol/L，或同日血钾小于 3.0mmol/L 而 24 小时尿钾大于 20mmol/L，则有诊断意义。②血钠与尿钠：血钠一般为正常高限或轻度增高。尿钠每日排出量较摄入量为少或接近平衡。③碱血症：血 pH 可高达 7.6，提示代谢性碱中毒。④血镁：轻度降低。⑤尿常规：尿 pH 呈中性或碱性。

2. 醛固酮及其他类固醇测定

（1）醛固酮：①血浆醛固酮，明显增高；②尿醛固酮排出量高于正常。

（2）血浆 β - 内啡肽测定：特发性醛固酮增多症患者血浆 β - 内啡肽比腺瘤者及原发性高血压者均高。

（3）24 小时尿 17 - 羟皮质类固醇及 17 - 酮类固醇测定：一般均为正常，除非有癌肿引起的混合性皮质功能亢进可增高。

3. 肾素 - 血管紧张素 II 测定　患者血管紧张素 II 基础值可降至正常水平以下，且在注射利尿剂或直立体位后也不增高，为本病特征之一。这是由于醛固酮分泌增高、血容量扩张使肾素，血管紧张素系统活性降低所致，是与继发性醛固酮增多症的区别之处。

4. 特殊试验

（1）普食下钠、钾平衡试验：在普通饮食条件下（每日钠160mmol、钾60mmol）观察1周，可显示患者钾代谢呈负平衡，钠代谢正平衡，或近于平衡。在平衡试验期间，需记录血压，监测血钾、钠、二氧化碳结合力，尿钾、钠及血尿pH等，平衡期的检查结果作为对照，与以后的试验期（如低钠、高钠、螺内酯等）等进行比较。

（2）低钠试验：用以鉴别肾源性高血压伴低血钾。每日摄入钠10～20mmol、钾60mmol共1周。本病患者在低钠条件下，到达肾远曲小管的钠明显减少，患者尿钾明显减少，血钾随之上升，如本试验历时2周以上则血钾上升和血压下降可更明显。肾脏病患者因不能有效地潴钠可出现失钠、脱水，即使在限制钠摄入的条件下，尿钠排泄仍不减少，尿钾排泄减少也不显著，血钾过低亦不易纠正。

（3）高钠试验：对病情轻、血钾降低不明显的疑似患者可做本试验。每日给钠240mmol，钾60mmol一周，本症患者由于大量钠进入远曲小管进行钠、钾交换，使尿钾增多，血钾降低更明显，对血钾较低的患者不宜做此试验。

（4）螺内酯（安体舒通）试验：螺内酯可拮抗醛固酮对肾小管上皮的作用，每日320～400mg，分3～4次口服，连续至少1～2周（可达4～5周），对比服药前后基础血压、血钾、钠、二氧化碳结合率，尿钾、钠，血、尿pH，尿量等。如系本病患者，血钾可上升甚至接近正常、血压可下降、血二氧化碳结合力下降、尿钾减少、尿变为酸性，肌无力及麻木症状改善。肾病所致低血钾、高血压则螺内酯往往不起作用。

（5）氨苯蝶啶试验：此药有利钠保钾作用，每日200mg，分2～3次口服，1周以上，如能使血钾上升、血压下降者提示本病。对肾动脉狭窄及急进性高血压无效。

（四）心理－社会评估

患者由于疾病可致低血钾软瘫发作，因此应注意患者存在对疾病的恐惧发作、易紧张、无助感。

三、护理诊断

1. 潜在并发症：低血钾　与醛固酮增多所致的低血钾及失钾性肾病有关。
2. 有受伤的危险　与神经肌肉功能障碍有关。
3. 活动无耐力　与低血钾症引起的肌力下降、四肢麻痹抽搐及高血压有关。
4. 知识缺乏　与缺少对本病及相关检查的知识有关。

四、护理目标

（1）保持患者心情舒畅，嘱其避免紧张、激动的情绪变化。
（2）防止患者住院期间突发高血压引起的脑血管意外的发生。
（3）对于肌无力、软瘫的患者应加强巡视，加强生活护理和防护措施，以保证患者安全。
（4）使患者对本疾病有所了解，能更好地配合各项检查及治疗。
（5）使患者了解含钾高的水果及食物，了解监测出入量、体重、血钾、血压的重要性。

五、护理措施

（一）一般护理

为患者创造良好、安静、舒适、安全的病室环境，使患者能卧床安静休息，避免劳累。

（二）病情观察

监测血压及血钾变化，做好记录。保证随电解质平衡和酸碱平衡如果患者出现肌无力、呼吸困难、心律失常或神志变化，应立即通知医生迅速抢救。

（三）饮食护理

给予患者低盐饮食，减少水、钠潴留，鼓励患者多吃含钾高的水果及食物。

（四）心理护理

如为分泌醛固酮的肾上腺皮质腺瘤，手术切除后大多数患者临床及化验恢复正常，病情缓解达到治愈；少数病程长、有严重并发症的患者，高血压、低血钾的症状也可达到部分缓解。通过护理活动与患者建立良好的护患关系，使患者保持心情舒畅，避免紧张、激动的情绪变化。

（五）用药护理

对于双侧肾上腺皮质增生的，手术往往不够理想，因此近年来已主张药物治疗，可服用硝苯地平或螺内酯，或两者合用，但长期大量服用螺内酯可出现男性乳腺增生等不良反应。如为糖皮质激素可抑制性醛固酮增多症，则口服小剂量地塞米松治疗，但需长期终生服药。护士在对患者进行用药护理时，应帮助患者做好需要长期服药的思想准备，指导患者遵医嘱合理用药，并且观察患者用药后有无药物不良反应发生。

钙离子拮抗剂的使用为醛固酮的术前准备及双侧肾上腺皮质增生患者的长期治疗提供了新手段。口服硝苯地平对降低血压，改善症状有较好疗效，但必要时需遵医嘱给予适量补钾治疗。

（六）试验护理

醛固酮瘤的分泌受体位变化和肾素－血管紧张素Ⅱ变化影响较小，而和ACTH昼夜变化有关，正常人隔夜卧床，上午8时血浆醛固酮值为 $0.11\sim0.33$ nmol/L，如保持卧位到中午12时，血浆醛固酮低于上午时；$8\sim12$ 时取立位则血浆醛固酮高于上午，说明体位对醛固酮的分泌可产生影响。因此，护士在遵医嘱执行试验前，应向患者充分解释试验的目的、方法，指导患者如何进行配合。准时留取定时、定体位血标本。准确留取尿标本。对于进行卧立位醛固酮试验的患者，应在注射呋塞米后观察患者有无低血压，保证患者安全，如患者出现头晕、乏力、大汗等症状，及时发现，通知医生，立即停止试验，同时协助患者进食或进水。

（七）健康指导

（1）对手术患者进行术前和术后健康指导，向患者讲解手术治疗的必要性，术前应做的准备如服用药物控制血压，保证水、电解质平衡，补钾治疗，用药后的不良反应等。

（2）对长期服用药物治疗的患者，指导患者合理遵医嘱用药，定时随诊，监测肝、肾功能和电解质，对于长期服用激素治疗的患者注意讲解激素治疗的不良反应等。

（3）指导患者进行适当的功能锻炼，与患者一起制订活动计划。

（宋鲁燕）

第七章

风湿免疫科疾病护理

第一节 血管炎

一、概述

血管炎（vasculitis）是以血管的炎症与破坏为主要病理改变的异质性疾病，血管炎是一个单发的疾病，也可以是某一疾病的临床表现之一。由于血管炎的血管病变呈多发性，累及多个器官，故临床又称其为系统性血管炎（systemic vasculitis）。

血管炎在西方国家较多见，发病率最高的是巨细胞动脉炎；我国白塞病、大动脉炎较多见。

二、病因

确切病因尚不明确，目前认为主要与以下因素有关：①感染原（病毒、细菌感染）对血管的直接损害；②免疫异常介导的炎性反应；③药物、肿瘤；④不同病原、环境、遗传因素；⑤血清病。

三、病理

血管炎可分为原发性与继发性。

按受损血管的大小分为：大血管性血管炎［巨细胞（颞）动脉炎、大动脉炎］，中血管性血管炎（结节性多动脉炎、川崎病）和小血管性血管炎（韦格纳肉芽肿、变应性肉芽肿性血管炎、显微镜下多血管炎、过敏性紫癜、原发性混合型冷球蛋白血症血管炎、皮肤白细胞破碎性血管炎）。

四、诊断要点

1. 临床表现　如下所述。

（1）全身症状：发热、乏力、出汗、厌食和体重下降等。这些非特异性症状可掩盖血管炎本身的特点。

（2）亚急性起病：病程进展数周或数月，患者不能明确指出具体发病日期。

（3）血管炎性症状：包括关节炎、皮疹、心包炎、慢性贫血或异常高的血沉。

（4）疼痛：关节炎、肌痛、局部溃疡和神经炎，心肌、肠、睾丸的梗死。

（5）多系统损害：各型血管炎均能影响皮肤、浆膜、关节、五官、心血管、肾脏、肝脏、呼吸系统、消化系统、神经系统等组织。

2. 辅助检查　①一般检查；②自身抗体检查；③影像学检查；④活组织检查。

3. 诊断标准　系统性血管炎需根据临床表现、实验室检查、病理活检资料以及影像学资料，包括 X 线胸片、血管造影、CT、MRI 等综合判断，以确定血管炎的类型及病变范围。如出现无法解释的下列情况，应考虑血管炎的可能：①多系统损害；②进行性肾小球肾炎或血肌酐和尿素氮进行性升高；③肺部多变阴影或固定的阴影/空洞；④多发性单神经根炎或多神经根炎；⑤不明原因的发热；⑥缺血性或瘀血性症状；⑦紫癜性皮疹或网状青斑；⑧结节性坏死性皮疹；⑨无脉或血压升高；⑩不明原因的耳鼻喉或眼部病变。

五、治疗

治疗原则：早期诊断、早期治疗，以防不可逆的损害。

（1）糖皮质激素是治疗血管炎的首选药。应根据病情的严重程度决定用药的方式与剂量。

（2）病因治疗。

（3）免疫抑制剂治疗（环磷酰胺、甲氨蝶呤、硫唑嘌呤、环孢素等）。

（4）生物制剂（肿瘤坏死因子α拮抗剂、利妥昔单抗、白细胞介素-6受体拮抗剂等）。

（5）辅助治疗（血浆置换、静脉注射大剂量丙种球蛋白、介入治疗等）。

六、主要护理问题

1. 外周血管灌注量改变　与肢端血管痉挛，血管舒缩功能调节障碍有关。

2. 疼痛　与血管缺血、狭窄有关。

3. 皮肤完整性受损　与血管炎性反应及应用免疫抑制剂有关。

4. 潜在并发症　多器官或组织的损害。

5. 焦虑/恐惧　与患者对疾病诊断及预后不了解有关。

6. 知识缺乏　缺乏日常护理及疾病相关知识。

七、护理目标

（1）患者的组织灌注量正常。

（2）患者主诉疼痛减轻或消除。

（3）患者皮肤保持完整无破损。

（4）患者未发生相关并发症，或并发症发生后能得到及时治疗与处理。

（5）焦虑/恐惧程度减轻，配合治疗及护理。

（6）纠正错误信息，了解疾病相关知识，增强治疗信心，提高生活质量。

八、护理措施

（一）一般护理

1. 心理护理　如下所述。

（1）针对患者的病情，找出产生焦虑的原因，表示理解。

（2）护理人员要有同情心，给予安慰、疏导，耐心解答患者提出的各种问题。

（3）激发患者对家庭、社会的责任感，鼓励自强，教会患者自我放松的方法。

（4）针对个体情况进行针对性心理护理。

（5）督促家属亲友给患者物质支持和精神鼓励。

2. 饮食护理　如下所述。

（1）给予高热量、低胆固醇、低脂、优质蛋白、丰富维生素、易消化食物。肾功能不全患者严格限制蛋白质摄入量，每日不超过50g，宜选用动物蛋白，少食豆类食品，低钠、低盐饮食。贫血患者在病情允许的情况下，应给予含铁丰富的食物及富含叶酸和维生素C的蔬菜和水果，以利于铁的吸收，改善贫血症状。

（2）戒烟、戒酒、咖啡，避免过辣、过冷、过热、过硬的食物。

3. 休息　如下所述。

（1）卧床休息，保证睡眠。

（2）疼痛影响睡眠时，可遵医嘱使用止痛剂。

（二）专科护理

1. 常见症状的护理　见表7-1。

表7-1　血管炎的症状护理

疼痛护理	提供安静舒适的环境，采用合适体位，急性期卧床休息，慢性或恢复期以主动活动为主，循序渐进，防跌倒、坠床
	观察疼痛的性质、持续的时间和程度
	每4h监测1次肢端脉搏搏动情况
	每4h监测患肢皮肤的温度、弹性和色泽
	每天1～2次用温水洗手、脚，擦干后涂护肤脂保护
	合理应用非药物性止痛措施松弛术，分散注意力
	避免引起血管收缩的因素
	戒烟，不饮咖啡、浓茶等饮料，避免情绪激动
	遵医嘱给予镇痛药物，并观察其疗效
	评价镇痛效果是否满意
患肢护理	体位：协助患者舒适体位，避免下蹲、交叉腿、盘腿、跷二郎腿、长时间采用坐位
	保暖：室温适宜，着装温暖合适，禁用热水袋、电热垫或热水泡脚
	溃疡与坏疽的处理：溃疡时每天2次清洁换药，局部保持干燥坏疽时用氯己定换药，不必包扎
	运动：指导患者做患肢的主动或被动运动
皮肤的护理	每天用温水清洁皮肤，使用纯棉制品内衣、内裤，避免用肥皂等刺激性的洗涤用品
	有皮疹时避免用手挤压，可用0.5%的聚维酮碘溶液涂擦
	避免皮肤受过冷或过热的刺激
	勤剪指甲、勤翻身，避免皮肤的损坏
发热的护理	观察体温变化，积极降温，多饮水
	根据情况选择物理降温或药物降温
	观察神志、面色、出汗情况，防止虚脱

2. 各类血管炎的病情观察及护理　见表7-2。

表7-2　各类血管炎常规护理内容

大血管性血管炎	活动期卧床休息，协助生活护理
	持续低流量吸氧，心电监护，监测生命体征
	严密观察重要脏器缺血情况（脑缺血、心功能状况、肾性高血压、动脉瘤破裂、猝死）
	准备好各种急救器材与药物
	加强侧支循环形成
	必要时手术治疗
中血管性血管炎	注意休息，加强营养
	持续心电监护，监测生命体征
	严密观察重要脏器的病情变化，警惕肠系膜动脉栓塞、肠系膜梗死或动脉瘤破裂、肾梗死或肾间质动脉瘤破裂、心肌梗死
	准备好各种急救器材与药物
	做好手术治疗的准备
小血管性血管炎	观察皮肤颜色、温度，肢体感觉有无异常
	观察动脉搏动有无异常或消失
	皮肤保持清洁干燥完整
	肢体防寒保暖

（三）健康宣教（表7-3）

表7-3　血管炎患者的出院宣教

饮食	指导患者合理饮食，多食富含蛋白、维生素、钙、铁等食物，预防骨质疏松，避免过冷、过热及刺激性食物，忌烟酒
药物	遵循医嘱坚持正确服药，观察用药反应，勿自行中途停药
运动	Buerger运动锻炼，每日2~3组，短距离行走
自我监测	监测体温、血压、脉搏，掌握并发症的早期表现，应及早就医，以免重要脏器受损
复查	定期门诊随访，检查肝肾功能、血常规、C反应蛋白、血沉、免疫等

注：Buerger运动锻炼：仰卧抬高患肢45°~60°，维持1min，改坐位下垂患肢2min，然后恢复仰卧位并使患肢呈水平位休息2min，反复进行5~6次为一组；短距离行走：是在患者可忍受的限度内进行。

（四）并发症的处理及护理

血管炎并发症的处理及护理，见表7-4。

表7-4　血管炎并发症的处理及护理

常见并发症	临床表现	处理
皮肤受累	各种类型的皮疹，最典型的皮疹是"可以触及的紫癜"	避免阳光直射 避免接触刺激性物品 避免服用诱发本系统疾病的药物 避免皮肤外伤，保持皮肤清洁干燥，防寒保暖
关节受累	全身性的关节炎，也可以是不伴关节肿胀的关节疼痛	关节置于功能位，避免强冷强热刺激，局部按摩或热水浴
肺部受累	出现咳嗽、咳血痰、咯血、呼吸困难、肺出血，肺部的X线可以出现肺炎的改变，出现肺部"浸润影"，并可以出现肺部空洞	卧床休息，减少活动 咯血时，头偏一侧，防窒息，做好抢救工作 氧气吸入，指导有效排痰及呼吸功能锻炼，监测血气分析 抗感染，激素治疗
肾脏受累	受累以肾小球肾炎多见，可以出现蛋白尿、血尿、各种管型、水肿和肾性高血压，部分出现肾功能不全，可进一步恶化，致肾衰竭	优质低蛋白、低磷饮食，高血压时低盐饮食 观察水肿程度、部位，记录24h出入量，观察小便性质、颜色 监测生命体征，注意血压变化 监测肾功能状况，定期监测体重、尿液分析、血尿素氮、血肌酐等
胃肠道	出现腹痛、腹泻、呕血、黑便、恶心、呕吐、肠梗阻以及肠穿孔	选择软食、半流质、流质易消化、富含蛋白质和维生素的食物，并戒烟酒 观察腹痛性质及持续时间 监测生命体征，记录出入量 使用胃黏膜保护剂 必要时手术治疗
耳鼻喉	慢性鼻窦充血、听力丧失、鼻中隔炎症，长期炎症可以导致鼻中隔穿孔甚至破损，以及鼻梁塌陷，出现"鞍鼻"	保持耳鼻咽喉的清洁 局部抗感染治疗 协助生活护理
眼	可以累及眼部的大血管，导致视力突然丧失，或者眼部小血管受累时，出现视网膜病变	监测视力、眼压 安全护理
脑部受累	出现头痛、脑卒中、神志改变、认知障碍	严密监测并记录生命体征及意识，瞳孔变化 加强日常生活护理 正确使用血管扩张剂

常见并发症	临床表现	处理
神经系统	供应神经的血管受累可以出现剧痛、麻木感以及不对称性的运动障碍	卧床休息，协助生活护理 防止患者跌倒，安全护理
心脏受累	心脏扩大、心力衰竭、心律失常	卧床休息，监测生命体征 严密观察有无心肌梗死、心包炎或心力衰竭

九、特别关注

（1）血管炎的常见症状的护理。

（2）各类血管炎的病情观察及护理。

（3）血管炎并发症的早期观察及处理。

十、前沿进展

近年系统性血管炎的治疗方案的改进以及新型药物的应用使本病的缓解有了较大的提高。

血浆置换对急性进展的系统性血管炎的治疗取得显著疗效。尤其适用于有肾损害或出血的危重患者。血浆置换需与糖皮质激素或环磷酰胺合用，经血浆置换可去除循环中的炎性细胞因子、抗原抗体复合物等，恢复网状内皮细胞的吞噬清除功能。每次血浆置换 2 ~ 4L，每周 3 次，连续 7 个疗程，可使 70% 伴肾衰竭患者肾功能恢复。

细胞因子拮抗剂和调节淋巴细胞功能的单克隆抗体正试用于本类疾病的治疗：英夫利昔单抗 [infliximab，肿瘤坏死因子 - α（TNF - α）的单克隆抗体]、依那西普（etanercept，可溶性 TNF - α 受体融合蛋白）、利妥昔单抗（rituximab，B 淋巴细胞表面 CD20 抗原的单克隆抗体）、干扰素（IFN - α，）等生物制剂已有多项用于治疗系统性血管炎的临床试验。生物制剂用于治疗急性进展重症患者，或用于传统治疗方法无效的患者。

十一、知识拓展——抗中性粒细胞胞质抗体与血管炎

抗中性粒细胞胞质抗体（antineutrophil cytoplasmic antibody，ANCA）是抗中性粒细胞和单核细胞胞质靶抗原的一组异质性自身抗体。1982 年 Davies 等最早报道，1988 年在哥本哈根国际会议上统一用间接免疫荧光法和 ELISA 方法检测 ANCA。ANCA 分两型胞质型（c - ANCA）和核周型（p - ANCA），前者的主要靶抗原为蛋白水解酶 3（PR3），后者主要靶抗原为髓过氧化物酶（MPO），其他还有弹力蛋白酶、乳铁蛋白酶、组织蛋白酶 G 等。两种类型的 ANCA 在疾病中的诊断价值不同，抗 PR3 - ANCA 对 WG 高度敏感和特异，其特异性高达 94% ~ 98%，敏感性随病情是否活动而改变，最高达 70%。少数显微镜下多血管炎、Churg - Strauss 综合征、急进性肾小球肾炎也有 c - ANCA 阳性，但多数为 p - ANCA 阳性。

ANCA 通过多种免疫机制引起血管炎改变，如活化中性粒细胞，与内皮细胞相互作用介导细胞毒作用而损伤内皮细胞，通过细胞介导的免疫反应进一步形成肉芽肿。其发病机制可能为以下途径：其一，由中性粒细胞颗粒或单核细胞溶酶体释放的 PR3 和 MPO 作为 ANCA 的靶抗原和血管壁发生非特异的离子结合，形成原位免疫复合物导致血管壁损伤。其二，体外实验发现，ANCA 通过激活中性粒细胞直接导致血管内皮细胞损伤，出现血管病变。在肿瘤坏死因子存在的情况下，中性粒细胞和 ANCA 相互作用后能在其表面表达 PR3 和 MPO。ANCA 和中性粒细胞相互作用后导致相应的中性粒细胞发生爆炸和变性，黏附于血管壁造成内皮细胞损伤而发生血管炎。

（林 蕊）

第二节　肉芽肿性多血管炎

一、概述

韦格纳肉芽肿（Wegener's granulomatosis，WG）作为一种多系统受累的自身免疫性血管炎，因在1936年被一位病理学家Friedrich Wegener详细的描述而得名。2012年Chapel Hill会议（CHCC）新的血管炎分类标准中，韦格纳肉芽肿更名为肉芽肿性多血管炎（granulomatosis with polyangiitis，GPA）。

GPA主要累及上下呼吸道和肾脏，为肉芽肿性坏死性血管炎，有报道显示在美国GPA的发病率大概为百万分之三，多为白种人，欧洲人群中发病率略高。

GPA在男女中均可发病，并可以出现在任何年龄段（9~78岁，平均发病年龄41岁）。

二、病因

本病的病因尚不明，有研究认为感染、抗中性粒细胞胞质抗体与GPA可能相关，而特异性的遗传标志现在并没有被发现。

三、病理

GPA的典型病理改变包括坏死、肉芽肿形成以及血管炎改变。其中肾脏病理活检可见纤维素样坏死和增生，可以表现为局灶性节段性肾小球肾炎。

四、诊断要点

1. 临床表现　如下所述。

（1）上呼吸道：GPA最常受累的部位，可以出现中耳炎及鼻窦炎，严重者可以导致听力丧失、眩晕、鼻部溃疡甚至鼻中隔穿孔。

（2）肺部：约有45%的患者并发肺部病变，具体表现包括咳嗽、咯血、胸膜炎，胸部CT上可显示多发的双侧结节，并可伴有空洞形成。

（3）肾脏：绝大多数病例可出现肾脏受累，血尿、蛋白尿等尿检异常到肾功能不全甚至尿毒症，最终可能需要血液透析或者肾移植治疗。

（4）其他部位：①眼部：角膜炎、结膜炎、巩膜炎、葡萄膜炎、视网膜血管阻塞和视神经炎；②皮肤：溃疡、紫癜、皮下结节、丘疹以及小水疱；③肌肉骨骼：关节及肌肉疼痛，少部分患者可出现关节炎和滑膜炎；④神经系统：22%~50%的GPA患者可以出现包括周围神经病变、颅神经病变、脑血管意外、弥漫性脑膜以及脑室周围白质病变等表现；⑤心血管系统：在心脏方面，心包炎较为常见，其他还可以出现心肌梗死、心肌炎、心内膜炎、瓣膜病、心律失常等；在血管方面，有研究显示，GPA患者常常并发静脉血栓，主要包括深静脉血栓和肺栓塞。

2. 辅助检查　①一般指标：活跃的GPA患者可以出现血沉升高、血小板增多、贫血；②特异性指标：PR3-ANCA在GPA患者中的特异性高达98%，但也有少部分患者可以出现p-ANCA阳性。p-ANCA的滴度与GPA患者的活动度有一定的相关性，且对于预测疾病的复发具有重要的意义。

3. 诊断标准　1990年ACR关于GPA的分类标准包括：①鼻部及口腔的炎症；②呼吸系统影像学异常包括呼吸道组织的破坏（例如结节、浸润以及空洞）；③尿沉渣检查提示镜下血尿或者红细胞管型；④病理活检提示肉芽肿性炎症。这四条分类标准中符合其中两条即可考虑GPA，其敏感性88.2%，特异性92.0%。基于此ACR分类标准联合血清ANCA水平是诊断GPA的根本。

五、治疗

1. 糖皮质激素　根据病情分为口服和静脉两种方式。①泼尼松：起始剂量1mg/kg，根据病情可逐渐减量；②危重症患者（如弥漫性肺出血、急进性肾小球肾炎）：可给予大剂量的甲强龙静脉冲击治疗（500～1 000mg/d），一般持续 3 天。

2. 免疫抑制剂　一般首选环磷酰胺，口服或者静脉冲击治疗；其他还包括硫唑嘌呤、甲氨蝶呤、霉酚酸酯、来氟米特、环孢素 A 等药物均可选择。

3. 生物制剂　目前有研究表明抗 CD20 单抗（利妥昔单抗）可选择性的清除 B 细胞，对难治性 GPA 可能有效，但仍然缺乏大规模的随机对照实验的验证 TNF－α 在 GPA 的发病机制中起一定的作用，但有研究显示，TNF－α 并不能增加疗效，因此并没有被推荐使用。

4. 其他治疗　对于重症患者，静脉用丙种球蛋白及血浆置换都是很好的治疗手段。另外有研究指出针对上呼吸道受累为主的 GPA 患者使用复方磺胺甲噁唑可以减少复发的概率。

六、主要护理问题

1. 潜在并发症　多系统损害。
2. 自我形象紊乱　与疾病导致溃疡、穿孔及药物治疗所致形体改变有关。
3. 知识缺乏　缺乏疾病相关知识。
4. 焦虑/恐惧　与病程迁延，久治不愈有关。

七、护理目标

（1）帮助患者树立信心，保持良好心态，培训患者使其掌握正确的服药时间及方式，搭建医患沟通的桥梁。

（2）建立 GPA 患者的分级护理体系，针对不同脏器受累的患者制订相应的护理方案。

（3）减少患者感染概率，提高患者住院质量，加强对疾病潜在风险的关注。

八、护理措施

（一）一般护理

1. 心理护理　由于 GPA 是一种多系统器官受累的疾病，病情危重，通常进展很快，且易复发，治疗时间长，患者出现紧张焦虑的情绪的概率高。同时该疾病的治疗主要依靠激素和免疫抑制剂，药物可能出现过敏、胃肠道不适、体重增加、血压血糖波动、骨髓抑制、肝肾功损害、心脏毒性等不良反应，患者的心理压力可能进一步增加。在护理上，要主动与患者及家属沟通，采用照片、宣传单等方式进行疾病的宣讲，向其提供与疾病相关的资料，详细介绍病情、讲解治疗和护理方案。多与患者及家属交流，及时发现不良情绪，帮助患者树立战胜疾病的信心，做好持久对抗疾病的心理准备，掌握药物服用的正确方式以及应对不良反应的措施。

2. 饮食护理　低盐、低脂、优质蛋白、易消化饮食，同时适量补充维生素，避免进食生、冷、粗糙的食物，以免伤害胃肠黏膜。伴有肾功能不全时应限制蛋白质的摄入量 0.6～0.8g/（kg·d），限制钾、磷；伴有高血压、心功能不全、尿少时应限制钠（<2g/d）和水的摄入，以免加重患者循环负荷。

3. 环境护理　对于呼吸系统受累的患者，注意维持口腔卫生，勤漱口，保持居住环境干燥通风，避免湿冷；对于心脏及神经系统受累的患者，注意维护周围环境安静，避免嘈杂喧闹。

（二）专科护理

1. 针对不同受累脏器，制订相应的护理措施　见表 7－5。

表 7－5　肉芽肿性多血管炎脏器受累护理

受累脏器	护理措施
上呼吸道	口腔病变患者需保持口腔清洁、干燥，定时漱口，鼻部病变的患者可使用清鱼肝油滴鼻软化血痂，使鼻腔保持清洁通畅；嘱患者不要用手挖鼻腔内血痂，不用力擤鼻涕，如鼻出血严重，可使用 0.1% 肾上腺素棉球填塞，局部冰敷

受累脏器	护理措施
肺部	如有咳嗽咳痰的症状，指导患者拍背促进排痰，观察患者有无咯血或者痰中带血，注意其是否并发呼吸困难，必要时给予吸氧
肾脏	指导患者肾病饮食，记录24h尿量，定时监测血压、心率
心血管	帮助患者保持良好的情绪，不易急躁，监测血压，避免剧烈活动
神经系统	中枢神经受累患者注意卧床休息，避免劳累跌倒，密切观察其病理征变化，外周神经受累患者注意保持皮肤清洁，避免外伤

2. 用药护理　考虑到患者服用药物主要的不良反应，需要定期监测患者的血糖、血压，定期复查血常规、肝肾功能、电解质等辅助检查，并向患者讲解药物的作用及不良反应，反复教育患者遵医嘱用药，切忌自行加、减药量或停药。

（三）健康宣教

患者出院时要做好宣教工作，指导患者在院外要严格按医嘱正确用药，定期复查，遵医嘱调整激素用量，切忌随意停药或减量；生活规律，加强营养，合理饮食，注意劳逸结合，戒烟酒，避免到公共场所，防止受凉劳累；如病情变化及时就诊。

九、特别关注

（1）根据 GPA 患者受累脏器制订个体化护理方案。

（2）指导 GPA 患者正确服药及应对药物不良反应。

十、知识拓展——利妥昔单抗在 GPA 中的治疗进展

GPA 属于罕见的 ANCA 相关性小血管炎。近年来，ANCA 相关性血管炎（ANCA associated vasculitis，AAV）的发病率逐年增加，其中部分原因是人类对这一类复杂疾病的认识增多。AAVs 每年的发病率在百万分之二十左右，其中，肾脏受累在发病初期大概占到50%，而在病程中可高达70%～80%。典型的肾脏病理改变为局灶节段性以及坏死性新月体型肾小球肾炎伴有血管壁免疫球蛋白沉积。80%的 GPA 患者可以出现急进性肾小球肾炎，及时的诊断及早期的干预治疗才有可能阻止终末期肾病的发生。

目前 GPA 常规的治疗方案包括激素和免疫抑制剂，二线药物一般首选环磷酰胺。然而上述治疗并不是对所有患者均有效，且出现白细胞降低、肝肾功能受损、感染等不良反应的风险极大。

抗中性粒细胞胞质抗体已被证实与 GPA 的发病机制相关，因此，针对产生这些抗体的 B 细胞的治疗成为 AAV 治疗的新靶点。近年来有研究显示，一种针对 B 细胞的抗 CD20 单克隆抗体（rituximab，利妥昔单抗）治疗严重的 GPA 的疗效与环磷酰胺相比无明显差异，而不良反应的发生率明显降低。1997年 rituximab 首次被美国 FDA 批准用于治疗非霍奇金淋巴瘤，此后被批准用于治疗对 TNF-α，无应答的类风湿关节炎。现在也有研究涉及 rituximab 治疗狼疮肾炎、膜性肾病以及局灶硬化性肾小球肾炎。B 细胞可能在 GPA 的发病机制中扮演重要角色，除了作为产生包括 ANCA 在内的抗体的浆细胞的前体细胞，同时发挥了包括共同刺激、细胞因子、抗原递呈等的作用。因此清除或者抑制 B 细胞的功能也是 rituximab 治疗 GPA 的原理。在 2011 年美国 FDA 已经批准这一适应证。

血管炎的治疗分为诱导缓解和维持缓解，这也适用于 rituximab 治疗 GPA。对于严重及难治性的 GPA，rituximab 的经验性使用方案是每周 $375mg/m^2$，4 周，这一剂量和方案的疗效经过临床试验验证且被 FDA 采纳。

虽然 rituximab 的安全性较高，但仍有需要关注的不良反应，包括感染、白细胞降低、低丙种球蛋白血症、进行性多灶性脑白质病等。另外对于某些特殊人群比如肾移植患者和孕妇（FDA C 级），rituximab 的安全性尚不明确，因此使用需谨慎。

（林　蕊）

第三节　炎性肌病

一、概述

炎性肌病（inflammatory myopathies）是以横纹肌非化脓性炎症为特征的一类结缔组织病，分为多发性肌炎（polymyositis，PM）、皮肌炎（Dermatomyositis，DM），包涵体肌炎等。临床上以多发性肌炎和皮肌炎最常见。我国 PM/DM 的发病率尚不清楚，可见于任何年龄，发病年龄分布呈双峰型，10～15 岁形成一个小峰，45～60 岁形成一个大峰，而青春期及年轻人发病相对较少。总的男女发病率之比为1：2.5。

二、病因

该病确切病因目前尚不清楚，一般认为与遗传和病毒感染有关。

三、病理

（1）自身免疫异常。

（2）肌肉血管内有免疫复合物沉淀及毛细血管增厚，致使内皮细胞损伤和毛细血管栓塞，引起肌肉缺血或肌纤维坏死。

四、诊断要点

1. 临床表现

（1）对称性肢带肌、呼吸肌、颈肌及吞咽肌无力为特征，全身症状可有发热、关节痛、乏力、畏食和体重减轻。

（2）典型皮疹（如 Gottron 征等，图 7－1）。

（3）常累及多种脏器，亦可伴发肿瘤和其他结缔组织病。

（4）儿童皮肌炎常伴有血管炎、异位钙化、脂肪代谢障碍，皮疹和肌无力常同时发生。

（5）其他结缔组织病常伴有 DM 或 PM，称为重叠综合征。

（6）恶性肿瘤相关 DM 或 PM，对于 40 岁以上的患者，应警惕恶性肿瘤的存在，常见于肺癌、乳腺癌、卵巢癌、胃肠道肿瘤和淋巴瘤等。

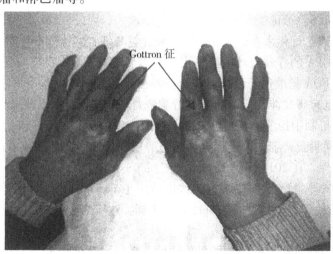

Gottron 征

图 7－1　皮肌炎 Gottron 征

2. 辅助检查　①实验室检查：常规化验、尿肌酸测定、肌红蛋白的测定、自身抗体检查、肌酶谱检查；②肌电图检查；③肌肉活检；④磁共振（MRI）。

3. PM/DM 的诊断标准　诊断 PM/DM 的要点如下：①四肢对称性近端肌无力；②肌酶谱升高；③肌电图示肌源性改变；④肌活检异常；⑤皮肤特征性表现。上述 5 项全具备为典型 DM；具备前 4 项为 PM；前 4 项具备 2 项加皮疹为"很可能 DM"；具备前 4 项中 3 项者为"很可能 PM"；前 4 项中 1 项加皮疹者为"可能 DM"；仅具备前 4 项中 2 项者为"可能 PM"。在诊断前应排除肌营养不良、重症肌无力、系统性红斑狼疮等。还应注意检查是否存在其他结缔组织病和恶性肿瘤等。

五、治疗

1. 一般治疗　①避免感染；②急性期以卧床休息为主，缓解期可适当锻炼；③进食高蛋白、高热量饮食。

2. 药物治疗　①首选糖皮质激素，重症患者可用甲泼尼龙静脉滴注。一般患者可用口服泼尼松；②重症或对糖皮质激素反应不佳者，应加用免疫抑制剂。最常用的免疫抑制剂为甲氨蝶呤、环磷酰胺和硫唑嘌呤等。皮肤损害者可加用羟氯喹。危重患者可用大剂量免疫球蛋白静脉冲击治疗。

3. 手术治疗　合并恶性肿瘤的患者，可行手术治疗。

六、主要护理问题

（1）躯体活动障碍与关节疼痛、肌萎缩、肌无力有关。
（2）皮肤完整性受损与免疫功能缺陷导致皮肤损害及血管炎性反应有关。
（3）低效性呼吸形态与呼吸肌无力、间质性肺炎等有关。
（4）舒适度改变与疼痛有关。
（5）营养失调——低于机体需要量：与消化道受累有关。
（6）便秘与消化道平滑肌受累、肠蠕动减慢、腹肌及肛门括约肌病变有关。
（7）有感染的危险与使用激素、免疫抑制剂治疗及吸入性肺炎等有关。
（8）焦虑/恐惧与疾病久治不愈有关。

七、护理目标

（1）患者主诉关节疼痛减轻或消失。
（2）患者及家属学会皮肤护理。
（3）增强营养，满足机体需要量。
（4）患者学会预防感染的措施。
（5）患者学会关节功能锻炼。
（6）焦虑/恐惧程度减轻，积极配合治疗及护理。

八、护理措施

（一）一般护理

1. 心理护理

（1）心理支持：床位护士要详细了解患者的基本资料，主动接触患者，了解其焦虑和恐惧的原因及程度，以热情的态度、优良的服务，舒适的环境取得患者的信任，减轻其紧张和恐惧。劝导患者家属多给予患者心理支持。

（2）增强自我信心：因疾病容易引起自我形象紊乱、脏器功能损害，患者多有急躁或压抑等心理变化。女性患者更容易因皮肤病变而焦虑、自卑，应主动与患者交流，详细解答患者提出的疑问，讲解治疗成功的病例，树立战胜疾病的信心，保持良好状态，积极配合治疗和护理。

（3）安全护理：观察患者心理变化，针对精神、行为异常的患者，加强巡视，做好安全防护措施，防止自杀、自伤等意外发生。

（4）舒缓焦虑：鼓励患者多参加社会活动，培养丰富的兴趣爱好（如音乐、看书、按摩等），学会自我放松，舒缓情绪。

2. 饮食护理　应进食富含蛋白质、维生素、低盐易消化食物，禁辛辣及刺激性食物，保证营养均衡，增强抵抗力。服药期间应进食高钾、高蛋白、高钙、低盐饮食。

3. 环境与休息

（1）应保持室内环境清洁、通风良好、温湿度适宜，创建良好的休息环境。

（2）患者在急性期应卧床休息，避免活动，以免肌肉损伤。协助患者取关节功能位，定时按摩受压部位及翻身，预防压疮。

（二）专科护理

1. 常见症状的护理　见表7-6。

表7-6　炎性肌病常见症状的护理

肌无力的护理	评估患者肌力的分级：0级，完全麻痹，不能作任何自主运动；Ⅰ级，可见肌肉轻微收缩；Ⅱ级，肢体能在床上平行移动；Ⅲ级，肢体可以克服地心吸收力，能抬离床面；Ⅳ级，肢体能做对抗外界阻力的运动；Ⅴ级，肌力正常，运动自如
	评估患者有无进行性肌萎缩：肩胛带肌、四肢近端肌群受累——下蹲、起立、上楼、举物、抬臂困难等，颈部和咽部肌群——抬头及吞咽困难，肋间肌、膈肌受累——呼吸困难，眼肌受累——复视，心肌受累——心肌炎，消化道受累——食管蠕动减弱，舌肌面肌受累——咀嚼及发音困难，肛门、膀胱括约肌受累——大小便失禁，肺脏受累——慢性纤维化
	对四肢肌无力、长期卧床患者，应定时翻身、按摩等，预防压疮及皮肤擦伤，提供日常生活护理，协助并鼓励坚持功能锻炼
	急性期后应及早做带有一定强制性和强度的肢体被动运动，防止肌肉强直、肢体挛缩
	对吞咽困难、进食反流、呛咳患者，选择合适的体位，缓慢进食流质或半流质食物，少量多餐，吞下食物后继续空吞咽2~3次以助食物完全通过咽部，同时保持坐立位30~60min，严重者可留置胃管鼻饲
	呼吸肌受累的患者，应积极给予吸氧及排痰，预防肺部感染和保持呼吸道通畅（如：雾化吸入、气管插管或切开）
	对发音困难患者，鼓励进行肢体语言及书面交流
皮肤护理	评估患者皮损的面积、部位及形态
	保持局部皮肤干燥、清洁及完整性；有水泡皮肤完整时可涂炉甘石洗剂，有渗出可外用莫匹罗星或3%硼酸溶液湿敷，必要时可外用凡士林防止皮损加重，伴感染者，可根据情况给予清创换药处理
	用清水清洁皮肤，避免使用碱性肥皂、化妆品及接触刺激性的物品（如：烫发剂、染发剂等）
	肌内及静脉注射时，应避开皮损部位，静脉注射尽量使用留置针
	保持床单位整洁、干燥；避免日光浴，注意保暖
关节、肌肉肿痛护理	评估患者关节活动受限及肿胀程度；关节、肌肉疼痛的程度、性质、部位及持续时间
	体位与休息：急性期应卧床休息，减轻关节、肌肉的负荷，协助患者取舒适体位，尽可能保持关节功能位；恢复期，指导患者进行功能锻炼
	合理运用止痛措施：提供舒适的环境，避免过于寂静或嘈杂的环境，以免增加患者的疼痛感，使用放松疗法如听音乐、按摩、针灸，指导通过想象分散患者注意力，减轻疼痛感，遵医嘱使用止痛药，告知遵医嘱用药的重要性及不良反应的观察
预防感染	保持口腔清洁：可用益口漱口，每日3次，有真菌感染者可用制霉菌素漱口液、2%碳酸氢钠溶液漱口，鼻饲时应行口腔护理，每日2次
	指导患者学会感染危险因素的观察及预防方法，如：观察体温变化、深呼吸运动、多饮水、翻身拍背、有效排痰等
	严格执行无菌技术操作原则和消毒隔离制度，吸痰时应保持无菌操作，负压调节适中，动作轻柔，避免呼吸道黏膜损伤，医疗器械和用品，定期进行消毒（如呼吸机管道，雾化吸入器，吸痰装置等）
	室内经常通风换气，避免受凉，限制探视，紫外线消毒每日2次，每次30min，地面及物品均用高效广谱含氯消毒剂消毒

2. 功能锻炼

（1）吞咽功能训练：包括开颌与闭颌、闭唇、咀嚼和唇角上抬，舌伸出、侧伸和舌尖舌身抬高，喉抬高训练，咽部的刺激等，配合吹纸片、吹蜡烛、鼓腮等运动，每日4次，每次10~15min。

（2）呼吸功能训练：包括腹式呼吸、缩唇式呼吸、有效咳嗽排痰训练等，每日4次，每次

15～30min。

（3）全身功能锻炼

1）急性期卧床休息，避免剧烈运动，用软枕垫高疼痛关节，保持舒适体位，适当做关节、肌肉的被动运动以防止肌肉萎缩。并尽可能减少肌电图操作、针刺等。恢复期指导进行功能锻炼，适当的被动和主动运动（如：屈伸肘、抬双膝、屈膝抬臀、梳头、握拳及吞咽动作等），并配合理疗及按摩、推拿等方法，防止肌肉萎缩。锻炼应循序渐进，活动度以患者不感觉劳累为宜。并根据患者的肌肉恢复程度增加活动量，避免过度劳累，切忌剧烈运动。

2）运动前应充分的做好准备活动：如转头、伸展运动、抬腿，蹲下、起立、举物、慢跑、爬楼、散步、太极拳、热敷、肌肉按摩等活动。

（4）肢体功能锻炼

1）按摩四肢：患者取平卧位，肢体放置舒适，从远心端到近心端，由轻而重，力度深达肌肉，先用回摩、推摩法，再用揉搓法进行按摩，每日1次，每次5～10min。

2）肌力0级，协助患者做肢体被动运动，肌力1～2级，护士守护，患者自己做肌肉舒展运动，自行持物、翻身、起立、坐下等。肌力3～4级，在医务人员保护下，做床旁行走、站立等活动。

（5）随着患者体力恢复，生活尽量自理，嘱其在家人陪伴下，进行室外活动（如上下楼梯、散步、慢跑等）。

3. 观察有无肿瘤迹象　PM和DM患者常发生恶性肿瘤，注意观察有无肿瘤迹象，如：顽固的皮损体重迅速减轻，以及各种药物治疗无效的重症者，常提示有恶性肿瘤，及时与医生联系，进一步检查确诊。

（三）健康宣教

健康宣教，见表7-7。

表7-7　炎性肌病患者的出院宣教

疾病知识指导	向患者及家属说明本病的相关知识，使患者正确对待疾病，作好长期治疗的心理准备
	合理安排生活，劳逸结合
	告知患者尽量少去公共场所，预防上呼吸道感染
避免诱因	避免一切诱因，如感染、寒冷、创伤、情绪受挫、过度疲劳等
	有皮损患者避免日光照射
	避免一切预防接种
	育龄女性患者应避孕
饮食指导	指导患者进食时应缓慢吞咽，少量多餐，宜进食清淡、富含高钙及维生素、低盐、优质蛋白、易消化食物，避免摄入刺激性食物如咖啡、浓茶等
用药指导	告知患者药物的作用及不良反应，嘱出院后继续执行治疗方案，规律用药，不要因症状的减轻自行增减剂量或停药
运动与休息	嘱患者进行适量活动，经常进行肢体功能锻炼，循序渐进，制订合理的功能锻炼计划
皮肤护理	保持口腔卫生，预防真菌感染
	保持皮肤清洁干燥，防止破损
	告知患者勿用碱性肥皂及化妆品，避免接触刺激性的物品（如烫发剂、染发剂等）
病情监测	学会观察药物的不良反应及病情危重的征象，如呼吸肌、吞咽肌无力等，一旦发生病情变化，应及时就医
随访	定期门诊随访，复查血常规、肝肾功、肌酶、电解质、血压、血糖、体重等。

九、特别关注

（1）健康宣教及自我护理。

（2）心理护理。

（3）呼吸肌及咽肌无力的护理。

十、前沿进展

1. 药物治疗 糖皮质激素为本病的首选一线药物，激素与免疫抑制剂的联用可提高疗效，减少激素用量，避免不良反应。近年来，丙种球蛋白已被广泛用于对常规激素或同时联合免疫抑制剂治疗效果欠佳或不能耐受其不良反应者，取得一定的疗效。有文献报道对于难治性、重症患者使用免疫抑制剂无效时可考虑行血浆置换治疗。也有学者使用生物制剂（TNF-α 抑制剂及抗 CD20 单抗等）治疗，多数显示病情有不同程度的改善，但因缺乏大样本临床随机对照试验研究结论，对该药的使用安全性及确切的疗效仍需研究证实。

2. 护理进展 本病使患者不仅要面对认知、生理、心理、家庭、社会等的各种挑战，还要面对疾病带来的生理改变，而不良情绪和心理状态会影响疾病的转归及预后，因此疏导患者情绪，积极配合治疗，有利于该病的缓解及预后。该病的心理护理至关重要。

3. 患者随访 本病为慢性渐进性疾病，为控制症状，缓解病情，需长期坚持用药，因此患者的自我监测及定期复查，起着至关重要的作用。研究表明通过电话、门诊、网络随访方式指导患者日常生活及后续治疗中需关注的问题，以及开导患者情绪，能进一步提高患者的生存质量，减少疾病的复发。

十一、知识拓展——无肌病皮肌炎

无肌病皮肌炎（ADM）是指仅有皮肤损害或者以皮肤损害为主的皮肌炎类型，包括无肌病皮肌炎（ADM）和微肌病皮肌炎（HDM），近年来相继有文献报道该病合并肺间质纤维化（ILD）达到 100%，且部分为急进行重症间质性肺炎，甚至危及生命。ILD 在恶化前治疗比在恶化后治疗更有助于延缓疾病进展，延长患者生存期。文献报道 ADM 与皮肌炎一样可以合并恶性肿瘤。

鉴于 ADM 早期表现完全有可能仅局限于某一个器官，若临床上以呼吸道症状就诊的患者，抗感染治疗无效，肺 CT 出现间质性肺炎表现，应详细询问病史及查体，明确是否合并皮疹、雷诺现象、关节炎等症状，并尽可能明确是否合并肿瘤，及早行肌酶谱、肌电图、抗核抗体、抗 Jo-1 抗体等检查。仅有皮肤病变而长期随访未发现 ILD、恶性肿瘤证据的患者预后良好，所以要求临床上提高对疾病的认识，减少误诊误治，早期诊断，早期治疗，有利于控制患者病情的进一步发展。

ADM 目前的诊断标准由 Euwo 等 1991 年提出的，①患者必须有 Gottron 丘疹，并伴有眶周的水肿性淡紫色斑疹；②皮损活检 HE 染色病理符合皮肌炎改变；③患者有皮肤损害后 2 年内临床上没有任何近端肌受累的表现；④在病程的最初 2 年内患者的肌酶谱，包括肌酸激酶（CK）和醛缩酶（ALD）正常。本病目前尚无特异性自身抗体，研究者在 ADM 患者血清中发现具有 CADM 抗体的患者肺间质性疾病进展更快，推测 140kD 的多肽抗体 CADM-140 可能是 ADM 诊断的新型标志物。

（林 蕊）

第四节 痛风

痛风是由于嘌呤代谢紊乱和/或尿酸排泄减少致血尿酸增高引起的一组疾病。临床特点为高尿酸血症、尿酸盐结晶沉积所致特征性急性关节炎、反复发作发展至慢性痛风性关节炎及痛风石，常累及肾脏；严重者可出现关节致残、肾功能不全。痛风患者常与肥胖、高脂血症、糖尿病、高血压及心脑血管病伴发。

一、护理评估

1. 相关因素 痛风分为原发性和继发性两大类。原发性痛风有一定的家族遗传性，10% ~ 20% 的患者有阳性家族史。除 1% 左右的原发性痛风由先天性酶缺陷引起外，绝大多数发病原因不明。继发性痛风由其他疾病所致，如肾脏病、血液病或由于服用某些药物、肿瘤放化疗等多种原因引起。

2. 典型症状

（1）急性期：常于夜间发作的急性单关节炎，剧痛如刀割样；关节局部红肿发热、触痛明显。好发于第一跖趾关节。

（2）间歇期：急性期缓解后，发作部位的皮肤加深。

（3）慢性期：痛风石的出现，典型部位为耳郭，也常见于足趾、手指、腕、踝、肘等关节周围。发生于关节内，可造成关节软骨及骨质侵蚀破坏，出现关节肿痛、强直、畸形。

（4）肾脏病变期：肾脏损害可分别出现水肿、蛋白尿、尿酸结石、尿酸结晶、肾盂肾炎、尿路梗阻及肾功能衰竭。导致尿酸炎肾病、尿酸性尿路结石、急性尿酸性肾病。

3. 实验室检查　血尿酸的测定、尿尿酸的测定、红细胞沉降率、CRP。

4. 辅助检查

（1）关节腔穿刺及痛风石检查：可发现尿酸盐结晶。

（2）X线检查：尿酸性尿路结石 X 线检查不显影。

（3）超声检查：行肾脏超声检查可了解肾损害的程度。

5. 常见护理问题

（1）疼痛。

（2）活动受限。

（3）皮肤完整性受损。

（4）知识缺乏。

6. 心理社会方面　评估患者对疾病的认识能力（如诱因、饮食习惯、调整饮食结构）；评估患者慢性和急性发作的频度、对于慢性疼痛自控能力；了解患者如何自我调整因自信心的丧失引起心理的一系列反应。在长期病程中对这些反应和调整的处理也许会导致他们出现新的问题，而且还有赖于患者的社会支持（家庭、朋友、同事等）。对于继发性痛风的患者，指导其积极配合治疗原发病，以缓解痛风症状。

二、护理措施

1. 一般护理　关节疼痛时卧床休息，疼痛缓解 3d 后开始恢复活动。发作时避免关节负重，抬高患肢，可局部冷敷，24h 后可行热敷、理疗、保暖，可减少疼痛。

2. 专科护理

（1）疼痛的护理：发作时卧床休息，避免关节负重，抬高患肢，可局部冷敷。疼痛缓解 3d 后开始恢复活动，可行热敷、理疗、保暖，减少疼痛。出现腰、腹部疼痛，要警惕尿路结石的发生。护士应认真听取患者的主诉，评估疼痛的性质、程度，配合医生完善各项相关检查。对于继发性痛风，应首先积极治疗原发病。

（2）饮食护理

1）在急性发作时应选用无嘌呤食物如脱脂奶、鸡蛋、植物油等，病情缓解后可选用低嘌呤食物，如富强粉面包、饼干、稻米饭、蔬菜、水果等。

2）发作期患者常无食欲，因此应给予足量牛奶、鸡蛋，多食用水果和蔬菜。食物应尽量精细，如面包、稻米饭等，全天液体摄量应在 3 000mL 以上，两餐之间可用碳酸氢钠类液体。

3）控制体重，避免过胖，限制脂肪及动物蛋白，以食用植物蛋白为主。

4）慢性期或缓解期应选用低嘌呤饮食，每周应有 2d 无嘌呤饮食，饮食中注意补充维生素及铁质，多食水果及黄绿叶蔬菜。

（3）用药护理

1）秋水仙碱此药同时加用非甾体抗炎药可减少相应剂量。该药治疗剂量与中毒剂量十分接近，用药过程中应密切观察用药后的反应，严格遵医嘱给药 0.5～1mg 每 2h 服药 1 次，至患者有恶心、腹泻时停药，24h 内总剂量不应超过 6mg。

2）间歇期和慢性期的治疗为促尿酸排泄药及抑制尿酸生成药，如别嘌呤醇。服用此两种药时注意胃肠道反应、肝肾功能损害。

3）服用碱性药物如碳酸氢钠，有利于尿酸溶解和排泄，同时大量饮水，增加尿量，记录出入量，配合留取尿标本。

（4）关节腔穿刺护理穿刺前向患者做好宣教，备齐用物，协助医生做好穿刺术中配合，严格无菌操作，以防感染。术后定时观察穿刺处情况，警惕局部出血。

3. 心理护理　告知患者此病为慢性疾病，饮食是控制疾病的要点，保持各关节功能位，维持关节正常活动。

三、健康指导

（1）急性发作期应卧床休息，抬高患肢，避免关节负重，可局部冷敷。疼痛缓解后方可恢复活动，可行热敷、理疗、注意保暖。

（2）慢性期患者经过治疗，痛风石可能缩小或溶解，关节功能可以改善，肾功能障碍也可以改善。

（3）低嘌呤饮食，多食偏碱性的食物；禁食高嘌呤食物，如动物内脏；忌暴饮暴食及酗酒；控制体重避免过胖。

（4）发生尿酸性或混合性尿路结石者易并发尿路梗阻和感染，会出现下腹部绞痛、排尿不畅、尿频、尿急、尿疼等症状，应及时就诊。

（5）保持情绪的稳定，避免寒冷、饥饿、感染、创伤、情绪紧张等因素诱导疾病复发。遵医嘱定期复查，如尿酸、血常规、肝肾功能。

（林　蕊）

第五节　贝赫切特病

一、概述

贝赫切特病（Behcet's disease，BD）又称为白塞病，是一种全身性、慢性、血管炎性的自身免疫性疾病，可累及各个系统和脏器。

它是一种以口腔溃疡、外阴溃疡、眼炎及皮肤损害为临床特征的、累及多个系统的慢性疾病。病情呈反复发作和缓解交替过程。部分患者可遗留视力障碍，有少数患者因内脏损害死亡，大部分患者的预后良好。多见于年轻人，发病年龄为 25～35 岁。发病率在不同地区差别较大，我国一般北方高于南方地区，约为 14/10 万。男女比为 0.77：1，但男性患者内脏器官及眼受累比例高于女性。

二、病因

确切病因尚不明确，目前认为与以下因素有关。①环境与感染：与结核、单纯疱疹病毒和溶血性链球菌等可能有关；②自身免疫：抗口腔黏膜抗体出现、免疫球蛋白增高及淋巴细胞浸润提示免疫紊乱；③遗传因素：患病人群 HLA－B5 及 B51 基因型较多；④地理因素；⑤种族因素。

三、病理

非特异性血管炎是贝赫切特病主要病理特点。另一特点是在血管炎的基础上形成有血小板、白细胞黏附于血管管壁内皮细胞的血栓，使血管腔狭窄、组织缺氧变性、功能下降。

四、诊断要点

1. 临床表现　如下所述。

（1）基本症状

1）口腔溃疡：口腔溃疡多为首发症状，约99%的患者有反复发作的口腔溃疡。可发生于口腔黏膜的任何部位和舌部及扁桃体，但最好发于口唇、颊部黏膜及舌面，大多不留瘢痕。

2）眼部症状：约43%的患者有反复发作的眼病变，发作有一定的周期性，每发作一次，病情加重一次；临床表现多样，有反复发作的角膜炎、前房积脓、虹膜睫。状体炎、脉络膜炎、视网膜炎、视神经炎、视神经萎缩、结膜炎等，眼部损害常可导致视力减退甚至失明。

3）外生殖器溃疡：约86%的患者有外生殖器溃疡。女性以阴唇溃疡多见，多在小阴唇和大阴唇的内侧，男性好发于阴囊、阴茎，亦可发生于会阴及肛门周围。溃疡边缘不整齐及内陷比口腔黏膜溃疡要深，愈合后留有瘢痕，周围炎症显著。

4）皮肤病变：约95%患者有皮肤病变。以结节性红斑最多见，亦可见多形性红斑及痤疮样毛囊炎，针刺皮肤有过敏反应，用消毒针刺皮肤会出现小丘疹或脓疱。

（2）系统症状

1）心血管系统的表现：大中小动静脉均可有血管炎，炎症使血管壁增厚，继而致管腔变窄，使血流缓慢，组织供血不足。长期的炎症反应使动脉壁的弹力纤维受损，失去韧性形成动脉瘤样的局部扩大。当脑动脉狭窄时，患者会出现头晕、头痛；冠状动脉狭窄时可出现心肌缺血，甚至心肌梗死；肾动脉狭窄时患者会出现肾性高血压等。

2）胃肠病变：可引起整个消化道和黏膜溃疡，回盲部受累最多。患者常有腹痛，局部伴有压痛、反跳痛；其次表现为恶心、呕吐、腹胀、食欲缺乏、腹泻、吞咽不适等。重者可合并消化道出血、肠麻痹、肠穿孔、腹膜炎、食管狭窄等。

3）神经系统症状：病情严重，危害性最大，表现多样化。反复发作阵发性头痛最常见。神经系统症状较其他症状出现晚，可出现头晕、记忆力减退、严重头痛、运动失调、精神异常、反复发作的不同程度的截瘫和昏迷等。根据症状分为脑干损害、脑膜炎、良性颅压增高、脊柱损害、周围神经受损。

4）关节及肌肉症状：表现为单个关节或少数关节的肿痛。四肢大小关节及腰骶等处均可受累，以膝关节多见，无关节畸形及骨质破坏，有不同程度的功能障碍，可恢复正常。

5）肺部病变：少数患者出现肺部病变。可出现咯血、胸痛、气短、肺梗死等。

6）肾病变：可见血尿、蛋白尿。

7）其他症状：附睾炎、低热、乏力、食欲缺乏、心肺及肾损害。

2. 辅助检查　①血液学检查：血沉、C反应蛋白、红细胞沉降速度及白细胞分类；②皮肤针刺试验；③影像学检查；④血管造影；⑤内镜检查；⑥眼部检查；⑦超声心血管检查等。

3. 诊断标准　国际白塞病委员会分类诊断标准（国际标准）如下：①反复口腔溃疡：1年内反复发作至少3次；②反复生殖器溃疡；③眼部病变：如前和（或）后葡萄膜炎，裂隙灯检查玻璃体内可见有细胞，视网膜炎；④皮肤病变：如结节性红斑病、假性毛囊炎、脓性丘疹、痤疮样皮疹；⑤针刺试验呈阳性：用无菌皮下注射针头在前臂屈面斜行刺入皮下再退出，48h后观察。如在穿刺部位出现红色丘疹或伴小脓疱者为阳性。

凡有反复口腔溃疡并伴有其余4项中2项以上者，可诊断本病。

五、治疗

1. 一般治疗　急性活动期尤其是重要脏器受累时，应卧床休息。发作间歇期应预防复发，保持口腔内、眼部、会阴和皮肤清洁，避免进食刺激性食物，及时控制口腔咽部感染。食用富有营养及易消化的食物，忌生冷食物及饮酒。

2. 药物治疗　如下所述。

（1）局部治疗：糖皮质激素制剂的局部应用，口腔、外阴溃疡者涂抹糖皮质激素软膏，可使早期溃疡停止进展或减轻炎症性疼痛；前葡萄膜炎给予糖皮质激素眼药水或眼药膏。

（2）系统性治疗

1）糖皮质激素：泼尼松、甲泼尼龙等。

2）非甾体抗炎药：主要对关节炎的炎症有疗效。

3）秋水仙碱：对有关节病变及结节性红斑者有效，对口腔溃疡者也有一定疗效。

4）沙利度胺：对皮肤病变、黏膜溃疡，特别是口腔黏膜溃疡有疗效。妊娠女性禁用。

5）免疫抑制药：硫唑嘌呤、甲氨蝶呤、环磷酰胺、环孢素、雷公藤总甙。

6）其他：α-干扰素、TNF-α单克隆抗体。

3. 非药物治疗　外科治疗。

六、主要护理问题

1. 疼痛　与炎性反应有关。

2. 皮肤、黏膜完整性受损　与反复溃疡、皮肤损害有关。

3. 消化道出血的危险　与反复消化道溃疡有关。

4. 意识障碍　与神经系统病变有关。

5. 焦虑　与病情易反复，久治不愈有关。

6. 知识缺乏　缺乏疾病治疗、用药和自我护理知识。

七、护理目标

（1）减轻局部症状，主诉疼痛缓解或消失。

（2）皮肤、黏膜损伤减轻或恢复完好。

（3）增强患者自护能力，防止消化道出血，防止其他器官损害的发生。

（4）患者情绪稳定，正确面对自身疾病，积极配合治疗。

（5）患者对疾病相关知识了解，并学会自我监测和护理。

八、护理措施

1. 一般护理　如下所述。

（1）心理护理：该病为慢性病，病情比较长，效果不能达到立竿见影。

1）告诉患者要树立长期治疗，战胜疾病的信心，保持良好的情绪。

2）让患者认识贝赫切特病，了解相关知识。

3）尽量避免过度紧张的工作和生活，生活起居要有规律。

4）鼓励患者表达自身感受，并得到家庭、社会支持。

5）针对个体情况进行针对性心理护理。

（2）饮食护理

1）饮食应清淡，根据溃疡的程度选择软食、半流质、流质、易消化、富含蛋白质和维生素的食物。

2）多食新鲜的蔬菜和水果，多饮水，每日饮水量在 2 500mL 以上。

3）避免进食刺激性食物，减少进食过硬、过热的食物，少食辛辣、生冷、海鲜等食物，戒烟酒。

4）加强营养，提高机体抵抗力。

（3）环境与休息

1）居住环境应干燥、清洁、阳光充足、通风良好。

2）生活应有规律，避免劳累，注意保暖，防止受凉感冒。

3）病情严重患者应卧床休息，病情缓解时，注意适当锻炼，增强自身防病能力。

4）劳逸结合保持良好情绪，注意清洁卫生，防止各种感染。

2. 专科护理　如下所述。

（1）基本症状的护理：见表 7-8。

表7-8　白塞病基本症状护理

口腔护理	评估患者口腔溃疡的部位、大小、数量、形状、颜色、有无渗出物、溃疡发生时间和愈合时间及溃疡的分级
	保持口腔清洁，加强餐前、餐后及睡前漱口
	使用软毛牙刷刷牙；口腔溃疡严重时禁止使用牙刷改用消毒棉球和漱口液；选用两种以上漱口液交替使用
	避免进食温度高、硬、有刺激的食物；口腔溃疡严重时应进食流质或半流质饮食
	口唇干燥者，涂抹唇油
	疼痛严重患者可用生理盐水配制成0.5%利多卡因溶液漱口，或用制霉菌素10~20片加进生理盐水500mL和复方硼砂液120mL分次漱口；口腔黏膜覆盖假膜时，应涂片查霉菌，溃疡面外涂锡类散
眼部护理	评估患者有无视物模糊、视力减退；眼结膜是否充血、有无分泌物，检查分泌物性质、量
	眼球疼痛或有畏光、流泪、异物感及飞蚊感者少看书、电视，注意休息
	经常清洁眼睛，清除眼部分泌物
	眼部有感染时，可以白天滴眼药水，晚上涂眼膏并用纱布盖好，点眼药时，保持双手清洁，药水不可触及睫毛，以避免污染眼药，以免再次使用时加重眼部感染
	注意不要留长指甲；勿用手指揉眼，防止损伤角膜
	室内光线要暗，白天拉窗帘，避免阳光或灯光直接照射；外出应戴太阳帽或眼镜，以免风沙迷眼而再损伤眼睛
外阴护理	评估患者外阴溃疡的部位、大小、数量、形状、颜色、有无渗出物、溃疡发生时间和愈合时间
	每日用温水冲洗患处，保持局部清洁、干燥；必要时用1:5 000高锰酸钾或0.1%安多福溶液进行冲洗，清洗后可外涂溃疡软膏
	溃疡期间避免性生活
	避免骑自行车或长时间步行，以免加重外阴损伤
	内裤选择宽松、柔软、优质纯棉，并勤用开水烫洗或阳光下暴晒
	女性患者月经期使用清洁卫生巾、卫生裤并及时更换，男性患者经常外翻包皮，防止溃疡面粘连
	在护理患者时动作应轻柔，避免摩擦患处
皮肤护理	评估皮肤有无红斑、破损、感染等
	保持皮肤清洁、干爽，用温水清洗皮肤，避免使用碱性肥皂、乙醇及有刺激性的洗涤用品等
	穿全棉内衣；常更换内衣、内裤、被服、床单
	卧床患者注意定时翻身，避免拖、拉、推等动作，同时也可按摩受压部位，以促进局部血供，防止压疮发生
	有毛囊炎者切忌挤压，可用0.5%碘附溶液涂擦，如有破溃时，按外科无菌伤口处理，每日换药1次，换药时注意无菌操作，以防感染
皮肤护理	执行各种注射时，严格无菌技术，注意提高成功率，避免同时多点穿刺，以降低针刺反应。针刺反应阳性患者静脉穿刺时直接从静脉上方或侧方入血管以保护静脉。为减少穿刺次数，可用静脉留置针，但要加强针眼处的消毒
	给患者剪短指甲，以防抓破皮肤
	避免紫外线及阳光直射皮肤

（2）系统症状的护理：见表7-9。

表7-9　白塞病的系统症状护理

消化道症状护理	评估患者有无腹痛、腹胀、恶心、嗳气、压痛、反跳痛；有无便秘、黑便及胸骨后痛
	有腹痛、黑便等症状者，应及时给予胃肠镜检查
	根据溃疡的程度选择软食、半流质、流质易消化、富含蛋白质和维生素的食物
	不进食过硬、过热的食物，少食辛辣、生冷、海鲜等食物，并戒烟酒
	有消化道出血者，在出血停止后，以少食多餐为原则
	饮食应少食糖，以免产酸产气，防止呕吐和腹胀
	有腹膜炎者，采取半卧位以利于腹腔渗液局限
神经系统症状的护理	评估患者神经精神症状；有无谵妄、幻觉、猜疑、情绪行为异常、头晕、头痛、血压升高
	严密观察神志、瞳孔、血压、心律、呼吸变化
	患者出现神志异常时，注意保护患者，防止外伤和自伤，神志清醒时要加强心理疏导，保证充足的睡眠和休息
	遵医嘱使用脱水剂、糖皮质激素等药物

血管炎的护理	评估患者皮肤颜色、温度，有无血压低、无脉或弱脉、头晕、头痛等症状
	观察患者的血压、末梢动脉搏动情况
	患者要避免劳累
	在急性期应避免剧烈运动、长时间站立和长时间坐姿，每次时间不宜超过半小时
血管炎的护理	肢体出现血栓性静脉炎的护理，要注意患肢的保护与保温、防止撞伤、砸伤及冻伤；鞋袜应宽松，要保暖防寒；保持患肢清洁卫生，避免刺激损害皮肤；促进肢体血液循环，局部热敷；防止关节的挛缩，肌肉的萎缩；抬高患肢，促进回心血量，减轻患肢的肿胀
关节炎的护理	评估关节疼痛的部位、关节数：有无红、肿、热、痛
	局部关节注意保暖，避免寒冷刺激
	对急性期、行动不便者给予生活上的照顾，关节疼痛时保持关节功能位，减少活动，将痛肢垫高，避免受压，疼痛缓解时适当运动
	必要时遵医嘱使用非甾体类消炎镇痛药，缓解患者疼痛
肺损害的护理	评估患者有无胸闷、咳痛、胸痛、咳痰等症状
	及时给予氧疗
	定时为患者拍背，指导患者进行深呼吸，有效地咳嗽、排痰等
	多卧床休息，采取舒适体位

（3）用药护理

1）应告知患者坚持用药的重要性，在用药过程中不要随意换药、停用。

2）讲解用药方法及注意事项，提高患者依从性。

3）观察药物疗效及副作用。

4）定期监测血压、血糖、电解质及肝肾功能等。

3. 健康宣教　见表7-10。

表7-10　白塞病患者的出院宣教

饮食	合理饮食，以清淡、易消化，富含蛋白质、维生素，含钾、钙丰富为宜；忌辛辣、刺激性食物；禁烟酒
	避免进食温度高、硬的食物
药物	遵循医嘱用药，勿自行停药
运动	急性期减少运动，缓解期适当运动
	养成良好的生活习惯，进行功能锻炼
自身防护	增强抵抗力，注意个人卫生
	保持口腔、皮肤、会阴清洁
	注意保护眼睛
	穿全棉宽松内衣
复查	门诊随访，定期复查

4. 并发症的处理及护理　见表7-11。

表7-11　白塞病并发症的处理及护理

常见并发症	临床表现	处理
消化道黏膜溃疡出血	呕血、便血、头昏、心悸、恶心、口渴、黑蒙或晕厥；皮肤由于血管收缩和血液灌注不足而呈灰白、湿冷；按压甲床后呈现苍白，且经久不见恢复；静脉充盈差，脉搏快而弱，血压下降	评估患者出血量
		监测患者意识、生命体征，出现异常情况，给予针对性的处理
		注意给患者保暖，保持侧卧遵医嘱输血、输液
动静脉栓塞	栓塞不同部位有不同表现：血栓部位疼痛或胀感，皮温明显降低，栓塞远心端动脉搏动消失	观察栓塞部位，注意临床表现、观察皮肤温度
		抬高患肢，血栓处禁止按摩
		防止血栓脱落引起肺栓塞
		出现异常情况，及时处理

九、特别关注

（1）基本症状的护理。
（2）健康宣教。
（3）药物指导。

十、前沿进展

生物制剂用于治疗白塞病患者的葡萄膜炎和皮肤损伤等取得良好疗效。免疫耐受治疗可能会预防葡萄膜炎的复发。

（1）α-干扰素具有抗病毒及自然杀伤细胞的活性，治疗口腔损害、皮肤病及关节症状有一定疗效，也可用于眼部病变的急性期治疗。

（2）TNF-α单克隆抗体可有效缓解DMARDs抵抗白塞病患者的临床症状，包括皮肤黏膜损伤、葡萄膜炎和视网膜炎、关节炎以及胃肠道损伤等。

（3）免疫耐受疗法：已证实热休克蛋白（HSP）与白塞病有关。将HSP60的336~351序列多肽与佐剂一同注射于Lewis大鼠皮下，可诱发葡萄膜炎。口服与重组霍乱毒素B亚基（CTB）结合的这种HSP多肽，可以有效预防葡萄膜炎。该方法已用于Ⅰ/Ⅱ期临床试验。免疫耐受治疗不良反应较少，但还需Ⅲ期临床试验进一步证实才可用于治疗白塞病。一旦疗效得到证实，将成为一种较好的治疗选择，或者可与其他治疗方法联合应用。

十一、知识拓展——白塞病的中医治疗

白塞病的临床症状类似于中医之"狐惑病"，其病名首见于《金匮要略·百合病狐惑阴阳毒病脉证并治第三》中，谓："狐惑之为病，状如伤寒，默默欲眠，目不得闭，卧起不安，蚀于喉为惑，蚀于阴为狐，不欲饮食，恶闻食臭，其面目乍赤、乍黑、乍白。蚀于上部则声喝，甘草泻心汤主之。"中医治疗具有辨证论治、整体调节、不良反应小的特点，在疾病的发作及养护治疗中具有较大的优势。中医治疗白塞病，包括湿热论、热毒论、瘀热论、气阴两虚论、脾肾阳虚论、伏气温病论、络病论等不同治法。认为白塞病病机复杂，症状变化反复。临床治疗要辨证论治，圆机活法，发扬中医药在治疗白塞病中的优势作用。

（林 蕊）

第八章

心胸外科疾病护理

第一节 体外循环

一、术前护理

（一）专科评估与观察要点

（1）年龄、身高、体重、发育及营养状况。

（2）疾病特征、类型、简要病史、有无颅脑外伤史。

（3）生命体征、皮肤色泽、有无发绀及杵状指（趾）。

（4）心功能、活动耐力、自理能力、是否影响正常生活和工作。

（5）睡眠情况、饮食习惯。

（6）对疾病和手术的认识程度，对治疗有无信心，对术后可能发生的并发症是否能正确对待，有何不良心理反应。

（7）对各项检查、治疗、护理操作及术后留置各种管道的意义是否理解配合。

（8）经费来源，亲属的关心程度和支持力度以及亲属的心理状况。

（9）其他既往史，药物史。

（二）护理问题

1. 焦虑　与对医疗费用承受能力担忧及对手术效果疑虑有关。

2. 恐惧　与对心脏手术担心害怕有关。

3. 有心绞痛发作的危险　与劳累、情绪激动、进食过饱、便秘等有关。

4. 活动无耐力　与心脏功能不全有关。

5. 潜在并发症　心律失常、缺氧性晕厥、心肌梗死、动脉瘤破裂、栓塞、心衰、感染性心内膜炎。

（三）护理措施

1. 心理准备　患者长期受疾病的折磨，受家庭、社会、经济的影响，手术复杂、风险性大，并发症多。应根据其每个患者的心理特点加强心理疏导，尽可能帮助患者解决来自家庭、社会、经济等方面的困扰。鼓励叙述恐惧、紧张心理感受，组织与已手术的患者交谈，听取亲身体验，以增强手术信心，带患者到 ICU 参观，了解心电监护仪、呼吸机等使用时发出的声音，使患者相信术后会得到良好的监护，以减少焦虑恐惧心理。

2. 身体准备

（1）预防和控制感染：口腔黏膜、皮肤以及呼吸道感染是导致心血管患者发生感染性心内膜炎的潜在因素，：同时呼吸道感染可导致术后呼吸道分泌物增多，故术前患者应注意口腔、皮肤的卫生，避免黏膜和皮肤破损，积极治疗感染病灶。冬季应加强保暖，防止感冒和呼吸道感染。

（2）营养支持：功能指导患者合理调配饮食，进食高热量、高蛋白及丰富维生素食物，以增强机体对手术的耐受力。冠心病人进低脂饮食；心功能欠佳者，应限制钠盐摄入。进食较少者，可静脉补液。有心源性器质病变的患者，术前可给予清蛋白、新鲜血浆，以纠正低蛋白血症和贫血。心功能不良的患者，术前1周每日静脉滴注GIK极化液。心力衰竭的患者，术前应卧床休息，随时评估反映心输出量的各项参数、自觉症状、呼吸状态、血压、脉搏、尿量、末梢循环等。严重心律失常患者持续心电监护，配合医生积极控制心力衰竭及纠正水、电解质紊乱，输液速度15~20滴/分，注意观察药物的疗效及不良反应。详细记录药物的用量，服用洋地黄类药物前须听心率，心率<60次/分则暂不给药。呼吸困难、缺氧者间断吸氧。

（3）控制病情预防并发症：冠心病或主动脉瘤患者术前应卧床休息；严密观察胸痛情况，判断疼痛性质；定时监测血压、脉搏。硝酸甘油等药物，要准浓度、准剂量、维持应用；术前3日间断吸氧。心房黏液瘤的患者和风心病二尖瓣狭窄伴心房纤颤的患者应注意神经系统的改变，如神志、肢体活动等，警惕并发栓塞。严重发绀型心脏病患者术前1周间断吸氧，需特别注意休息，避免大声哭闹，防止腹泻以及感冒引起的高热脱水等，警惕缺氧性晕厥发作。一旦缺氧性晕厥发作，立即让患者取下蹲位，给予吸氧、皮下注射吗啡等。

（4）冠心病患者术前3~5日停服抗凝剂、洋地黄、奎尼丁、利尿剂等药物，给予口服氯化钾，以防术中出血不止或发生洋地黄毒性反应以及心律失常。对伴有高血压、高血脂、糖尿病的患者，应采取措施，控制血压、血脂或血糖在正常范围。脑外伤易引起体外循环时脑内出血，应注意安全，避免受伤。

3. 常规准备 术前1日进一步完善各项检查，完成各项术前准备。如备皮、药物过敏试验、交叉配血等。术前晚了解患者睡眠情况，酌情应用镇静剂、安眠剂。术日晨测身高、体重、计算体表面积。

4. 特殊检查的护理 心导管检查及造影是一种诊断心脏疾病的有效手段，其护理如下。

（1）器械、设备准备导管、导引钢丝、心电监护急救装置、手术器械、X线设备急救用物等。

（2）患者准备：根据手术部位常规备皮，做皮试并记录，测身高、体重，术晨禁食，术前30分钟用药，术前排空大小便。成人可采取局部麻醉，12岁以下者施行全身麻醉。

（3）心导管检查及造影术是创伤性检查，术中、术后均有一定危险性，故应严密观察患者术中伤口出血情况，以及血压、心率、心律、神志各种反应，发现异常及时报告医生并配合处理。注意观察伤口有无渗血，导管拔除后穿刺部位需按压止血15~30分钟，沙袋压迫24小时。观察肢体颜色，预防血栓形成。术后1~2日方可下地活动。

二、术后护理

（一）专科评估与观察要点

（1）术中转流和阻断循环时间，各系统器官的功能状况。

（2）术后心电监护仪窗口显示的指标，生化检查结果，呼吸状态，气管插管位置，双肺呼吸音，有无缺氧表现；呼吸机工作是否正常，各项参数是否适宜。

（3）皮肤色泽、温度、湿度；人造动脉血管移植术患者肢端脉搏是否扪及。大隐静脉冠状动脉旁路术患者指（趾）端颜色、皮肤温度及血管充盈情况。

（4）尿量、性状、比重、心包纵隔引流量、性状。

（5）全身麻醉是否清醒，清醒后躁动的原因，对疼痛的耐受程度。

（6）有无不良心理状况的表现，自我感觉是否良好，能否适应监护室环境，能否忍受与亲人的分离，能否配合治疗护理操作，能否安静入睡等。

（7）对术后抗凝治疗是否熟悉，活动和康复训练是否按计划实施。

（二）护理问题

（1）呼吸型态的改变与人工气道、机械通气有关。

（2）有心输出量下降的危险：与心肌收缩无力、前负荷不足、后负荷增加有关。

（3）体温过高：与体温反跳、致热源有关。

（4）有误吸的危险与呕吐、气管切开不能进食有关。

（5）焦虑、恐惧：与环境不良刺激、对并发症缺乏心理准备、缺乏家庭支持、担心疾病预后或手术效果、不能交流有关。

（6）潜在并发症：出血、心律失常与急性心脏压塞、肾功能不全、感染、休克、脑功能障碍、低心排出量。

（三）护理措施

1. 循环系统的护理　心血管手术后可因血容量不足、低心排综合征、缺氧、呼吸衰竭等原因使机体微循环灌注不足，组织缺氧。应密切观察皮肤的颜色、温度、湿度、动脉搏动，以及口唇、甲床、毛细血管和静脉充盈情况；持续心电监护，密切观察心率、心律、血压、中心静脉压、肺动脉压、左房压及尿量等变化。体温对心血管功能影响较大，术后需持续监测体温变化。术后体温35℃应保暖复温，38℃以上应采取预防性降温措施。在头部和大动脉处置冰袋，酒精擦浴，也可用药物降温或冰盐水灌肠。

2. 呼吸系统护理　胸部手术创伤、体外循环非生理性的氧合灌注、血液稀释等因素均会造成肺部超微结构的改变。术后机械通气呼吸支持可改善氧合，减少呼吸做功，降低肺血管的阻力，促进心功能恢复，故术后常规使用机械通气。认真做好呼吸系统的护理，对提高心脏手术成功率有重要意义。

（1）妥善固定气管插管，定时测量气管插管的长度，对躁动欠合作患者加强心理护理，适当使用镇静剂，防止气管插管脱出或移位。

（2）15～30分钟听诊呼吸音1次，注意有无干湿啰音、哮鸣音、捻发音，呼吸音是否清晰、对称；观察呼吸频率，节律深浅，呼吸机是否与患者同步；有无发绀、鼻翼翕动、点头、张口呼吸及患者的神志情况，发现异常及时处理。随时监测动脉血气分析，根据其结果调整呼吸机参数。

（3）机械通气时应做好呼吸道加温、湿化、雾化；及时清除呼吸道分泌物、呕吐物，预防肺不张，坠积性肺炎。对频繁呕吐和腹胀的患者及时行胃肠减压，气管切开后进食速度宜少量缓慢，防止误吸。

（4）拔除气管插管后，给予糜蛋白酶、地塞米松、抗生素等药物行超声雾化吸入，以减轻喉头水肿、降低痰液黏稠度、预防和控制呼吸道感染。

3. 各种管道的护理

（1）心包纵隔引流：按胸腔闭式引流护理。

（2）动脉测压：是术后监测血压的良好方法，连接插管、采血、测压、冲洗管道等须严格执行无菌操作，防止感染。在测压、取血或调试零点等操作过程中，严防进气造成气栓。定时观察动脉穿刺部位有无肿胀，导管有无脱落出血及远端皮肤的颜色、温度有无异常，发现异常立即拔除测压管。拔管后局部行压迫止血，穿刺进针者压迫时间为5分钟，动脉切开置管者应压迫10分钟。压迫后用多层纱布和绷带加压包扎，防止出血。

（3）中心静脉压（cvp）：正常值6～12cmH₂O，它反映右房压，是临床观察血流动力学的主要指标之一。咳嗽、呕吐、躁动、抽搐时均影响cvp水平，应在安静10～15分钟后再行测定。

（4）左房压：正常平均压约12cmH₂O，它反映左心室充盈的灵敏指标，尤其是术后可以发生左心衰竭的患者，施行左房压监测，对于了解心功能和指导治疗都有重要意义。

4. 一般护理

（1）心理护理：术后因置多根管道、手术创伤、疼痛等原因，使患者自理受限。陌生的监护室环境及各种仪器的响声对患者均为不良刺激，易加重患者的焦虑、恐惧心理。护士在进行各种操作时应动作娴熟敏捷，关心体贴患者，主动为患者做好生活护理；注意和患者进行语言和非语言交流，帮助患者正确认识疾病及预后，提供监护治疗仪器和护理程序信息；动员家属给予心理上的支持，以增强战胜疾病的信心。

（2）体位：回监护室后取平卧位，头偏向一侧，待生命体征平稳后可采取半卧位，以利于呼吸和引流。大隐静脉－冠状静脉旁路术后须使患肢置于垫枕上，保持功能位置，以防水肿、脉炎，促进肢体功能恢复。

（3）活动和功能锻炼：早期活动对心肺功能、胃肠道功能及关节活动的恢复均有积极意义，其早期活动能激励患者对恢复健康产生信心。一般术后第1天，可鼓励坐起，进行少量活动，术后2~3天可下床活动，拔除心包纵隔引流管后可增加下床活动次数及活动量。大隐静脉－冠状静脉旁路术后2小时即开始被动活动，抬高双下肢5~10次，行患侧下肢脚掌、趾功能锻炼。

（4）营养：术后除必要的输血输液外，应尽量鼓励患者早期进食给予营养支持，以增强机体抵抗力，加速创伤修复，减少并发症发生。拔除气管插管4~6小时后无呕吐，可试饮水，无不良反应且肠蠕动恢复良好，可逐渐过渡到流质，半流质，直至普食，鼓励患者进食高热量、高蛋白、丰富维生素饮食，根据病情限制钠盐的摄入。对不能进食者，如昏迷患者、气管切开的患者应给予鼻饲，必要时给予静脉营养支持。

（四）急危重症观察及处理

1. 出血

（1）临床表现：引流多却出现呼吸急促、面色苍白、出冷汗、脉搏增快、动静脉压下降或呈不稳定状态等，提示胸内有隐匿性活动出血，需快速输血维持，并立即行胸穿证明或行床旁X线摄片确证。如引流开始多，短时间内减少，或引流量不多，患者出现中心静脉压增高、尿量减少、血压下降、脉压下降、心搏加速、面色灰白、发绀、气急、烦躁不安等，应考虑出血性心脏压塞。

（2）处理：立即行心包穿刺明确诊断；准备吸引装置，开胸包和良好的照明等，行紧急床旁剑突下开胸探查减压。心包或胸腔内有活动性出血，均应立即做好进手术室开胸止血的准备。

2. 心律失常

（1）临床表现：麻醉插管刺激、手术创伤、缺氧、水电解质失衡、酸碱失衡、代谢紊乱、高热、高血压及术前心脏器质性病变等，都是术后发生心律失常的原因。

（2）处理：严重的心律失常未及时处理或处理不当，可诱发室颤致心搏骤停。术后应持续心电监护，及时发现各种心律失常，报告医生并及时处理。

3. 低心排出量综合征

（1）临床表现：术前心功能差，术中心肌保护欠佳，心肌缺血缺氧，酸中毒及电解质紊乱，术后血容量不足、心力衰竭、严重的心律失常、心包填塞等均为术后并发低心排的原因。主要表现：血压低（收缩压<11.9kPa），中心静脉压增高（1.5kPa以上）；呼吸急促，动脉血氧分压下降，心率快，脉压变小，脉搏细弱，尿少 [0.5~1mL/（kg·h）以下]，皮肤湿冷出现花纹，面色苍白，发绀，肛温和皮温相差4~5℃；以及烦躁不安等神志变化。

（2）处理：术后须严密监测以上各项指标，以及血气、血钾、血钠的变化，维持水电解质和酸碱平衡。保持心包纵隔引流通畅，观察引流量及性状，及时记录。

4. 栓塞

（1）临床变现：脑梗死所致的神志改变、失语、偏瘫、动脉栓塞、远端皮温下降、脉搏减弱或消失、皮肤苍白、疼痛、感觉减退。

（2）处理：行CT检查，遵医嘱使用抗凝剂，制动，患者的功能锻炼，介入治疗取出栓子。

5. 心力衰竭

（1）临床表现：围手术期心功能未彻底改善、阻断循环时间过长、各种原因引起的心肌缺氧、电解质紊乱；麻醉剂的影响、手术操作对心肌的损害；心律失常、大出血、输液速度过快、量过多、情绪紧张等均为导致术后心力衰竭的原因。主要表现为体循环肺循环瘀血。

（2）处理

防止和治疗能诱发或加重心衰的各种原因。

减轻心脏负荷。提高心肌收缩力。

护士应指导患者合理休息，降低机体耗氧量，减少静脉血液回流。

限制钠盐摄入，以减少体液水肿，注意用药后的反应，特别警惕洋地黄毒性反应。

避免大量快速输液，严格记录并控制液体出入量。

急性肺水肿患者取半卧位，双下肢下垂，给氧时予 50% 酒精湿化，减低肺泡表面张力，改善缺氧情况。同时给予强心、利尿及镇静剂，并注意观察药物疗效。

6. 脑功能障碍

（1）临床表现：术后发生脑功能障碍的主要原因，围手术期心理障碍是其激发原因。

（2）处理：严密观察神志、瞳孔变化、肢体活动情况，有无头痛、呕吐、躁动、嗜睡等异常表现及神经系统的阳性体征。术后意识长时间不恢复，或有短暂的清醒后又出现意识障碍，且不断加深；可有抽搐、运动、知觉、视觉障碍，一过性痉挛发作等，应及时协助医生处理。同时使用保护性措施，防止坠床。加强呼吸管理、营养支持及基础护理，防止并发症。

7. 急性肾衰竭

（1）临床表现：少尿、无尿、高血钾、尿素氮及血清肌酐升高等。

（2）处理：应注意观察尿颜色的变化，定时监测尿量、尿比重及 pH 值，尿量减少时，及时找出原因，对症处理。

8. 感染

（1）临床表现：术前存在感染灶、手术创伤、术后胸骨不稳定、留置各引流管使感染途径增加、机体抵抗力降低等均易导致感染。

（2）处理

预防感染的关键是严格无菌操作，做好各种管道护理，病情平稳及时拔除。

合理应用抗生素，加强营养以增加机体抵抗力。

患者出现不明原因的高热或持续低热，瓣膜出现新的杂音；伴有寒战、出汗、食欲缺乏、头痛、胸痛、呼吸困难等表现，应考虑为感染性心内膜炎。需立即抽血查血培养和药敏试验；选择有效抗生素，尽可能撤除侵入性管道，维持水、电解质平衡，高热患者按常规护理。

9. 抗凝过度

（1）临床表现：牙周出血、皮下出血点和瘀斑、柏油样便、尿色变红、月经增多或头痛等症状。

（2）处理：在抗凝治疗过程中，注意观察有无出现以上症状应及时处理，暂停用药，待凝血酶原正常后继续服用。

（五）健康指导

（1）说明消除恐惧、焦虑心理的方法（听音乐、看书、谈心），安定患者情绪，树立治疗信心。

（2）说明饮食和疾病的关系，指导患者进食高热量、高蛋白、丰富维生素饮食；少量多餐、避免进食过量，便秘而加重心脏负担。伴心力衰竭者给予低盐饮食，并鼓励患者进食含钾丰富的新鲜水果。冠心病患者应进食低脂饮食。让患者严格戒烟，保持口腔卫生。

（3）说明术前各项检查、治疗目的，解释手术操作过程，术前术后注意事项。术后留置心包纵隔引流管、导尿管、气管插管、各种测压管，以及使用监护仪、呼吸机的意义和配合方法。

（林　蕊）

第二节　房间隔缺损

一、定义

房间隔缺损（atrial septal defect）在胚胎期由于房间隔的发育异常，左、右心房间残留的房间孔，造成心房之间左向右分流的先天性心脏病。

二、疾病相关知识

（一）流行病学

约占成人先天性心脏病的 9％，是最常见的成人先天性心脏病，男女患病比例约为 1 ∶ 3，女性居多。

（二）临床表现

房间隔缺损的症状随缺损大小而有区别。缺损小的可全无症状，仅在体检时发现胸骨左缘 2～3 肋间有收缩期杂音。缺损较大时分流量也大，导致体循环血流量不足而影响生长发育，表现为体形瘦长，面色苍白、乏力、多汗，活动后气促。由于肺循环血流增多而易反复呼吸道感染，严重者早期发生心力衰竭。

（三）治疗

（1）小缺损出生后 1 年内有可能自然愈合。
（2）手术治疗。
（3）外科介入封堵治疗。

三、专科评估与观察要点

（一）术前

（1）观察患儿的生长发育与同龄儿相比有无差异。
（2）活动状况评估患者对目前活动的耐受程度和适应性。
（3）有无并发感染。

（二）术后

（1）各项生命体征是否平稳，电解质是否平衡。
（2）观察瞳孔、神志：瞳孔是否等大等圆，对光反应如何，全身麻醉清醒后神志是否清楚。
（3）全身麻醉清醒后患儿是否合作，有无躁动。
（4）观察气管插管的位置，听诊双肺呼吸音，保持呼吸道通畅。
（5）伤口有无渗血，观察引流液的量及性质。
（6）维持左心功能，防止发生肺水肿。

四、护理问题

（一）术前

1. 活动无耐力　与氧的供需失调有关。
2. 有成长发展改变的危险　与心脏结构与功能异常有关。
3. 有感染的危险　与肺充血有关。
4. 潜在并发症　心力衰竭、感染性心内膜炎。

（二）术后

1. 低效性呼吸型态　与手术、麻醉、呼吸机的使用、体外循环、术后伤口疼痛、不敢咳嗽有关。
2. 心排血量减少　与心脏病变、心功能减退、血容量不足，严重的心律失常、水电解质紊乱等有关。
3. 有窒息的危险　与呼吸道阻塞有关。
4. 有体液不足的危险　与利尿剂的使用和入量过少有关。
5. 营养失调：低于机体需要量　与食欲减退、消化吸收不良所致的消耗增加有关。
6. 体温过高　与体温调节中枢紊乱、感染有关。

7. 潜在并发症 出血、感染、急性心脏压塞、肾功能不全、休克、脑功能障碍等。

五、护理措施

（一）术前护理

1. 心理护理

（1）向患儿家属解释先天性心脏病手术的必要性、手术方式、注意事项。

（2）鼓励大的患儿表达自身感受。

（3）与患儿一同做游戏，与其他患儿一同玩耍。

（4）针对个体情况进行针对性心理护理。让患儿安静休息，减少哭闹等不良刺激，减轻对心脏的负担。

（5）鼓励患者家属和朋友给予患儿关心和支持。

2. 预防和控制感染

（1）冬季注意患儿保暖，预防感冒及呼吸道感染。

（2）注意患儿口腔及皮肤卫生，勤剪指甲，勤换衣物，勤洗手。

（3）如果术前有呼吸道感染或皮肤、口腔感染容易增加术后发生感染性心内膜炎的风险，术前应使用足量有效的抗生素预防感染。

3. 营养支持

（1）根据情况给予高蛋白、高热量、高维生素饮食，精心喂养，一定要保证充足的热量及补充必要的营养成分。

（2）指导家属正确喂养及添加辅食，减少零食的摄入。

（3）如贫血，可小剂量多次输血。

4. 控制病情，预防并发症

（1）患儿要注意休息，防止腹泻及感冒。

（2）及时观察血氧饱和度及患儿面色及皮肤颜色，避免患儿过度哭闹。

（3）有肺动脉高压的患儿，每日间断吸氧 2~3 次，每次 30 分钟。

（二）术后护理

1. 执行心内直视术术后护理常规 了解麻醉和手术方式、术中情况、切口和引流情况持续低流量吸氧；未脱离呼吸机患者应呼吸机支持治疗，持续心电监护，床挡保护防坠床，严密观察生命体征和神志、瞳孔、表情、感觉、四肢活动，并记录，以便及早发现病情变化。

2. 伤口观察及护理 观察伤口有无渗血渗液，若有应及时更换敷料。

3. 各管道观察及护理

（1）气管插管：婴幼儿呼吸道较小，容易被痰液和呕吐物堵塞，引起窒息，所以术后保持呼吸道通畅极为重要。定时吸痰，雾化吸入，加强体疗，减少并发症。动、静脉测压管保持通畅，妥善固定，注意观察穿刺部位皮肤。

（2）尿管：按照尿管护理常规进行，一般术后第 1 日可拔除尿管，拔管后注意关注患者排尿情况。

（3）心包、纵隔引流管及胸腔引流管：定时挤捏管道，使之保持通畅，勿折叠、扭曲、压迫管道及时倾倒引流液。观察引流液性状、颜色、量；胸内引流管突然堵塞或引流量锐减应排除心脏压塞的可能性，若术后 24 小时后仍有新鲜血液流出，应通知医生，给予止血药物，必要时再次手术止血。

4. 婴幼儿失血护理 婴幼儿对失血的耐受性差，术后及时补充输血。入量和性质根据血压、尿量、引流量、中心静脉压、肺毛细血管嵌压调整。

5. 疼痛护理 评估患者疼痛情况，遵医嘱给予镇痛药物，提供安静舒适的环境。

6. 基础护理 做好口腔护理、尿管护理，定时翻身。

7. 饮食护理 一般清醒的有自主呼吸及病情稳定的患者，术后次日开始进流质饮食。以后逐渐过渡到正常饮食，无饮食禁忌。婴儿则可进食流质或半流质。如果患者出现恶心、呕吐等胃肠道不适，应先禁食，待患者不适症状缓解后，再进食。必要时遵医嘱肌内注射止吐药。

8. 体位与活动

（1）全身麻醉清醒前：去枕平卧位，头偏向一侧。

（2）全身麻醉清醒后手术当日：低半坐卧位。

（3）术后第 2 ~ 3 日：半卧位为主，增加床上运动，活动后无心慌、气促及呼吸困难者可鼓励逐渐下床活动。活动能力应当根据患者个体化情况。循序渐进，对于年老或体弱患者应当相应推后活动进度，早期下床活动时注意保护患者防止摔伤。

9. 父母参与 为父母提供探视的机会，主动介绍病情。病情允许的情况下，可以让父母参与部分的护理活动，增加与患儿的接触机会，减轻焦虑。

六、健康指导

（一）活动

术后；2 周应多休息，预防感染，尽量回避人员聚集的场所。适当的活动，避免做跑跳或过于剧烈的运动，防止造成心脏的负担。术后因疼痛，可能出现形体的变化，要注意头、颈部肌肉多活动。术后 4 ~ 6，周逐渐增加活动量。学龄期儿童在术后 3 个月可回到学校进行一般活动。胸骨需要 6 ~ 8 周方可愈合，要注意前胸防止冲击和过分活动。

（二）饮食

适当补充营养，宜食有营养易消化的饮食，如面片、馄饨、稀饭，保证充足的蛋白质和维生素的摄入，如瘦肉、鱼、鸡蛋、水果、各种蔬菜，但不要暴饮暴食，易少量多餐，根据医生要求合理控制孩子的出入量。饮食还要注意清洁，以防腹泻加重病情。

（三）用药指导

用药期间遵医嘱应定期到医院检查，观察药物的疗效和不良反应等，并在医师的指导下根据情况调整用药剂量或停药、换药。

术后的患儿由于痰比较多，较小的孩子不易咳出，所以进行必要的拍背体疗尤为重要，具体做法如下：五指并拢成杯状，避开孩子的脊柱，在两侧肺部，由下向上，由外向靠近脊柱方向顺序拍打，要有力度，通过震动将痰排出。术后避免带孩子去公共场所，防止呼吸道感染。室内要注意每天上午通风半小时。

（五）日常生活

拆线后 1 周，伤口愈合方可洗浴，用温热水洗浴可促进血液循环。要注意口腔卫生，牙齿的护理是手术后预防感染性心内膜炎的重要手段。应每半年检查 1 次。但术后 3 ~ 6 个月不适合治疗龋齿。

（六）伤口护理

术后第 1 周出现痒、无感觉或痛。如果伤口肿、疼痛严重，有分泌物应及时通知医生。不要保持一种姿势太久，经常做头、颈、肩等的运动。术后营养不良和心脏肥大引起两侧肋骨异常和胸骨自身的变化（如鸡胸），可根据营养状态的好转进行校正运动。手术部位的伤痕会随着生长可逐渐缩小。手术后拆完线可使用防瘢痕的产品。

（七）定期复查

一般 3 个月或半年左右复查 1 次即可；复查内容常包括超声心动检查、心动图、X 线胸片等，有时还需要查血常规。如果出现以下症状要立即来医院复查：无原因的发热、咳嗽、胸部疼痛，手术部位水肿、发红，明显的食欲缺乏、疲倦、晕厥、呼吸困难、心律不齐等。

（八）心理方面

通过调查显示，先天性心脏病的孩子较正常儿童内向，情绪不稳定，社会适应能力低下，父母对患儿过分保护和溺爱，这样容易降低和挫伤孩子的自信心，加重孩子的恐惧感，从而过分依赖父母。父母应多鼓励孩子，让其干力所能及的事，多与人交流，提高其自主性和社会适应能力。

七、护理结局评价

（1）消除恐惧及焦虑情绪，以最好的心理状态迎接手术。

（2）无术后并发症。

（3）症状减轻或消失，逐渐恢复体力。

八、急重症的观察及处理

急性喉头水肿

1. 临床表现　停呼吸机拔管后，若患儿出现呼吸增快、烦躁、出汗、吸气性呼吸困难。严重者可出现"三凹"征。

2. 处理　在严密观察病情发展的基础上，给予雾化吸入，小剂量地塞米松静脉注射，同时尽量减少搬动儿童，备好气管插管包。中度喉头水肿经保守治疗无效者行气管切开术。危重者应急行环甲膜穿刺，以缓解缺氧的状态，然后再急行气管切开，按常规行气管切开护理。

（赵　莹）

第九章

消化外科疾病护理

第一节 食管癌

一、病因与发病机制

关于食管癌的发病因素，近年来有许多深入的研究和调查，但尚无公认的结论。一般认为可能与饮食习惯、吸烟、饮酒、营养、食管慢性炎症、口腔卫生不佳和遗传易感性有关。食物的物理刺激如粗、硬、烫的饮食，吸烟、饮酒、吃酸菜、咀嚼烟叶、槟榔被认为可反复刺激食管，引起慢性炎，最终发生恶变。在我国食管癌高发区，人们喜爱食用腌制的蔬菜，这些食品常被真菌污染，真菌除产生毒素外，与亚硝胺的合成有密切关系。亚硝胺是致癌物质，大量存在于饮水和食物中，也能在体内合成。根据国内外研究，水及饮食中缺乏钼、锌、钛等微量元素，可能使植物中硝酸盐聚集，为合成亚硝胺提供前生物，从而直接或间接与食管癌的发生有关系。此外口腔、食管的长期慢性炎，导致上皮增生，最后可能发生癌变。扩散途径可通过直接扩散、淋巴道转移和血行转移。

二、临床表现与诊断

食管癌可发生在食管任何位置，但中段最多，约占 50%；下段次之，占 30%；上段最少，占 20%。

（一）症状与体征

食管癌早期有大口进硬食时的梗阻感、进食后食管异物感、吞咽时食管内疼痛及胸骨后闷胀不适感，这些症状时轻时重，呈进行性加重，但进展缓慢。食管癌中期是以进行性吞咽困难为特征的典型症状。有些患者梗阻较重会出现进食后呕吐。晚期食管癌多为癌肿的并发症和压迫症状，表现为压迫气管导致咳嗽、呼吸困难；癌肿侵犯气管发生食管气管漏时，有进食呛咳、发热、咳脓痰、肺炎和肺脓肿形成；侵犯喉返神经出现声音嘶哑；侵犯膈神经导致膈肌麻痹时出现呼吸困难、膈肌反常运动；癌肿远处转移时，则出现锁骨上淋巴结肿大、肝大、黄疸、腹腔肿块及腹水等。身体多处持续性疼痛，应考虑骨骼转移可能；出现恶病质，表现为极度消瘦和衰竭。

（二）诊断

1. X 线检查　早期食管癌的病变仅侵犯食管黏膜或黏膜下层。早期食管癌的 X 线征象为：局限性食管黏膜皱襞增粗、中断，潜在的龛影，小的充盈缺损。晚期则为充盈缺损、管腔狭窄和梗阻。

按食管癌形态特点可分为 5 型（图 9 - 1）：①髓质型，约占 60%，肿瘤累及食管壁的全层，向腔内外生长，伴有中重度梗阻，食管造影显示明显的充盈缺损，晚期可见肿瘤的软组织阴影。②蕈伞型，占 15% ~20%，肿瘤向腔内突出，呈扁平状肿块，累及食管壁一部分，梗阻症状轻，食管造影显示部分管壁呈不对称的碟影充盈缺损。③溃疡型，占 10% ~15%，肿瘤在食管壁上呈大小不等的溃疡，梗阻症状轻，食管造影显示较大的溃疡龛影。④缩窄型：占 10% 左右，肿瘤呈环形或短管形狭窄，食管造影显示对称性高度梗阻，梗阻以上的食管显著扩张。⑤腔内型，约占2%，瘤体呈管腔内巨大包块，可有蒂、息肉状，表面可有溃疡，食管壁浸润不明显，病变段食管明显扩张，腔内可见椭圆形或腊肠状肿块阴影。

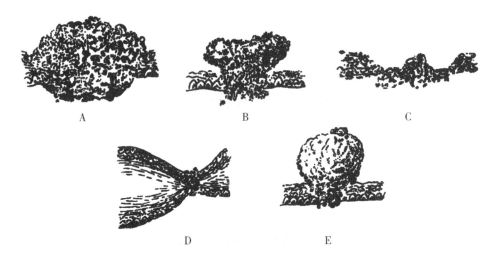

图 9 – 1　食管癌分型
A. 髓质型；B. 蕈伞型；C. 溃疡型；D. 缩窄型；E. 腔内型

2. 细胞学检查　检查工具为带网的气囊，拉网获取食管脱落细胞，做脱落细胞巴氏染色检查，两次阳性结果才能确诊。

3. 食管镜检查　早期食管癌在食管镜下显示黏膜充血水肿、糜烂或小的菜花样突起。

4. CT 检查　了解食管癌向腔外扩展情况和有无腹腔内器官或淋巴结转移，对决定手术有参考价值。

三、治疗原则

食管癌的治疗包括外科治疗、放射及药物治疗以及手术加放射和药物综合治疗。

（一）手术治疗

1. 根治性切除手术　适于早期病例，可彻底切除肿瘤，以胃、结肠或空肠做食管重建术（图 9 – 2）。

2. 姑息性切除手术　多为中晚期病例，虽可切除肿瘤，但不易彻底切净。

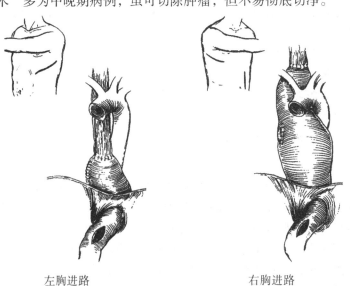

左胸进路　　　　　　　右胸进路

图 9 – 2　食管切除胃代食管

3. 姑息性手术　晚期肿瘤不能切除的病例，为减轻患者的吞咽困难，可采用食管腔内置管术、胃造口术、食管胃转流或食管结肠转流吻合术，这些手术对延长患者生存时间效果不大。

（二）放射治疗

1. 术前放疗加手术　术前放疗可使癌肿缩小，减少淋巴结转移，可提高手术切除率，减少术中癌肿扩散。病例选择的标准是食管中段或上中段癌，根据病史、食管造影所见手术切除可能性小，一般情况好，可进半流饮食者，放疗后休息 2～3 周再行手术。

2. 单纯放射　病理选择的标准是颈、上胸段食管癌及其他不宜手术的中晚期食管癌，一般情况较好。放疗的危险性较小，常见并发症有放射性肺炎、放疗后狭窄、气管食管漏、放射性骨髓炎、出血等详见本节护理问题部分。

（三）药物治疗

可用于缓解晚期癌肿患者的症状，常与其他疗法综合应用，但食管癌化疗效果不佳。

四、常见护理问题

（一）疼痛

1. 相关因素　①手术后各种管道的刺激。②手术造成的组织及神经末梢的损伤，物理切割等引起的炎症反应。③手术后患者深呼吸、咳嗽及主动或被动变换体位等的基本活动牵拉震荡胸廓及胸壁伤口。

2. 临床表现　患者自诉疼痛，一般在术后 1～3d 内显著，以后逐日递减，疼痛性质多为刺痛或刀割样疼痛，呈持续性或阵发性加重，常在深呼吸、咳嗽或变换体位后加剧，疼痛剧烈时可放射到同侧的肩部或背部。

3. 护理措施　如下所述。

（1）向患者及家属解释疼痛的原因、持续时间和治疗护理措施，解除患者的顾虑，稳定其情绪。

（2）协助患者采取舒适卧位，并定时调整，协助患者进行呼吸训练和有效咳嗽。

（3）避免外界不良刺激，为患者提供安静、舒适的休息、睡眠环境。

（4）妥善固定胸腔闭式引流管，防止牵拉引起疼痛，患者有明显刺激疼痛时，应及时调整其位置。

（5）做各项治疗护理操作时，动作要轻柔，避免牵拉伤口引起疼痛。

（6）鼓励患者描述疼痛的部位、性质、程度、范围和自我耐受力，观察患者疼痛情况，正确评估疼痛，必要时遵医嘱应用镇静或止痛药物。

（7）教会并指导患者及家属正确使用分散注意力的方法来降低患者对疼痛的敏感性。

（二）清理呼吸道无效

1. 相关因素　①开胸手术后伤口剧烈疼痛致患者惧怕咳嗽。②全身麻醉后引起呼吸道分泌物增多，纤毛运动减弱。③全身麻醉使膈肌受抑制，术后患者疲乏无力，排痰困难。

2. 临床表现　患者呼吸急促，胸闷，发绀，听诊呼吸音减弱或消失并伴有干湿啰音；患者咳嗽无效或没有咳嗽。

3. 护理措施　如下所述。

（1）戒烟：术前应戒烟 3 周以上，指导患者进行深呼吸训练，教会其有效咳痰的方法：咳嗽时让患者采取坐位，深吸气后屏气 3～5s 后用力从胸部深处咳嗽，不要从口腔后面或咽喉部咳嗽，也可轻轻进行肺深部咳嗽，将痰引至大气管处，再用力咳出。

（2）术前雾化吸入：术前行雾化吸入能有效排除肺底部分泌物，预防术后肺炎、肺不张的发生。

（3）体位引流（图 9－3）：对痰量多的患者，在病情许可的情况下可采用体位引流的方法，使患侧肺朝上，引流支气管开口朝下，2～3 次/d，每次 5～10min，同时鼓励患者深呼吸及有效咳嗽，减少肺部并发症的发生。

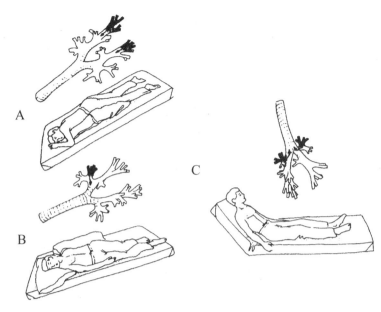

图 9 - 3 体位引流

（4）指导并协助患者深呼吸、有效咳嗽：有效咳痰方法如下。①叩拍胸背震动支气管内痰液，使其松动，以利排出。护士应协助患者采取坐位或患侧朝上的侧卧位，五指并拢，掌指关节屈曲，有节律地、由下至上、由外至内叩拍患者胸背部（图 9 - 4）。叩拍时用力适度，避免在肋骨、伤口、乳房等处拍打，以免引起患者损伤或剧烈疼痛。②扶持前胸后背。护士站在非手术侧，从前后胸壁扶持术侧胸廓，轻压伤口，以不限制胸廓膨胀为宜。嘱患者深吸气后用力咳嗽。③腹部加压。护士站在手术侧，双手扶住患者的左上腹，在患者咳嗽的同时辅以压力，可增加膈肌作用力，促进排痰（图 9 - 5）。

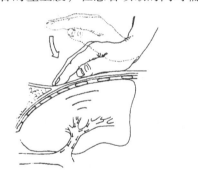

图 9 - 4 叩拍胸背部辅助排痰

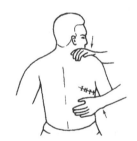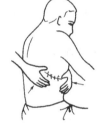

图 9 - 5 协助咳嗽的姿势和方法

（5）术后雾化吸入：2~4 次/d，常用的雾化吸入药物有庆大霉素 8 万 U、糜蛋白酶 5mg、地塞米松 5mg、异丙托溴铵 500μg 等加入生理盐水 5mL。氧气驱动雾化吸入调节氧流量为 6~8L/min，每次 15~20min。

（6）合理止痛：准确评估患者的疼痛程度，主动及时给予止痛，减轻患者的疼痛和不适，有利于患者休息和恢复体力，主动咳嗽和排痰。

（7）保持病室内适宜的温湿度，防止患者黏膜干燥，注意保暖，防止上呼吸道感染引起呼吸道分泌物增多而影响痰液的排出。

（三）低效型呼吸形态

1. 相关因素 ①疼痛。②手术操作对肺部的牵拉。③麻醉后呼吸功能的障碍。④胸腔积液或积气。

2. 临床表现 ①呼吸浅快。②脉搏增快。③端坐呼吸。

3. 护理措施

（1）评估患者的呼吸形态（频率、节律、幅度及呼吸音等情况），观察患者有无胸闷、气急、口唇发绀等缺氧症状。

（2）指导鼓励患者进行有效的呼吸、深呼吸及腹式呼吸，每2~4h行有效咳痰，及时排除呼吸道分泌物，保持呼吸道通畅。腹式呼吸的方法：患者取仰卧位，双手置于腹部，吸气时保持胸部不动，腹部上升鼓起，呼气时尽量将腹壁下降呈舟腹状，呼吸缓慢均匀，频率≤8~12/min。

（3）向患者解释低效型呼吸形态的原因、呼吸锻炼和有效咳嗽的重要性，解除顾虑，使其主动配合。

（4）移动体位或咳嗽时给予有效的胸部保护，减轻胸部疼痛，必要时应用镇静或止痛药物。

（5）遵医嘱给予吸氧2~4L/min，血压平稳后取半卧位。

（6）痰液黏稠不易咳出者，给予雾化吸入2~4次/d，以促进痰液排出。

（7）保持室内适宜的温湿度，定时开窗通风。

（8）必要时配合医师行胸腔穿刺或胸腔闭式引流，解除积液和积气。

（四）生活自理能力缺陷

1. 相关因素　①疼痛。②手术创伤。③活动耐力下降。④术后留置多根管道。

2. 临床表现　①自我进食缺陷。②沐浴自理缺陷。③穿衣自理缺陷。④如厕自理缺陷。⑤使用器具自理缺陷。

3. 护理措施　如下所述。

（1）评估患者自理缺陷的项目、程度、范围，制订生活护理计划，满足患者需求。

（2）做好与患者的沟通工作，解释说明加强自我护理对促进康复的意义，鼓励患者主动参与自理活动。

（3）与患者及家属共同讨论患者能够自理的范围、程度，制订自我护理计划，促进自理能力的恢复。

（4）妥善固定各引流管道，为患者活动提供方便。

（5）观察患者活动时有无呼吸困难、心悸、发绀等症状，掌握其自理能力的恢复情况及时给予帮助和支持。

（五）潜在并发症——出血

1. 相关因素　与手术创面大，患者凝血功能障碍或肿瘤破裂有关。

2. 临床表现　引流液呈血性、量多，患者烦躁不安、皮肤黏膜苍白、末梢湿冷、脉搏快而细数、血压下降、尿量减少等血容量不足的表现。

3. 护理措施　如下所述。

（1）观察胃肠减压引流液的颜色、性状及量，并做好24h总结。食管癌术后一般6~12h可从胃管内引流少量血性胃液，术后第一个24h引流量100~200mL，术后48h引流量约300mL，如引流大量血性液，应考虑有活动性出血，应减小负压吸引力，并及时报告医生，及时处理。

（2）观察胸腔闭式引流液的颜色、性状及量，并做好24h总结。食管癌术后一般24h引流量约为500mL，如术后胸腔引流液突然增多，呈鲜红色，超过200mL/h，且呈递增趋势，连续3h，患者表现为面色苍白、表情淡漠、心率加快，应考虑胸腔内活动性出血可能，应立即报告医生，遵医嘱给予止血及补充血容量等措施，必要时做好开胸止血的准备。

（3）严密监测生命体征，观察神志、皮肤黏膜、末梢情况，发现异常及时处理。

（4）定时观察切口渗血情况。

（5）保持引流管通畅，定时挤压，防止血凝块阻塞管道，影响病情观察延误抢救时机。

（6）妥善固定胃管，每日检查胃管固定情况，防止因胃管压迫鼻腔黏膜引起损伤或出血。

（六）潜在并发症——感染

1. 相关因素　与手术创伤、呼吸道分泌物增加、使用侵入性插管、抵抗力降低、皮肤受损有关。

2. 临床表现　①体温升高。②脉搏增快。③白细胞计数升高。④引流液浑浊。⑤胸痛、胸闷。

⑥乏力、食欲缺乏。⑦伤口感染可见脓性分泌物，局部红、肿、热、痛。

3. 护理措施　如下所述。

（1）密切观察体温的变化。

（2）指导患者注意保暖，预防感冒。

（3）指导协助患者进行有效的深呼吸及咳痰，彻底清除呼吸道分泌物，预防肺部感染。

（4）术前当日认真备皮，切勿损伤皮肤，预防切口感染。

（5）注意保持伤口敷料清洁、干燥、定期换药，观察切口愈合情况，发现感染迹象及时处理。

（6）保持胸腔闭式引流管通畅，防止阻塞；妥善固定，防止引流管口及衔接处脱落；水封瓶液面应低于胸腔 60cm 左右，搬动患者或更换胸腔闭式引流瓶时须夹闭胸管，防止引流液倒流引起逆行感染。胸腔闭式引流装置要求：密闭、通畅、无菌。其装置组成：水封瓶的橡皮盖上插有两根长短不一的玻璃管，长管插入瓶内，并没入水面下 2～3cm，上端接引流管排液或排气；短管一端通大气另一端插入引流瓶内 4～5cm，将引流的气体排出（图 9-6）。

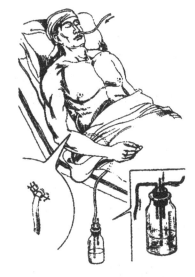

图 9-6　胸腔闭式引流水封瓶

目前临床上使用的一次性胸腔引流调压水封贮液瓶，由贮液仓、水封仓和调压仓三部分组成。该装置优点有：①密闭性能好，能有效防止脱管、倒吸、使用方便，可悬挂于床边，易于转运患者。②贮液仓容量大、标有刻度，便于护士临床观察和记录引流液量。③引流瓶只需每周更换一次，减少了感染机会，同时也大大减少了护理工作量。

（7）引流管一旦滑出或脱管，应立即用凡士林纱布封闭伤口，再做进一步处理。

（8）严格掌握拔管指征，术后 48～72h，引流液<50mL/d，且颜色变淡，无渗血倾向时，即可拔除。拔管时嘱患者深吸气并屏住呼吸后快速拔除胸管，用无菌凡士林纱布覆盖伤口；拔管后应注意观察患者呼吸情况，有无胸痛、呼吸困难等症状，观察局部伤口有无渗血、渗液和漏气，并定时更换敷料直至伤口愈合。

（9）严格各项无菌操作，遵医嘱合理使用抗生素。

（10）提供高蛋白、高热量、高维生素营养支持，提高机体抵抗力。

（七）潜在并发症——食管吻合口漏

1. 相关因素　与感染、营养不良、手术操作不当、过早进食有关。

2. 临床表现　①持续性的体温升高。②脉搏增快。③白细胞计数升高。④胸腔穿刺或胸腔引流液中可见浑浊、带臭味液体，混有食物残渣。⑤胸痛、胸闷、呼吸困难、频繁刺激性咳嗽。⑥听诊术侧肺呼吸音明显减弱或消失。⑦严重者出现黄疸、休克，甚至菌血症。

3. 护理措施　如下所述。

（1）保持持续有效的胃肠减压，充分引流胃内液体及气体，降低吻合口张力，促进吻合口愈合。

（2）妥善固定胃管，并在胃管出鼻尖处做好标记，防止脱出。一旦脱出，不可盲目插入，以免损伤吻合口。

（3）指导并监督患者按规定正确饮食或禁食：胃肠减压期间禁食水，做好口腔护理。胃肠功能恢复后可少量饮水，次日起进半量流质 3d，再改为全量流质 3d，然后给予半流饮食，2 周后可进软食。护士应注意观察患者进食后有无腹胀、腹痛、恶心、呕吐等不适。

（4）有颈部吻合口的患者避免过早采取半坐卧位，并限制颈部过早、过多活动。

（5）遵医嘱给予静脉高营养或空肠营养治疗，增加机体抵抗力。空肠营养的应用：以往食管癌术后肠外营养应用比较广泛，但目前食管癌术后早期肠内营养越来越受到人们的重视。具体方法：将十二指肠营养管的顶端插入胃管的第一个侧孔，并用丝线做两处固定，术前留置胃管同时经鼻孔将双管送进胃内，术中切除食管后，分离胃管和营养管，用弯卵圆钳送入幽门以下。

（6）遵医嘱给予抗感染治疗。

（7）严密观察生命体征，胸腔闭式引流液的颜色、性质及量，认真听取患者主诉，如出现胸部剧痛及全身中毒症状时，应及时报告，加强护理。

（8）一旦确诊发生吻合口漏，应及早作闭式引流，应用大剂量抗生素控制感染及输血、输液等全身支持治疗。同时停止口服，改经胃管或做空肠造瘘供给营养。

（八）潜在并发症——胃动力障碍

1. 相关因素 ①手术切除迷走神经引起胃动力减弱。②手术使胃提入胸腔，解剖位置发生变化。③手术创伤抑制胃液分泌。④电解质紊乱、营养不良。⑤不完全性机械性幽门梗阻。

2. 临床表现 ①胸闷、气短。②上腹饱胀。③溢出性呕吐。④胃肠减压量 >500mL/d。⑤X 线检查示胃内有较高液平面。⑥透视胸胃无蠕动或蠕动微弱。

3. 护理措施 如下所述。

（1）指导患者术后正确饮食，少量多餐，避免暴饮暴食，餐后保持半坐或站立位，并适当活动，借助重力加速胃排空。

（2）保持水、电解质平衡，避免电解质紊乱和营养不良等诱发因素；一旦出现胃动力障碍，应积极纠正水、电解质和酸碱紊乱。

（3）护士应注意观察患者进食后有无腹胀、腹痛、恶心、呕吐等不适，及时发现病情变化。

（4）及时禁食、水，留置胃管，充分胃肠减压，充分引流胃内液体及气体，解除胃潴留。

（5）加强营养，遵医嘱给予静脉高营养或空肠营养。

（6）遵医嘱给予胃动力药物的使用，如多潘立酮、甲氧氯普胺等以增强胃动力，促进胃排空。

（九）潜在并发症——胃食管反流

1. 相关因素 与胃食管接合部解剖位置的改变、去神经化影响与体位不当有关。

2. 临床表现 ①胃灼热。②进食后胸痛。③反胃。④间歇性吞咽困难（炎症刺激所致）。⑤食管外症状（咽炎、声嘶、呛咳、吸入性肺炎）。

3. 护理措施 如下所述。

（1）指导患者合理正确进食方法，少量多餐，忌食巧克力、咖啡等高脂、高糖饮食，戒烟，避免过量饮酒，餐后保持半坐或站立位，并适当活动，睡前 2～3h 勿进食，尽量采用低坡卧位（30°）睡眠。

（2）遵医嘱使用制酸和胃动力药如雷尼替丁、西咪替丁、奥美拉唑等。

（十）尿潴留

1. 相关因素 ①全身麻醉的影响。②尿道损伤。③镇痛药物的使用。④排尿习惯的改变。⑤心理因素。

2. 临床表现 患者主诉下腹胀痛、排尿困难，体检见耻骨上膨隆，叩诊呈实音。

3. 护理措施 如下所述。

（1）做好心理护理，做好解释和安慰工作，解除患者的焦虑和不安。

（2）妥善留置尿管，避免损伤尿道引起排尿困难。

（3）术前 3d 进行床上排尿的训练，以免因排尿姿势不习惯而导致尿潴留。

（4）拔除尿管前，予夹闭尿管 4～6h，待膀胱充盈患者有尿意后开放，以训练膀胱收缩功能。

（5）病情许可的情况下应尽早拔除尿管，防止泌尿系统感染的发生，对留置导尿者应注意观察患者有无尿道口红、肿、痛、分泌物增多等感染的症状，发现异常，应及时处理。

（6）鼓励患者尽早床上活动或下床活动，对于不能下床者应协助患者抬高上身或采取坐位尽量以习惯的姿势进行排尿。

（7）对于术后使用镇痛泵的患者可适当延长留置尿管时间。

（8）注意私密性保护措施，为患者创造适合的排尿环境，消除患者窘迫和紧张情绪。

（9）热敷、按摩下腹部以放松肌肉，促进排尿。

（10）利用条件反射诱导排尿，让患者听流水声、温水冲洗会阴部诱导排尿。

（11）如采取各种方法仍不能排尿，应再次行导尿术。

（十一）废用综合征

废用综合征是指机体感受到或可能感受到因不能活动造成的负面作用，个体处于或有可能处于身体系统发生退化或功能发生改变的状态。

1. 相关因素　手术使肋骨、胸骨、多处肌肉受损，手术创伤大，术后剧烈疼痛、疲乏无力，加上多根置管等因素造成患者体位和活动受限。

2. 临床表现　主要表现在术侧肩关节强直、手臂活动受限、压疮、肺不张、腹胀等。

3. 护理措施　如下所述。

（1）鼓励患者术后尽早床上活动或离床活动：早期活动有助于增加肺活量，改善呼吸功能，防止术后肺部并发症，促进肠蠕动，促进胃肠功能恢复，同时下床活动有助于全身肢体功能的锻炼，增强患者自信心，促进早日康复。

患者麻醉清醒后，生命体征平稳后给予半卧位，定时协助患者翻身，调整体位等适当的床上活动，术后第1d病情平稳即可指导患者进行抬臂、翻身或肩臂活动等床上运动；术后第2d可鼓励和协助患者床边活动，活动时应注意观察患者病情变化，若出现头晕、心慌、气急、出冷汗、面色苍白等情况，应立即停止活动，卧床休息，监测生命体征，做好相关处理。

（2）术侧手臂及肩部的活动：防止肩关节强直，预防肺不张。术侧手臂及肩膀的运动操（图9-7）：①手肘上举，将手肘靠近耳朵，固定肩关节将手臂伸直。②将手臂伸直由下往前向后伸展绕肩关节活动。③双手叉腰，将手肘尽量向肩关节靠拢。④将手臂高举到肩膀高度，将手肘弯成90°，旋转肩膀将手臂在前后划弧。⑤将手臂伸直，掌心向上，由旁往上划至头顶，然后再回复原来的位置。⑥将手术侧的手肘弯曲，手掌放在腹部，再用健侧手抓住手术侧手腕，拉离腹部划弧，并上举超过头顶，再回复原来的位置。

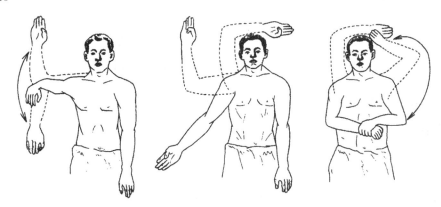

图9-7　胸部手术后术侧上肢与肩部的运动

（3）鼓励患者自行进行日常活动，如刷牙、洗脸、梳头等。

（十二）心理问题（焦虑、恐惧）

焦虑是指个体或群体处于对模糊的、不具体的威胁感到不安或忧虑及自主神经系统受到刺激的状态。

1. 相关因素　①预感到个体健康受到威胁，担心疼痛、担心疾病的预后。②创伤性的检查、手术对躯体的打击。③环境的改变。④基本生理需求得不到满足。⑤角色功能和角色转换不适应。

2. 临床表现　①生理方面，心率加快、血压增高、失眠、疲劳、虚弱、口干、肌肉紧张、疼痛、感觉异常、面色苍白或潮红。②心理方面，忧郁、恐惧、无助感、神经紧张、控制力差、易激动、没有耐心、哭泣、抱怨、不能面对现实。③认知方面，注意力不集中、缺乏对环境的认识。

3. 护理措施　如下所述。

（1）建立良好的护患关系，鼓励患者主动表达自己的内心感受或疑问，耐心解释，给予正确及时的心理疏导，减少和消除患者的不良情绪，以积极的心态接受治疗和护理。

（2）评估患者的焦虑程度，观察患者的言行举止，身心状态有无异常，如心率加快、血压增高、失眠、疲劳、面色苍白或潮红等，做好相应的护理措施。

（3）对于有焦虑的患者，鼓励其倾诉原因，对于有手术顾虑的患者，护士应详细介绍术前准备的内容、各项检查的目的、手术时间、麻醉的方式、术后恢复的进程及患者配合的注意事项等；请其他患者做现身说法教育，尽可能的消除患者的顾虑。

（4）组织患者进行适当的活动或采取松弛疗法，分散患者的注意力。

（5）为患者创造良好的休息治疗环境，向患者详细介绍病区环境、安排与积极乐观的病友同住，尊重患者，保持病室安静整洁、减少灯光、噪声、疼痛的刺激。

（6）告知家属产生焦虑的原因和表现，请患者家属共同参与，及时给予患者心理安慰和支持。

五、康复与健康教育

（一）精神卫生指导

良好的心理状态可增强机体的抵御能力，疾病的康复与精神状态密切相关，术后应给予患者及时心理安慰，精神疏导，稳定患者情绪，有利于疾病的康复。

（二）功能锻炼的指导

1. 呼吸功能的锻炼　让患者了解深呼吸及有效咳嗽的意义，指导患者进行有效咳嗽和咳痰，防止肺部并发症的发生。

2. 术后活动指导　使患者知晓早期活动的意义。术后第1d指导患者进行抬臀、翻身或肩臂活动等床上运动；术后第2d鼓励和协助患者床边活动，逐渐增加活动范围，指导患者做患侧上肢功能锻炼。

（三）各引流管的指导

告知患者和家属各引流管的作用及注意事项，妥善固定的重要性及方法，防止管道扭曲、阻塞、脱落或过度牵拉；防止引流液倒流，保持引流管通畅。

（1）胃肠减压管是食管癌手术后最重要的管道，保持胃肠减压持续负压吸引有利于吻合口愈合，防止吻合口漏、感染，于术后5~7d，胃肠蠕动恢复后拔除。

（2）十二指肠营养管可进行术后早期肠内营养的补充。早期肠内营养有助于维护肠黏膜结构和功能的完整性，防止肠源性感染的发生，迅速补充蛋白质及各种营养物质，可以部分或完全替代静脉输液和营养的补充，减少经济支出。营养管应妥善固定，避免打折，营养滴注液可选择无渣、低黏度液，以维持管道通畅。术后第1d滴注糖盐水500mL；术后第2d开始滴注营养液首次给予500mL，第3d加量至1 000~1 500mL，第4d改为1 500~2 000mL，滴注时要求由慢到快，嘱患者一旦有腹痛、腹胀、恶心呕吐等症状，应立即告知医护人员。

（3）胸腔闭式引流管的作用是引流胸腔内积液及积气，平衡胸膜腔内压力，有利于肺膨胀。保持胸腔引流管的密闭性，如发生脱管、引流瓶损坏等意外情况应及时报告医生。

（四）饮食指导

胃管减压期间须绝对禁食，拔管后第1d可试饮水或糖水50mL，1/2h；第2d予糖水或米汤50mL，2h一次；第3~6d予糖水或米汤每天递增50mL至每次200mL，每次间隔2h；第7d进半量流质饮食；若无发热、腹痛等不适次日进全量流质饮食；2d后改半流质，若无不适术后2周后可进软食。由于食管癌手术术中切断迷走神经，使得胃张力下降，易造成腹胀及胃肠功能紊乱等症状。患者进食高蛋白、高热量、高维生素、易消化饮食，如鸡蛋、牛奶、新鲜水果、蔬菜等，禁吃坚硬、油炸、辛辣等刺激性食物，少量多餐，防止胃过度膨胀。进食后不宜马上卧床休息，应适当散步或保持半卧位，减少食物反流。

（五）生活指导

生活规律，劳逸结合。注意饮食卫生，忌暴饮暴食。戒烟、酒，保持心情舒畅。

（六）复查

术后患者均需定期复查，一般 3 个月至 6 个月复查 1 次，并确定是否需要进行放疗、化疗、免疫等综合治疗。

（赵　莹）

第二节　胃癌

胃癌（carcinoma of stomach）在我国各种恶性肿瘤中居首位。年平均死亡率为 25.53/10 万，好发年龄在 50 岁以上，男女发病率之比为 2：1。

一、病因

胃癌的确切病因尚未完全清楚，目前认为与下列因素有关。

1. 地域环境与饮食因素　胃癌发病有明显的地域性差别。日本、俄罗斯、南非、智利等国家较北美、西欧、印度等国家发病率高；我国西北和东北部沿海地区胃癌的发病率较南方地区明显高。长期食用熏烤、盐腌食品的人群胃远端癌发病率高；食物中缺乏新鲜蔬菜和水果与发病也有一定关系。吸烟与发病也有一定关系。

2. 幽门螺杆菌感染　幽门螺杆菌（helicobacter pylori，HP）感染是引发胃癌的主要因素之一。我国胃癌高发区成人 HP 感染率在 60% 以上，较低发区成人 HP 感染率明显高。

3. 癌前病变　癌前条件是指一些增加胃癌发病危险性的良性胃疾病和病理改变，如胃息肉（尤其腺瘤）、慢性萎缩性胃炎及胃部分切除后的残胃。癌前病变是指容易发生癌变的胃黏膜病理组织学改变，并未达到恶性病变，是从良性上皮组织转变成癌过程中的交界性病理变化，如胃黏膜上皮的异形增生。

4. 遗传和基因　遗传与分子生物学研究显示，有血缘关系的胃癌患者的亲属其胃癌发病率比对照组高 4 倍。近期资料显示胃癌与癌基因、抑癌基因、凋亡相关基因及转移相关基因等改变有关。

二、临床表现

早期胃癌多无明显症状，少数患者有恶心、呕吐或类似溃疡病的上消化道症状，无特异性，故早期胃癌诊断率低。进展期胃癌最常见的临床症状是疼痛和体重减轻，患者常有明显的上消化道症状，如上腹部不适、进食后饱胀，因病情发展而上腹部疼痛加重，食欲减退、乏力、消瘦，部分患者伴恶心、呕吐。此外，因肿瘤的部位不同而有特殊表现。贲门胃底癌可有胸骨后疼痛和进行性吞咽困难，幽门附近的胃癌有幽门梗阻表现，肿瘤破坏血管后可有呕血、黑便等上消化道出血症状。晚期胃癌患者常出现贫血、消瘦、营养不良甚至恶病质等表现。

三、处理原则

早期胃癌无特异性症状，患者就诊率低。为提高早期胃癌诊断率，对于有胃癌家族史或既往有胃病史的人群定期检查。对于下列人群应作胃的相关检查：40 岁以上有上消化道症状而无胆管疾病者；原因不明的消化道慢性失血者；短期内体重明显减轻，食欲缺乏者。临床常用检查方法包括：X 线钡餐检查、纤维胃镜检查、腹部超声检查及螺旋 CT 与正电子发射成像检查。治疗方法以手术治疗为主的综合治疗。

1. 手术治疗　胃癌手术治疗可分为根治性手术和姑息性手术两类。

2. 其他治疗　如下所述。

（1）全身治疗：包括化疗、生物免疫治疗、中医中药治疗等。

（2）局部治疗：包括放疗、腹腔灌注疗法、动脉介入治疗等。化疗用于根治性手术的术前、术中和术后，可延长生存期。晚期胃癌应用适量化疗，可缓解癌肿的发展速度，改善症状，有一定的近期效果。可采用全身化疗、腹腔灌注化疗、动脉介入治疗等。

四、护理诊断及医护合作性问题

1. 恐惧/焦虑　与环境改变、担心手术及胃癌预后有关。

2. 疼痛　与癌症及手术创伤有关。

3. 营养失调：低于机体需要量　与摄入不足及消耗增加有关。

4. 潜在并发症　出血、感染、吻合口破裂或瘘、术后梗阻、倾倒综合征等。

五、护理措施

（一）术前护理

（1）一般护理：患者应少量多餐，进食高蛋白、高热量、富含维生素、易消化的食物。对于营养状态差的患者，术前应予以纠正，必要时静脉补充血浆或全血，以提高手术的耐受力。术前一日进流质饮食。

（2）协助患者做好术前各种检查及手术前常规准备。

（3）心理护理：根据患者情况做好安慰工作，真实而巧妙地回答患者提出的问题。解释相关的疾病和手术的知识。

（二）术后护理

1. 一般护理　如下所述。

（1）体位与活动：患者全身麻醉清醒后，血压平稳后取低半卧位。患者卧床期间，协助患者翻身。在病情允许，鼓励患者早期活动。

（2）禁食与营养：术后暂禁食，禁食期间，遵医嘱静脉补充液体，维持水、电解质平衡并提高必要营养素；准确记录24h出入水量，以便保证合理补液；若患者营养状况差或贫血，应补充血浆或全血。拔除胃管后由试验饮水或米汤，逐渐过渡到半量流质饮食、全量流质饮食、半流质饮食、软食至正常饮食。

2. 病情观察　监测生命体征，每30min 1次，病情平稳后延长间隔时间。

3. 胃管与引流管的护理　保持管道通畅，妥善固定胃肠减压管和引流管，防止脱出；观察并记录胃管和引流管引流液体的颜色、性质和量。

4. 疼痛护理　根据患者疼痛情况，适当应用止痛药物。

5. 并发症的观察和护理　胃手术后主要并发症包括：①出血。②胃排空障碍。③吻合口破裂或瘘。④十二指肠残端破裂。⑤术后梗阻。

六、健康教育

（1）向患者及家属讲解有关疾病康复知识，学会自我调节情绪，保持乐观态度，坚持综合治疗。

（2）指导患者饮食应定时定量，少量多餐，营养丰富，逐步过渡为正常饮食。少食腌、熏制食品，避免进食过冷、过硬、过烫、过辣及油煎炸的食物。

（3）告知患者注意休息、避免过劳，同时劝告患者放弃喝酒、吸烟等对身体有危害性的不良习惯。

（4）告知患者及家属有关手术后期可能出现的并发症的表现和预防措施。

（5）向患者及（或）家属讲解化疗的必要性和不良反应。

（6）定期门诊随访，若有不适及时就诊。

（赵　莹）

第十章

眼科疾病护理

第一节 眼睑疾病

眼睑病是发生于眼睑部位的疾病，为局部疾病或为全身疾病的一部分，发病部位在皮肤、睑腺、睫毛、肌肉等，包括眼睑的炎症、外伤、肿瘤，以及眼睑的内、外翻，睑下垂，眼睑先天性畸形等。

一、睑缘炎患者的护理

（一）概述

睑缘炎是睑缘皮肤、睫毛毛囊及其腺体的亚急性、慢性炎症，中医称睑弦赤烂。临床上分三型：鳞屑性、溃疡性、眦部睑缘炎。鳞屑性者为睑缘湿疹皮炎，由腺体分泌过多继发感染引起；溃疡性者是睫毛毛囊和睑缘皮肤受葡萄球菌感染所致；眦部睑缘炎为摩-阿氏（MorAx-Axenfeld）双杆菌所致。此外，睑缘炎也与核黄素缺乏、慢性全身疾病有关。睑缘炎一般病程较长，坚持用药疗效尚好。睑缘炎的发病诱因为理化因素、屈光不正、不良卫生习惯等。

（二）护理评估

1. 健康史 评估患者是否有屈光不正、视疲劳和营养不良等病史，了解患者最近无文眼线或是否使用劣质化妆品，以及平时的卫生习惯等。

2. 身体状况 眼睑部常有干痒、刺痛和烧灼感。

（1）鳞屑性睑缘炎：表现为睑缘充血、潮红，睑缘无溃疡或脓点。如长期不愈，可使睑缘肥厚，后唇钝圆，泪小点肿胀、外翻而导致溢泪。

（2）溃疡性睑缘炎：与鳞屑性睑缘炎相似，但症状更为严重，有出血性溃疡及脓疱，并有痂皮覆盖。

（3）眦部睑缘炎：多为双侧，好发于外眦部。表现为外眦部睑缘和皮肤充血、肿胀，并有浸渍、糜烂。

3. 心理-社会状况 患者常因疾病反复发作而产生焦虑心理。评估眼部分泌物增多对患者的工作、学习和生活带来的影响。

4. 治疗要点 积极除去病因，保持局部清洁；局部使用抗生素及对症治疗。

（三）常见的护理诊断/问题

舒适改变：与睑缘炎所致的眼部不适有关。

（四）护理措施

1. 一般护理 清洁睑缘分泌物。临床常用生理盐水或3%硼酸溶液清洗睑缘，并拭去鳞屑。

2. 用药护理 遵医嘱选用敏感抗生素眼药，白天可选0.25%~0.5%硫酸锌滴眼液、0.3%庆大霉素滴眼液、妥布霉素滴眼液等，晚上可涂用抗生素眼膏。

3. 病情观察　注意观察泪小点肿胀、阻塞的情况及慢性结膜炎的症状，若出现眼部异物感、畏光、流泪等不适要及时门诊就医。

（五）健康教育

指导患者正确眼部用药，清淡饮食，避免辛辣的食物，保持大便通畅；注意个人卫生，不用脏手或不洁毛巾擦眼。

二、睑腺炎患者的护理

（一）概述

睑腺炎（hordeolum）又称麦粒肿，是眼睑腺体的急性化脓性感染，中医称针眼。依其被感染腺体部位的不同，分为外睑腺炎（external hordeolum）与内睑腺炎（internal hordeolum）。发生于睫毛毛囊或其附属的皮脂腺、汗腺感染者，称外睑腺炎；睑板腺感染者，称内睑腺炎。

大多数睑腺炎由葡萄球菌感染引起，其中金黄色葡萄球菌引起的感染最为常见。多见于屈光不正及糖尿病等抵抗力低下的患者。

（二）护理评估

1. 健康史　了解患者有无屈光不正、糖尿病、营养不良等慢性病史；了解患者眼睑肿痛的时间、程度，有无全身不适及用药史；了解患者用眼的卫生习惯情况。

2. 身体状况　主要表现为患侧眼睑出现红、肿、热、痛等急性炎症症状，部分患者可伴有同侧耳前淋巴结肿大。如并发眼睑蜂窝织炎或败血症，可伴有发热、寒战、头痛等全身中毒症状。

（1）外睑腺炎：初起时炎症反应集中在睑缘睫毛根部，红肿范围较弥散，有硬结伴压痛，2～3天后化脓，局部皮肤出现脓点，硬结软化，可自行破溃排脓。如感染部位靠近外眦，常引起眼睑及球结膜明显水肿。脓点常溃破于皮肤面。

（2）内睑腺炎：炎症局限于睑板腺内，眼睑红肿疼痛，肿胀局限于睑结膜面，有硬结，疼痛明显，病程较长。脓点常溃破于睑结膜面。

3. 辅助检查　若将分泌物送检，可发现敏感药物，但临床很少选用。

4. 心理－社会状况　睑腺炎起病较急，疼痛等不适感较强，影响外观，患者较为焦虑，尤其在脓肿未破溃之前，患者易自行挤压或针挑，护士应评估患者对疾病的认知程度。

5. 治疗要点　早期局部热敷，应用抗生素眼药水或眼药膏；重症应全身应用抗生素；脓肿形成后切开排脓。

（三）常见的护理诊断/问题

1. 疼痛　与眼睑腺体急性感染有关。

2. 潜在并发症　眼睑蜂窝织炎、海绵窦脓毒血栓、全身化脓性感染。

（四）护理措施

1. 一般护理　局部热敷。指导患者早期局部热敷，每日3～4次，每次10～15分钟，有助于炎症消散，缓解疼痛。

2. 用药护理　抗生素应用。指导患者应用抗生素滴眼液及眼膏。重症患者遵医嘱全身应用抑制金黄色葡萄球菌的广谱抗生素，并做脓液或血液细菌学培养及药敏试验，以选择敏感抗生素。

3. 手术护理　切开排脓。脓肿形成未破溃者，应切开引流。外睑腺炎应在皮肤面与睑缘平行切开，使其与眼睑皮纹一致，以减少瘢痕形成；内睑腺炎则在睑结膜面与睑缘垂直切开，以免过多地伤及睑板腺管。脓肿尚未成熟时，不可过早切开及挤压，以免炎症扩散，引起败血症或海绵窦脓毒血栓，危及患者生命。

4. 其他　营养不良、糖尿病、屈光不正患者应进行彻底治疗。儿童、年老体弱者应提高机体免疫力。

（五）健康教育

（1）养成良好的卫生习惯，不用脏手或不洁手帕擦眼。

（2）向患者讲解睑腺炎的相关知识，嘱患者在脓肿未成熟前，切忌挤压或用针挑，以免引起颅内及全身感染等并发症。

（3）反复发作者，应增强体质，提高免疫力。应彻底诊治原发病，如慢性结膜炎、睑缘炎或屈光不正等。糖尿病患者应控制血糖。

三、睑板腺囊肿患者的护理

（一）概述

睑板腺囊肿（chalazion）通常称霰粒肿，是睑板腺及其周围组织出现的特发性无菌性慢性肉芽肿性炎症，中医称胞生痰核。常见于青少年及中壮年，可单发亦可新旧交替发生，以上眼睑居多，可能与睑板腺分泌功能旺盛有关。

睑板腺囊肿是由于睑板腺分泌旺盛或上皮增生使排出口阻塞，腺体分泌物潴留在睑板内，对周围组织产生慢性刺激引起。

（二）护理评估

1. 健康史　评估患者的年龄，了解患者有无睑板腺囊肿反复发作史，是否进行过病理检查及治疗经过等。

2. 身体状况　较小的囊肿可无自觉症状，外观可正常，常在体检时被发现。在眼睑皮下可触及大小不一的结节，无触痛，与皮肤不粘连，相应的睑结膜面呈紫红色充血。囊肿偶可自结膜面破溃，形成肉芽肿，加重摩擦感。较大的囊肿，可引起眼睑皮肤隆起。继发细菌感染时，临床表现与内睑腺炎相似。老年人睑板腺囊肿应警惕睑板腺癌的可能。

3. 辅助检查　对于复发性或老年人睑板腺囊肿，应将切除的标本送病理检查，以排除睑板腺癌的可能。

4. 心理 – 社会状况　对于反复发作者，应注意情绪是否低落、是否对治疗缺乏信心。了解患者及家属对本病的认知程度。

5. 治疗要点　小而无症状的睑板腺囊肿无须治疗。较大者手术刮除。

（三）常见的护理诊断/问题

有感染的危险：与睑板腺囊肿有关。

（四）护理措施

1. 一般护理　病程短、小而无症状的睑板腺囊肿一般不需治疗。

2. 用药护理　稍大的睑板腺囊肿应遵医嘱局部热敷或行穿刺抽出内容物，用糖皮质激素、抗生素行囊肿腔内注射以促进其吸收。如继发感染，处理与内睑腺炎相同。

3. 手术护理　如下所述。

（1）大而有症状的睑板腺囊肿应行睑板腺囊肿刮除术：消毒麻醉后，用镊子夹住囊肿，翻转眼睑，在睑结膜面沿睑板腺走行方向垂直于睑缘做切口，刮净内容物并剪除囊壁。切口不需缝合，局部压迫5分钟，结膜囊涂抗生素眼膏，无菌眼垫包扎，隔日撤去，滴抗生素眼药水至反应消失。

（2）老年人的眼睑硬结应与睑板腺癌相鉴别，术后应做病检，以排除睑板腺癌的可能。

（五）健康教育

（1）对青少年睑板腺分泌旺盛者，应注意眼部卫生，及时清洁。

（2）老年患者反复发作睑板腺囊肿者应排除睑板腺癌。

四、睑内翻患者的护理

（一）概述

睑内翻（entropion）是指眼睑，特别是睑缘部朝眼球方向卷曲的一种位置异常。倒睫（trichiasis）是指睫毛倒向眼球，刺激角膜和球结膜的一种睫毛位置异常。倒睫常与睑内翻同时存在，但也可以只有倒睫而无内翻。

1. 瘢痕性睑内翻　常因睑结膜或睑板瘢痕性收缩而至睑缘内卷，多见于沙眼、结膜烧伤或其他重度结膜炎症。

2. 先天性睑内翻　常见于婴幼儿，多发于下睑内侧。常伴内眦赘皮，即鼻根部发育不够饱满，较平坦，双眼内眦间距较宽的现象。

3. 痉挛性睑内翻　主要是由于眼轮匝肌持久性痉挛性收缩所致，常见于老年人下眼睑。因老年人睑皮肤松弛，眶内脂肪组织减少，失去了对眼轮匝肌肌纤维收缩的牵制和眼睑的正常支撑作用而引起。

4. 倒睫　多因睑缘组织炎症性损伤，使睫毛毛囊周围形成瘢痕性收缩所致，常伴有睑内翻。引起睑内翻的各种原因均可导致倒睫。

（二）护理评估

1. 健康史　评估患者有无沙眼、结膜烧伤或其他重度结膜炎症。

2. 身体状况　主要表现为眼异物感、流泪、疼痛及睑痉挛等角膜刺激症状。

睑内翻与倒睫可造成角膜组织损伤的症状。由于睫毛位置异常，使睫毛长期对角膜和结膜造成摩擦性损伤，终致结膜炎或角膜炎，甚至角膜溃疡，造成严重视力损害。

3. 心理–社会状况　评估患者因眼异物感、流泪、疼痛等不适引起的焦虑情绪，以及本病对患者学习、工作和生活的影响。

4. 治疗要点　手术治疗，预防感染。

（三）常见的护理诊断/问题

1. 疼痛　与睫毛刺激角膜及结膜有关。

2. 潜在并发症　角膜炎。

（四）护理措施

1. 手术护理　如下所述。

（1）数量少的倒睫可用睫毛镊拔除或行电解倒睫术。

（2）倒睫数量多时，应采用手术方法矫治，如睑板部分切除术（Hotz术）。该手术适用于老年患者。

（3）先天性睑内翻、轻度睑内翻、倒睫有自愈取向，不宜急于手术。一般在5~6岁时仍未自愈者应采用手术方法矫治。

2. 用药护理　应用抗生素预防角膜炎的发生。

3. 睑内翻并发角膜溃疡　同时治疗角膜溃疡。

（五）健康指导

（1）积极治疗白喉性结膜炎、眼化学伤等疾病。

（2）做好沙眼的预防和早期治疗工作，是预防本病的关键。

五、睑外翻患者的护理

（一）概述

睑外翻（ectropion）是指眼睑向外翻转离开眼球，使睑结膜常不同程度地暴露在外，常并发睑裂闭合不全，下睑比上睑更常见。睑外翻按其发生原因可分为瘢痕性、麻痹性、老年性、痉挛性四类。

1. 痉挛性睑外翻　由于眼睑皮肤紧张，眶内容充盈，眼轮匝肌痉挛压迫睑板上缘（下睑的睑板下缘）所致。

2. 老年性睑外翻　仅见于下睑，由于老年人的眼轮匝肌功能减弱，眼睑皮肤及外眦韧带也较松弛，使睑缘不能紧贴眼球，终因下睑本身重量下坠而外翻。

3. 瘢痕性睑外翻　由于眼睑皮肤面瘢痕性收缩所致。眼睑皮肤瘢痕可由创伤、烧伤、化学伤、眼睑溃疡、眶骨骨髓炎或睑部手术不当等引起。

4. 麻痹性睑外翻　仅见于下睑，由于面神经麻痹，眼轮匝肌收缩功能丧失，下睑依其本身的重量下垂而形成外翻。

（二）护理评估

1. 健康史　评估患者有无烧伤眼睑史，有无面神经麻痹史，有无向下擦泪史，有无先天性眼睑缺损。

2. 身体状况　常有溢泪、畏光、疼痛等症状。轻度仅有睑缘离开眼球，但由于破坏了眼睑与眼球之间的毛细管作用而导致溢泪。重度睑缘外翻，部分或全部睑结膜暴露在外，使睑结膜失去泪液的湿润，最初局部充血，分泌物增加，久之干燥粗糙，高度肥厚，呈现角化。下睑外翻可使泪点离开泪湖，引起溢泪。更严重时，睑外翻常有眼睑闭合不全，使角膜失去保护，导致角膜上皮干燥脱落，易引起暴露性角膜炎或溃疡。

3. 心理－社会状况　睑外翻影响形象，患者容易产生自卑、孤独等心理问题。若因外伤等所致的瘢痕性睑外翻，患者常因一时不能接受突发事件而产生焦虑、恐惧，甚至绝望，或对手术矫正期望值过高等。护士应评估患者的心理状况，了解本病对其学习、工作的影响。

4. 治疗要点　如下所述。

（1）痉挛性睑外翻：可用绷带包扎，使眼睑恢复原位。

（2）老年性睑外翻：轻者应嘱其向上擦泪，以减少或防止外翻加剧。重者手术矫正，以缩短睑缘为原则。

（3）瘢痕性睑外翻：游离植皮术是最常用的方法，原则是增加眼睑前层的垂直长度。

（4）麻痹性睑外翻：关键在于治疗面瘫，依患者睑外翻的病因不同而选择相应的手术方式。

（三）常见的护理诊断/问题

1. 自我形象紊乱　与睑外翻影响美观有关。

2. 潜在并发症　暴露性角膜炎、角膜干燥症。

（四）护理措施

1. 用药护理　遵医嘱给予眼部抗生素眼药水，防止角膜炎症。

2. 治疗护理　并发睑裂闭合不全者，结膜囊内涂以大量的抗生素眼膏，再以眼垫遮盖。严重睑裂闭合不全者，可用"湿房"，即用透明塑料片或胶片做成锥形空罩覆盖眼上，周围空隙用胶布密封，利用蒸发的泪液保持眼球的湿润；或戴软性角膜接触镜；也可行暂时性睑缘缝合，以保护角膜。

3. 手术护理　术前按外眼手术常规准备，给患者讲解术中配合要点；术后注意保持眼部卫生，避免辛辣刺激饮食，改变不良行为习惯。

4. 心理护理　多与患者交谈，进行心理疏导，应向手术患者简单介绍手术目的、方法，以消除患者对手术的恐惧感，使其正确对待疾病，配合治疗。

（五）健康教育

指导患者正确揩拭泪液的方法：用手帕由下眼睑往上揩，以免向下揩拭加重睑外翻。

六、上睑下垂患者的护理

（一）概述

上睑下垂（ptosis）系指提上睑肌（动眼神经支配）和 Muller 平滑肌（颈交感神经支配）的功能不

全或丧失，以致上睑呈现部分或全部下垂，中医称上胞下垂。轻者遮盖部分瞳孔，严重者瞳孔全部被遮盖，先天性者还可造成重度弱视。

1. 先天性上睑下垂　最常见，是由于提上睑肌发育异常而致其功能减弱，甚至丧失。

2. 后天性上睑下垂　由于动眼神经麻痹或重症肌无力所致。后天性上睑下垂按其病因又可分为动神经麻痹性上睑下垂、交感神经麻痹性上睑下垂、肌源性上睑下垂和机械性上睑下垂。

3. 假性上睑下垂　外观上上睑呈下垂状态，但客观检查提上睑肌功能正常，上睑真实的位置也正常，常见于上睑皮肤松弛，上睑缺乏支撑，特发性睑痉挛。

4. 癔症性上睑下垂　为癔症引起，双上睑突然下垂或伴有癔症性瞳孔散大，有时压迫眶上神经可使下垂突然消失。

（二）护理评估

1. 健康史　评估患者是否出生时即存在上睑下垂，是否有外伤史、甲状腺肿和颈部手术史。

2. 身体状况　如下所述。

（1）先天性上睑下垂：多为双侧，也可单侧，常伴有眼球上转运动障碍。双眼上睑下垂较明显的患者眼睑皮肤平滑、薄且无皱纹。

（2）麻痹性上睑下垂：多为单眼，常并发有动眼神经支配的其他眼外肌或眼内肌麻痹。

（3）肌源性上睑下垂：多见于重症肌无力症，常伴有全身随意肌容易疲劳的现象。

（4）癔症性上睑下垂：双上睑突然下垂或伴有癔症性瞳孔散大，有时压迫眶上神经可使下垂突然消失。

3. 心理－社会状况　患者容易产生自卑、孤独等心理问题。护士应评估患者的心理状况，了解本病对其学习、工作的影响。

4. 治疗要点　病因治疗，手术矫正。

（三）常见的护理诊断/问题

自我形象紊乱：与上睑下垂影响美容有关。

（四）护理措施

1. 病因治疗　针对病因治疗，防止视力减退，改善外貌。

2. 手术护理　先天性上睑下垂应早期手术矫正。尤其单侧下垂遮挡瞳孔者更应争取早期手术，以防形成弱视。

3. 用药护理　肌源性或麻痹性上睑下垂可用三磷腺苷、维生素 B_1 或新斯的明，以提高肌肉的活动功能。久治无效时再慎重考虑手术。

（五）健康教育

加强宣传教育，早发现早治疗。

（赵　莹）

第二节　泪器疾病

一、概述

泪囊炎（dacryocystitis）是泪囊黏膜的卡他性或化脓性炎症，可分为慢性泪囊炎（中医称漏睛）、急性泪囊炎（中医称漏睛疮）和新生儿泪囊炎。临床上以慢性泪囊炎较为常见，急性泪囊炎常发生在慢性泪囊炎的基础上。慢性泪囊炎多见于中老年女性，占 70%～80%。

若鼻泪管狭窄或阻塞，泪液滞留于泪囊内，引起细菌大量繁殖并刺激泪囊内壁黏膜导致感染引起泪囊炎。引起本病的致病菌多为肺炎球菌、链球菌和葡萄球菌等。新生儿泪囊炎是由于鼻泪管下端胚胎性残膜没有退化，阻塞鼻泪管下端所致。

二、护理评估

1. 健康史　了解患者的病情发展史、治疗经过及效果。评估患者有无沙眼、鼻炎、鼻窦炎、鼻息肉等病史及泪道冲洗、泪道探通损伤史。

2. 身体状况　主要症状为溢泪。检查可见内眦部皮肤潮红、糜烂和湿疹，结膜慢性充血，指压泪囊区有大量黏液或黏液脓性分泌物自泪点溢出。分泌物大量滞留时，泪囊扩张，可形成泪囊黏液性囊肿。泪道冲洗时，冲洗液及脓液自上泪点反流。

3. 辅助检查　分泌物涂片染色可鉴定病原微生物，X线泪道造影检查可了解泪囊的大小及阻塞部位。

4. 心理–社会状况　慢性泪囊炎不直接影响视力，因此，部分患者不够重视，缺乏对其潜在危害的认识。

5. 治疗要点　应用抗生素滴眼液控制感染；进行泪道冲洗；必要时手术治疗，常用的手术方法是泪囊鼻腔吻合术，新开展的有鼻内镜下鼻腔泪囊造口术。

三、常见的护理诊断/问题

1. 舒适改变　鼻泪管阻塞导致溢泪。
2. 潜在并发症　角膜溃疡、眼内感染。

四、护理措施

1. 用药护理　慢性泪囊炎早期，指导患者正确使用抗生素滴眼液，每日4~6次，用药前先挤出泪囊内分泌物。

2. 泪道冲洗　应用生理盐水加抗生素进行泪道冲洗，冲至无脓液为止，每周1~2次。

3. 手术护理　做好泪囊鼻腔吻合术、泪囊摘除术或鼻内镜下鼻腔泪囊造口术的围术期护理：①向患者解释手术目的、方式，消除其紧张、恐惧心理。②术前3天应用抗生素液冲洗泪道、手术当天冲洗鼻腔，1%麻黄碱滴鼻，以收敛鼻腔黏膜，利于引流。③术后半卧位，利于伤口积血的引流，减少出血。切口加压包扎2天，观察伤口渗血情况，嘱其出血勿咽下。出血量较多时可行面颊部冷敷。手术当天勿进过热饮食。④注意鼻腔填塞物和引流管的正确位置，嘱患者勿牵拉填塞物及用力擤鼻。⑤术后第3天开始连续进行泪道冲洗，保持泪道通畅。⑥术后7天拆除皮肤缝线，同时拔去引流管，嘱患者定期复查。

4. 急性泪囊炎护理　早期热敷、理疗，全身应用抗生素。脓肿形成后，皮肤触诊有波动感时，应切开排脓，禁忌挤压，尽量保持泪囊壁完整，以备日后做鼻腔泪囊吻合术。脓肿未形成时勿切开。急性炎症消散后，抓紧时间治疗慢性泪囊炎。

5. 新生儿泪囊炎护理　滴抗生素眼药水，自上向下挤压泪囊区，每日数次，以促进残膜破裂。隆起消失说明残膜已破。经上述治疗无效后，可行高压反复冲洗或行泪道探通术。

五、健康教育

（1）提高患者对疾病的认识，及早治疗沙眼、睑缘炎、睑内翻及慢性鼻炎、鼻中隔偏曲等疾病，预防慢性泪囊炎的发生。

（2）积极治疗慢性泪囊炎，预防角膜炎和眼内感染等并发症的发生。

（赵　莹）

第三节　结膜疾病

结膜表面大部分暴露于外界环境中，容易受各种病原微生物侵袭和物理、化学因素的刺激。正常情况下，结膜组织具有一定的防御能力。当全身或局部的防御能力减弱或致病因素过强时，将使结膜组织发生急性或慢性的炎症，统称为结膜炎（conjunctivitis）。结膜炎是最常见的眼病之一，根据病因可分为微生物性和非微生物性。微生物性结膜炎是最常见的结膜炎，具有传染性，多见于细菌、病毒和衣原体感染。

一、急性细菌性结膜炎患者的护理

（一）概述

急性细菌性结膜炎（acute bacterial conjunctivitis）是由细菌所致的急性结膜炎症的总称，具有传染性及流行性，通常为自限性，病程在 2 周左右。一般不引起角膜的并发症，预后良好。临床上最常见的是急性卡他性结膜炎和淋球菌性结膜炎。

1. 淋球菌性结膜炎　中医称脓漏眼，由淋球菌或脑膜炎球菌引起，是一种传染性极强、破坏力很大的超急性细菌性结膜炎。新生儿多由患有淋球菌性阴道炎的母体产道感染。成人主要是通过生殖器 - 眼接触传播而感染。

2. 急性细菌性结膜炎　又称"急性卡他性结膜炎"，中医称暴风客热，俗称"红眼病"。多见于春、秋季节，传染性强。常见致病菌有肺炎双球菌、金黄色葡萄球菌、koch - weeks 杆菌等。

（二）护理评估

1. 健康史　了解患者有无"红眼病"接触史。新生儿淋球菌性结膜炎患者应了解其母亲有无淋球菌性阴道炎病史。

2. 身体状况

（1）淋球菌性结膜炎：具有潜伏期短、病程进展快、传染性极强的特点。新生儿常于出生后 2 ~ 5 天发病，双眼同时受累。表现为眼睑、结膜高度水肿，重者球结膜可突出于睑裂外，可有假膜形成。早期分泌物为浆液性，后转为脓性，不断从睑裂溢出，故称"脓漏眼"。严重病例可并发角膜溃疡、穿孔和眼内炎。患者常伴有耳前淋巴结肿大。成人患者的潜伏期为 10 小时至 2 ~ 3 天不等，症状较小儿略轻。

（2）急性细菌性结膜炎：潜伏期 1 ~ 3 天，双眼同时或先后发病。患者自觉有明显的灼热感、异物感或伴畏光流泪。视力一般不受影响。检查见眼睑肿胀，显著的结膜充血，严重者可有结膜下出血，眼部有较多的黏脓性分泌物，早晨醒来时上、下睑睫毛常粘在一起。肺炎双球菌、koch - weeks 杆菌感染的结膜炎睑结膜上可出现假膜。

3. 辅助检查　结膜刮片、分泌物涂片可发现相应的病原体及病理改变，必要时还可作细菌培养及药物敏感试验。

4. 心理 - 社会状况　急性细菌性结膜炎起病急，多数患者因结膜高度充血、分泌物多等而焦虑；缺乏传染性结膜炎的相关防治知识，患病期间易造成家庭成员或群体性传染。因此，应评估患者的情绪状况及对疾病的认知程度等。

5. 治疗要点　冲洗结膜囊，局部或全身应用抗生素，防止交叉感染。

（三）常见的护理诊断/问题

1. 疼痛　与结膜炎累及角膜有关。

2. 潜在并发症　角膜炎症、溃疡和穿孔，与淋球菌感染有关。

3. 有感染传播的危险　与细菌性结膜炎的传染性有关。

（四）护理措施

1. 结膜囊冲洗　常用生理盐水或 3% 硼酸水冲洗。淋球菌性结膜炎选用 1 ： 5 000 单位青霉素溶液。注意冲洗时使患者取患侧卧位，勿将冲洗液溅入健眼；冲洗时动作要轻，以免损伤角膜；如有假膜形成，应先除去假膜再进行冲洗。

2. 辅助检查　遵医嘱留取结膜分泌物送检细菌培养及药物敏感试验。

3. 用药护理　遵医嘱选用敏感的抗生素滴眼液 2 ~ 3 种频繁交替点眼，每 1 ~ 2 小时 1 次，睡前涂眼膏。常用药物有 0.25% 氯霉素、0.1% 利福平、0.3% 氧氟沙星眼药水、0.5% 金霉素、0.5% 红霉素眼膏等。淋球菌性结膜炎局部和全身并用大剂量青霉素、头孢曲松钠（菌必治）或阿奇霉素等。

4. 一般护理　严禁包扎患眼。因包盖患眼，分泌物不易排出，并使眼部温度升高，更有利于细菌繁殖，加剧炎症。可局部冷敷或佩戴墨镜以减少光线刺激。健眼可用眼罩保护。

（五）健康教育

（1）患者应隔离治疗：勿出入游泳池及公共场所，以免引起流行。

（2）做好消毒隔离：被患眼分泌物污染的医疗器皿应严格消毒，医护人员接触患者前后洗手消毒，避免交叉感染。

（3）注意个人卫生，勿用脏手揉眼，不共用洗脸用具。淋球菌性尿道炎患者，便后应立即洗手。

（4）新生儿出生后常规立即用 1% 的硝酸银滴眼剂或涂 0.5% 的四环素眼膏，以预防新生儿淋球菌性结膜炎和衣原体性结膜炎。

二、病毒性结膜炎患者的护理

（一）概述

病毒性结膜炎（viral conjunctivitis）是一种常见的急性传染性眼病，由多种病毒引起，传染力强，在世界各地引起过多次大流行，好发于夏秋季。临床上以流行性角结膜炎、流行性出血性结膜炎最常见。

1. 流行性角结膜炎　中医称天行赤眼暴翳，由腺病毒 8、19、29 和 37 型引起，其中 8 型多见，是一种传染性强、发病急剧的眼病。

2. 流行性出血性结膜炎　中医称天行赤眼，由 70 型肠道病毒引起。传染性极强，可大面积迅速流行。

（二）护理评估

1. 健康史　了解患者有无病毒性眼病接角虫史，或近期有无去过病毒性眼病流行的区域。

2. 身体状况　具有极强的传染性。潜伏期长短不一，流行性角结膜炎潜伏期多为 5 ~ 7 天，流行性出血性结膜炎大多在 24 小时内发病，有自限性，一般持续 7 ~ 15 天。两眼同时或先后发病，自觉异物感、疼痛、畏光和流泪，分泌物呈水样，眼睑水肿，结膜重度充血或混合充血，睑结膜滤泡增生。部分患者可伴有耳前淋巴结肿大、压痛，甚至出现发热、咽部疼痛等上呼吸道感染症状。流行性角结膜炎的角膜常有浅层点状浸润，需数月或更长时间才能消失。流行性出血性结膜炎可伴有点状、大片状结膜下出血。

3. 辅助检查　结膜刮片见单核细胞增多，培养可分离出病毒。

4. 心理－社会状况　患者常因被隔离容易产生孤独、寂寞等心理问题，护士应评估疾病对患者工作学习的影响，了解其家庭、社会支持状况。

5. 治疗要点　以局部抗病毒治疗为主。

（三）常见的护理诊断/问题

1. 疼痛　与病毒侵犯角膜有关。

2. 有感染传播的危险　与病毒性结膜炎的传染性有关。

（四）护理措施

1. 一般护理　生理盐水冲洗结膜囊，局部冷敷和使用血管收缩剂可缓解症状。

2. 用药护理　遵医嘱选用抗病毒药物滴眼：如 0.1% 碘苷、0.1% 阿昔洛韦、4% 吗啉胍等，每小时滴眼 1 次。混合感染者，可酌情滴用抗生素眼药水以防治角膜炎；角膜基质浸润者可考虑使用糖皮质激素，但应掌握使用时间和频度；角膜上皮病变者可选择人工泪液及促进上皮细胞修复的药物。

3. 疫情上报　一旦发现本病，应及时按丙类传染病要求，向当地疾病预防控制中心报告。

4. 其他措施　参照急性细菌性结膜炎。

（五）健康教育

（1）防止交叉感染：指导患者及家属做好接触性眼病的隔离，禁止进入公共浴池及游泳池，防止交叉感染。

（2）清淡饮食，避免辛辣刺激食物和饮酒。

三、沙眼患者的护理

（一）概述

沙眼（trachoma）是由沙眼衣原体所致的慢性传染性结膜角膜炎，是致盲性眼病之一。因其在睑结膜面形成粗糙不平的沙粒样外观，故称沙眼，中医称椒疮。

沙眼是由 A、B、C 或 Ba 抗原型沙眼衣原体感染结膜、角膜所致。衣原体寄生于细胞内，并形成包涵体，或附于分泌物中，通过直接接触分泌物或污染物而传播。沙眼衣原体耐寒怕热，对紫外线和肥皂水不敏感。−50℃以下尚能存活，70℃以上的温度、75% 酒精、0.1% 甲醛或 1% 苯酚能很快将其杀灭。1955 年我国学者汤飞凡和张晓楼首次成功地分离培养出沙眼衣原体。本病的发病率和严重程度与居住条件和个人卫生习惯密切相关。

（二）护理评估

1. 健康史　评估患者的生活环境、居住条件与个人的卫生习惯等。

2. 身体状况

（1）症状：潜伏期 5～14 天，幼儿症状隐匿，可自行缓解，成人呈急性或亚急性发作，1～2 个月后转入慢性期，可反复感染，病程可迁延数十年。轻者症状不明显，急性沙眼或病情重者可出现异物感、畏光流泪或黏脓性分泌物。晚期发生并发症时，可严重影响视力，甚至致盲。

（2）体征：急性期在上睑和上穹隆部结膜出现血管模糊充血、乳头（细小红色突起）增生、滤泡（大小不等、排列不齐的黄白色半透明小泡）形成等活动性病变。角膜可出现血管翳，角膜缘滤泡发生瘢痕化改变称为 Herbet 小凹。慢性期乳头、滤泡破坏后，留下灰白色瘢痕，表示沙眼进入退行性病变阶段。

（3）分期与诊断：1979 年我国制定了沙眼的分期方法。

Ⅰ 期（进行期）：上穹隆和上睑结膜血管模糊充血，上睑结膜乳头与滤泡并存，有角膜血管翳。

Ⅱ 期（退行期）：除活动期病变外，兼有瘢痕形成。

Ⅲ 期（完全瘢痕期）：活动性病变完全被瘢痕取代，无传染性。

WHO 要求诊断沙眼时至少符合下述标准中的两条：①上睑结膜 5 个以上滤泡；②典型的睑结膜瘢痕；③角膜缘滤泡或 Herbet 小凹；④广泛的角膜血管翳。

（4）并发症：重症沙眼可引起严重的并发症和后遗症而致盲。如睑内翻及倒睫、上睑下垂与睑球粘连、慢性泪囊炎、眼干燥症、角膜混浊等。

3. 辅助检查　结膜刮片检查可找到包涵体；荧光抗体染色法或酶联免疫法测定沙眼衣原体具有高敏感性和高特异性。

4. 心理 – 社会状况　沙眼患者的心理变化较为复杂，部分患者可因该病病程较长，易复发，对治愈丧失信心；也有部分患者因沙眼症状体征不明显，不能引起足够重视，缺乏坚持治疗的毅力。

5. 治疗要点　以局部应用抗生素滴眼液为主，急性沙眼或重症患者应全身应用抗生素，严重的并发症及后遗症可选择手术治疗。

（三）常见的护理诊断/问题

1. 舒适改变　眼部刺激症状与其感染程度有关。

2. 潜在并发症　睑内翻、倒睫、上睑下垂、睑球粘连、慢性泪囊炎、眼干燥症、角膜混浊。

（四）护理措施

1. 用药护理

（1）局部用药：常用 0.1% 利福平、0.1% 酞丁胺或 0.5% 新霉素滴眼液等滴眼，4 次／日，晚上用红霉素眼膏涂眼，疗程至少 1～3 个月，严重者需用药半年以上。

（2）全身用药：急性沙眼或重症沙眼，可口服多西环素、阿奇霉素、螺旋霉素、红霉素等，要注意药物不良反应。

2. 机械疗法 乳头、滤泡较多者可协助医生进行乳头摩擦术或滤泡压榨术。

3. 手术护理 如电解倒睫术、睑内翻矫正术、角膜移植术等参照眼部手术护理常规，并向患者解释手术过程、方法及注意事项，消除患者紧张心理，积极配合治疗。

（五）健康教育

（1）加强卫生宣教，注意环境卫生及个人卫生，提倡一人一盆一巾，不用脏手和不洁物擦眼。

（2）病眼分泌物接触过的物品应洗净、煮沸或用 75% 酒精消毒，同时加强对服务行业的卫生监督管理，以防止交叉感染。

（3）积极治疗现症患者，以控制传染源。

四、免疫性结膜炎患者的护理

（一）概述

免疫性结膜炎（immunologic conjunctivitis）是结膜对外界过敏源的一种超敏性免疫反应，又称变态反应性结膜炎。临床上常见春季角结膜炎和泡性角结膜炎两种。春季角结膜炎（vernal conjunctivitis）又名春季卡他，是一种反复发作、季节性、速发型过敏性角结膜病，多在春夏季节发病，可持续 5～10 年，有自限性，中医称时复目痒。泡性角结膜炎（phlyctenular keratoconjunctivitis）是以结膜角膜疱疹结节为特征的迟发性过敏反应，本病易复发，多发生于儿童及青少年，中医称金疳。

（二）护理评估

1. 健康史 了解患者有无接触花粉、烟尘等变应原或在户外活动后有无症状加重等。

2. 身体状况

（1）春季角结膜炎：眼部奇痒、畏光、流泪、异物感，可有大量的黏液性分泌物。按病变部位可分 3 型：①睑结膜型：上睑结膜呈硬而扁平的肥大乳头，呈铺路石样，球结膜呈典型的暗红色；②角膜缘型：角膜缘充血、结节，外观呈黄褐色或污红色增厚的胶状物；③混合型：上述两种表现同时存在。

（2）泡性角结膜炎：异物感、流泪。如侵犯角膜，有明显的角膜刺激征——刺痛、畏光、流泪及眼睑痉挛。根据病变部位分为：①泡性结膜炎：在睑裂部球结膜上出现灰红色微小结节隆起，其周围结膜有局限性充血，其结节顶部易破溃形成浅表溃疡，愈合后不留瘢痕。②泡性角膜炎：角膜上有灰白色点状浸润，角膜基层受累，愈合后可遗留角膜薄翳。③泡性角结膜炎：在角膜缘及附近球结膜可见单个或多个灰白色小结节，周围结膜充血。如有溃疡形成，愈合后可遗留浅淡瘢痕。

3. 辅助检查 春季角结膜炎结膜刮片示每高倍视野嗜酸性粒细胞大于 2 个。

4. 心理－社会状况 了解患者因过敏等原因对其工作、学习的影响。

5. 治疗要点

（1）春季角结膜炎：本病有自限性，以对症治疗为主，可局部应用抗组胺药物和肥大细胞稳定剂。症状严重者可结合应用糖皮质激素或 2% 环孢霉素 A 滴眼液。

（2）泡性角结膜炎：局部滴用糖皮质激素眼药水，如 0.1% 地塞米松、0.5% 可的松眼药水，一般 24 小时可缓解。严重者可用地塞米松做球结膜下注射。

（三）常见的护理诊断/问题

1. 舒适改变 与变态反应导致的眼痛、眼奇痒有关。

2. 潜在并发症 青光眼、角膜感染。

（四）护理措施

1. 用药护理 局部应用抗组胺药物，如艾维多；肥大细胞稳定剂，如2%色甘酸钠滴眼液。症状严重者或泡性角结膜炎，可短时间局部应用糖皮质激素如0.1%地塞米松、0.5%可的松滴眼液，或环孢霉素A滴眼液等。

2. 一般护理 避免接触致敏原，保持空气流通，外出戴有色眼镜，减少与光线、花粉的接触及刺激等。

3. 饮食指导 提供清淡、易消化、足够热量的饮食，多补充维生素，加强营养，改善体质。不宜食用鱼、虾、蟹、蛋类、牛奶等易过敏食物。

4. 预防用药 根据发病的季节性和规律性，在发病前1个月提早应用色甘酸钠眼药水，有助于减轻发作症状。

（五）健康教育

（1）做好用药护理：提醒患者不能随意使用和停用药物，并告知危害性。长期用药应警惕糖皮质激素性青光眼的发生，注意观察眼痛、头疼和眼压变化。

（2）角膜炎或使用糖皮质激素时，要配合使用抗生素眼药水，以预防继发感染。如角膜受累应选用散瞳剂。

五、翼状胬肉患者的护理

（一）概述

翼状胬肉（pterygium）为睑裂区球结膜及结膜下组织的一种慢性炎症性病变，形如昆虫翅翼，中医称胬肉攀睛。常双眼患病，鼻侧多见。地球赤道部和户外工作的人群（如渔民、农民等）发病率较高。

病因尚不十分明确，一般认为是结膜慢性炎症、风沙等因素的长期刺激，引起结膜组织发生变性、增生，或与紫外线照射导致角膜缘干细胞受损有关。

（二）护理评估

1. 健康史 了解患者有无慢性结膜炎症病史及工作环境。

2. 身体状况 一般无自觉症状，或仅有轻度异物感，侵及角膜瞳孔区时则可引起视力下降。多发生于鼻侧睑裂部球结膜上，指向角膜的三角形尖端为头部，角膜缘处为颈部，覆盖在球结膜上的为体部。进行性翼状胬肉发展快，组织充血肥厚，其头部前方角膜呈灰白色浸润。静止性胬肉则无明显充血，组织菲薄、光滑，头部前方角膜透明，一般不发展或发展很慢。

3. 心理－社会状况 本病的存在不仅影响美观，还会引起视力下降，注意评估本病对患者的工作、学习、生活造成的影响。

4. 治疗要点 小而静止的胬肉不需治疗；如胬肉侵袭瞳孔区影响视力或影响美观者，可进行手术治疗。

（三）常见的护理诊断/问题

1. 感知紊乱，视力障碍 与胬肉遮盖瞳孔有关。

2. 自我形象紊乱 与胬肉长在睑裂部影响美容有关。

（四）护理措施

1. 一般护理 小而静止性的胬肉一般不需手术，但应减少局部刺激，防止其发展，做好病情解释，嘱患者定期复诊。

2. 手术护理 手术治疗的患者，术前向患者介绍手术过程和配合方法，消除其紧张心理；术中应彻底清除胬肉组织；或术后辅以β射线照射治疗，或在角结膜创面愈合后局部加用丝裂霉素、盐酸博莱霉素等以防术后复发。

（五）健康教育

（1）指导患者尽量避免接触相关的致病因素，户外活动时，可戴防护眼镜，减少风沙、紫外线等对眼部的刺激，积极治疗眼部慢性炎症。

（2）已行手术的患者应注意眼部卫生，定期复查，观察有无胬肉复发。

六、干眼症患者的护理

（一）概述

干眼症（dry eye syndrome）又称角结膜干燥症（keratoconjunctivitis sicca），是指泪液分泌数量下降或质量改变而导致泪膜功能异常者。

泪膜对眼表的保护非常重要，泪膜是指通过眼睑的瞬目运动，将泪液均匀覆盖于角结膜表面形成的超薄膜。泪液中水占98%，还含有免疫球蛋白、葡萄糖、Na、K、Cl等。泪膜从外至内分别是由水样层、脂质层、黏蛋白层构成，任何一层结构的异常均可导致干眼症。

干眼症的病因很多，主要因泪液质和量或动力学的异常，导致泪膜不稳定和眼表组织病变。临床上通常分为两类：泪液生成不足型和蒸发过强型。

（二）护理评估

1. 健康史　了解患者有无沙眼病史或角膜接触镜佩戴史。

2. 身体状况　最常见的症状为干涩感、异物感，其他还有烧灼感、痒感、畏光、视物模糊、容易视疲劳等。

3. 辅助检查

（1）泪液分泌试验：正常 10～15mm/min，低于 10mm/min 为低分泌，低于 5mm/min 为干眼。

（2）泪膜破裂时间：小于 10 秒为泪膜不稳定。

（3）角膜荧光素染色、角结膜虎红染色：可观察角膜上皮的缺损和判断泪河的高度，观察干燥失活的上皮细胞。

（4）泪液溶菌酶含量的测定：如溶菌区 <21.5mm，或含量 <1 200μg/L，则提示干眼症。

（5）泪液的渗透压：有一定特异性，如大于316mOsm/L，可诊断干眼症。

4. 心理–社会状况　干眼症是慢性病，需长期用药，患者易产生疲劳从而影响学习、工作。

5. 治疗要点　对症治疗，常用人工泪液、泪小点封闭治疗。

（三）常见的护理诊断/问题

舒适改变：干涩感、异物感，与角结膜缺乏润滑液有关。

（四）护理措施

1. 用药护理　干眼症是慢性病，要鼓励患者坚持用药，常用的药物有：①泪液成分的替代治疗：滴不含防腐剂的人工泪液；②刺激泪液分泌治疗：环孢素 A 滴眼液。

2. 保留泪液　戴硅胶眼罩、湿房镜或用泪小点栓子行泪小点封闭治疗。

3. 手术护理　对严重干眼症患者，可行颌下腺导管移植手术。

（五）健康教育

（1）注意用眼卫生，避免长时间阅读和使用电脑等容易产生视疲劳的因素，避免接触烟雾、风尘和空调环境。

（2）屈光不正者，应戴适合度数的眼镜，如角膜接触镜，应选质量较好的护理液。

（3）保留泪液，减少蒸发，指导患者用硅胶眼罩、湿房镜，以及用泪小点栓塞等方法。

（4）对睑板腺功能障碍患者，指导患者注意眼部清洁。

（5）对长期使用电脑者，指导患者科学用眼。

（赵　莹）

第四节 斜视

正常人的眼球运动系统处于完全平衡状态，即便融合功能受到干扰，其双眼仍能维持正常的位置关系，不发生偏斜，成为正视眼。如果两眼有偏斜倾向而又能被融合功能所控制，使斜视不显，并保持双眼单视者，称为隐斜视。如果融合功能失去控制，两眼处于间歇性或经常性偏斜状态时，称为显性斜视。临床上斜视（中医称目偏视）的分类方法很多，根据病因可分为共同性斜视和麻痹性斜视两大类。

一、共同性斜视患者的护理

（一）概述

共同性斜视（concomitant strabismus）是指双眼轴分离，并且在向各方向注视时、偏斜度均相同的一类斜视，中医称通睛。

本病病因较复杂，目前认为由于解剖异常，神经支配异常，融合及双眼视功能不全等导致调节与集合失衡；部分患者与遗传有关。

（二）护理评估

1. 健康史　询问患者症状出现的时间，伴随症状，以及家族病史。

2. 身体状况　主要表现为眼轴不平行，一眼偏斜；遮盖健眼，眼球运动基本正常；双眼向各方向注视时，斜视角皆相等，即第一斜视角（健眼固视时，斜视眼的偏斜角度）与第二斜视角（斜视眼固视时，健眼偏斜的角度）相等。

3. 辅助检查　较常用的有遮盖法，可确定眼位偏斜的性质及方向，测定不同注视眼位时眼球偏斜的特征，了解眼球运动有无异常。在散瞳下进行屈光检查，常发现斜视患者有屈光不正和弱视；斜视角测量与双眼视功能检查，部分患者有异常视网膜对应。

4. 心理-社会状况　患者常因眼位偏斜和视力障碍，对日常社交产生恐惧等。

5. 治疗要点　矫正屈光不正，同时治疗弱视，进行正位视训练。对于经非手术治疗半年后仍然偏斜者，应及时行手术矫正眼位。

（三）常见的护理诊断/问题

自我形象紊乱：与眼位偏斜、面容受损有关。

（四）护理措施

1. 心理护理　通过沟通交流，使患者感受到护士的关心、爱心，解除焦虑、自卑心理。

2. 手术护理

（1）按外眼手术常规准备：为估计术后发生复视的可能性，需做三棱镜耐受试验或角膜缘牵引缝线试验。如可能发生融合无力性复视者，一般不宜手术。

（2）成人共同性斜视只能手术改善外观，要做好耐心细致地解释工作。

（3）术后双眼包扎，使手术眼得到充分休息，防止肌肉缝线因眼球转动而被撕脱。告诉患儿及家属不要自行去掉健眼敷料，或自行观察矫正情况。

（4）观察患者有无恶心、呕吐现象，教其减轻恶心感的方法，如舌尖抵着硬腭等，以缓解症状。严重者遵医嘱给予肌内注射止吐药物，并告知患者此乃手术牵拉眼肌引起，不必惊慌。

（5）密切观察术后感染症状，如发现分泌物增多，应报告医生，去除敷料，戴针孔镜，并嘱患者自行控制眼球运动，以防缝线撕开。

（6）术后根据医嘱，继续进行弱视及正位视训练，以巩固和提高视功能。

（五）健康教育

（1）向患儿家属介绍斜视知识，如斜视治疗效果和治疗年龄直接有关，手术时机不应晚于 6 ～

7 岁。

（2）指导患儿及家属配合训练，力争早日建立正常的双眼视功能。

（3）做好散瞳检查解释和护理，如果使用阿托品散瞳，患者在用药后会感觉畏光、视近物模糊，约 3 周后恢复视力。

二、麻痹性斜视患者的护理

（一）概述

麻痹性斜视（paralytic strabismus）是指一条或数条眼外肌完全或不完全麻痹所引起的眼位偏斜，中医称风牵偏视。

麻痹性斜视有先天性因素和后天性因素之分。先天性麻痹性斜视在出生时或出生后早期发生，主要由于先天发育异常、产伤和眼外肌缺失等引起，临床多见因代偿性头位引起的两颊不对称，很少出现复视；后天性麻痹性斜视多表现为急性发病，可因头部外伤、炎症、病毒、血管性疾病、肿瘤及代谢性疾病引起。

（二）护理评估

1. 健康史　了解患者有无外伤、感染、肿瘤等病史，有无家族性疾病史。

2. 身体状况　以单眼发病多见。表现为眼球向麻痹肌作用方向运动时受限，眼球斜向麻痹肌作用方向的对侧；第二斜视角大于第一斜视角，可出现复视。由于复视的干扰，患者常伴有头晕、恶心、呕吐及步态不稳等症状，遮盖一眼后症状消失。为减轻复视症状，患者常出现代偿性头位，头向麻痹肌作用方向偏斜。

3. 辅助检查　红波片试验法和 Parks 三步法是常用的比较精确的检查麻痹性斜视的方法。

4. 心理 - 社会状况　评估患者的年龄、受教育水平、对麻痹性斜视的认知程度和心理障碍程度等。

5. 治疗要点　先天性麻痹性斜视者如果有代偿性头位和斜视角较大者考虑手术治疗。后天性麻痹性斜视主要是病因治疗和对症处理，对病因消除后药物治疗半年以上无效者可考虑手术治疗。

（三）常见的护理诊断/问题

舒适改变：复视、眩晕，与眼外肌麻痹有关。

（四）护理措施

1. 病因治疗　帮助患者查找病因并进行治疗。

2. 用药护理　药物治疗遵医嘱给予口服或肌内注射维生素 B_1、维生素 B_{12}、三磷腺苷、肌苷等，以促进神经功能的恢复；对神经炎和肌炎引起的麻痹性斜视可应用类固醇激素和抗生素。

3. 光学疗法　可采用三棱镜消除复视。

4. 手术护理　手术治疗经过上述治疗 6 个月仍未恢复者，可考虑手术治疗。按眼科手术常规对患者进行护理。

（五）健康教育

向患者和家属介绍麻痹性斜视的病因、临床特点等。帮助患者正确对待，合理期望，早期治疗。

（池晓红）

第五节　角膜疾病

角膜炎是我国常见的致盲眼病之一。其分类尚未统一，按病因可分为感染性、外伤性、免疫性、先天异常性及营养不良性角膜炎。其中以感染性角膜炎最为常见，常见的病原体有细菌、真菌、病毒、衣原体等。

角膜炎最常见的症状有眼红、眼痛、畏光、流泪、视力下降。典型体征为睫状充血（或混合充血）、角膜浸润、角膜溃疡形成。

角膜炎的病理变化为致病因素入侵角膜致角膜缘血管网充血，炎性渗出液及炎症细胞进入角膜出现水肿和局限性灰白色的浸润灶，如炎症及时控制，角膜仍能恢复透明。浸润期炎症扩张，可形成角膜溃疡，或留有角膜薄翳、角膜斑翳、角膜白斑等瘢痕。若溃疡未能控制，炎症可继续向深层发展，发生角膜穿孔，甚至继发感染而致全眼球炎，最后眼球萎缩导致失明。

角膜炎的治疗原则：积极控制感染，减轻炎症反应，促进溃疡愈合，减少瘢痕形成。

一、细菌性角膜炎患者的护理

（一）概述

细菌性角膜炎（bacterial keratitis）为细菌感染角膜所引起的急性化脓性炎症，又称细菌性角膜溃疡，中医称凝脂翳。临床常见的有匐行性角膜溃疡和铜绿假单胞菌（绿脓杆菌）性角膜溃疡两种类型。该病发病前多有角膜外伤史，且具有起病急、发展快、预后较差等特点，如不及时控制感染，可发生角膜穿孔、眼内感染等严重并发症。

（二）护理评估

1. 健康史　常见致病菌有表皮葡萄球菌、铜绿假单胞菌、金黄色葡萄球菌等。

（1）了解患者有无角膜外伤史，如异物等划伤或角膜异物剔除术后。

（2）有无慢性泪囊炎、倒睫、糖尿病、营养不良等病史。

（3）有无长期戴角膜接触镜、长期使用糖皮质激素或免疫抑制剂等。

2. 身体状况

（1）症状：发病急，进展快，常在角膜外伤后 1~2 天发病。患眼红、痛、畏光、流泪、异物感、视力下降等症状明显，可伴较多的脓性分泌物。铜绿假单胞菌性角膜溃疡症状剧烈，进展更为迅速，若未能及时控制，可数天内导致全角膜坏死、穿孔。

（2）体征

1）匐行性角膜溃疡：患眼眼睑肿胀，混合充血或睫状充血。早期角膜病变部位出现灰白色或黄白色浸润，逐渐形成溃疡。溃疡周围浸润，其边缘向周围和深部呈匐行状扩展，溃疡表面有白色分泌物附着。大量炎性产物渗入前房，形成前房积脓，脓液多呈黄白色。若未能及时控制，毒素渗入前房可导致虹膜睫状体炎，出现角膜后沉着物、瞳孔缩小、虹膜后粘连等体征。

2）铜绿假单胞菌性角膜溃疡：患眼眼睑高度充血水肿，混合充血，病灶呈灰白色浸润并迅速扩大，角膜组织坏死脱落后形成大面积溃疡，其表面附有大量黄绿色不易拭去的分泌物，前房出现淡绿色积脓。严重者，1~2 天内溃疡可波及全角膜，导致角膜坏死、穿孔。

3. 心理-社会状况　角膜炎起病急，进展快，疼痛剧烈，视力下降明显，患者易产生紧张、焦虑、绝望等情绪，对其工作、生活造成影响。

4. 辅助检查　角膜溃疡刮片、镜检可发现致病菌。细菌培养和药物敏感实验，可以明确病因和指导治疗。

5. 治疗要点　积极控制感染，促进溃疡愈合，减少并发症。

（三）常见的护理诊断/问题

1. 疼痛　与角膜炎症的刺激有关。

2. 潜在并发症　角膜溃疡、穿孔、眼内炎及全眼球炎，与严重角膜溃疡有关。

3. 感知改变　视力下降，与角膜溃疡有关。

4. 焦虑　与担心疾病进展快，预后差有关。

5. 知识缺乏　缺乏防治细菌性角膜炎的相关知识。

（四）护理措施

1. 一般护理　保证充分休息、睡眠，要提供安静、舒适的环境，病房要适当遮光，避免强光刺激。

外出应佩戴有色眼镜或眼垫遮盖。合理饮食，多食富营养，易消化，多维生素 A 的饮食，如肝脏、胡萝卜等。

2. 用药护理

（1）抗感染：积极抗感染治疗，常规行细菌培养和药物敏感试验，及时调整用药。常选用 0.3% 妥布霉素、0.3% 氧氟沙星等。急性期选择高浓度的抗生素滴眼液，每 15～30 分钟滴眼 1 次。严重者可同时全身应用抗生素。革兰阳性球菌性结膜炎常选用，头孢唑林钠、万古霉素；绿脓杆菌性结膜炎首选多黏菌素。

（2）散瞳：并发虹膜睫状体炎者，应予以 1% 阿托品滴眼液或眼膏散瞳，防止虹膜后粘连。滴药时需注意压迫泪囊，防止吸收中毒。

3. 手术护理　药物治疗无效，接近或已经穿孔，眼内容物脱出者，可考虑施行治疗性角膜移植。

4. 心理护理　介绍角膜炎的防治知识，消除其紧张、焦虑心理。教会患者提高自我护理及安全意识，避免意外伤害。

5. 其他辅助护理　局部应用胶原酶抑制剂，可减轻角膜溃疡的发展。口服维生素 C、B 族维生素可促进溃疡愈合。局部热敷、眼垫包盖有助于炎症吸收及保护溃疡面。

（五）健康教育

（1）预防角膜外伤，如有外伤，及时就诊。

（2）角膜异物剔除时应严格无菌操作。

（3）严格管理 1% 荧光素钠及 0.5% 丁卡因滴眼液，定期消毒，避免铜绿假单胞菌污染。

（4）戴角膜接触镜者，应注意无菌操作，避免角膜划伤。

（5）滴眼药时动作要轻柔，勿压迫眼球。告知患者勿用力大便、咳嗽和打喷嚏，避免增加腹压。深层角膜溃疡，后弹力层膨出者，采用绷带加压包扎，必要时应用降眼压药物。

二、单纯疱疹病毒性角膜炎患者的护理

（一）概述

单纯疱疹病毒性角膜炎（herpes simplex keratitis，HSK）是由单纯疱疹病毒Ⅰ型感染引起的非化脓性角膜炎症，中医称聚星障。任何年龄均可发生，多见于青壮年，单眼多见，病程长，易反复感染，居角膜病致盲率的首位。

（二）护理评估

1. 健康史　多见于单纯疱疹病毒Ⅰ型感染，其原发感染常发生于幼儿时期。

（1）了解发病前患者有无上呼吸道感染等发热病史。

（2）有无长期使用糖皮质激素、免疫抑制剂等病史。

（3）询问有无发病前存在疲劳、饮酒等诱因。

（4）询问患者反复发作史及用药情况。

2. 身体状况

（1）原发感染：多见于 6 个月至 5 岁的小儿，幼儿发病前多有发热、耳前淋巴结肿大、唇部皮肤疱疹等表现，往往有自限性。体征可见：眼睑疱疹滤泡性结膜炎或点状、树枝状角膜损害。

（2）复发感染：主要见于成年人，一般病程长，愈后如遇疲劳、酗酒、上呼吸道感染等诱因可复发。患眼可有眼红、眼痛、畏光、流泪、视力下降等。常见病变部位的体征有：①树枝状角膜炎：为最常见的类型，初起患眼角膜上皮呈灰白色点状浸润，排列成簇，继而形成小水泡，破裂后相互融合成表浅的树枝状角膜溃疡，愈后极少留下瘢痕。②地图状角膜炎：患眼反复发作，致使病灶向四周及基质层扩散，形成不规则的，形如地图的角膜溃疡。③盘状角膜炎：病灶表面粗糙，基质层水肿增厚，呈圆盘状、弥漫性、边界清晰的灰白色浸润，称盘状角膜炎。伴发虹膜睫状体炎时，在水肿区角膜内皮面出现沉积物（KP）。病程可长达数月。轻者愈后留有瘢痕，重者可发生角膜基质坏死、穿孔。

3. 心理－社会状况　该病因反复发作，病程较长，影响视功能，患者易出现烦躁及悲伤等心理表现。应注意加强对患者及其家人、朋友对本病的认知程度的评估，给予更多的支持、理解和帮助。

4. 辅助检查　如角膜上皮刮片可见多核巨细胞、病毒包涵体，角膜病灶分离可培养出单纯疱疹病毒，酶联免疫法可发现病毒抗原，分子生物学方法如PCR可检测角膜、房水及泪液中的病毒DNA等。

5. 治疗要点　积极进行抗病毒治疗，减少并发症。

（三）常见的护理诊断/问题

1. 疼痛　与角膜的炎症刺激有关。

2. 潜在并发症　角膜溃疡、穿孔等，与反复发作有关。

3. 感知改变　视力下降，与角膜溃疡有关。

4. 焦虑　与担心疾病进展快，预后差有关。

5. 知识缺乏　缺乏防治细菌性角膜炎的相关知识。

（四）护理措施

1. 一般护理　注意休息，多食富含维生素、蛋白质的饮食，保持二便通畅，减少继发感染。

2. 用药护理

（1）抗病毒：常用药物有0.1%阿昔洛韦滴眼液、0.1%碘苷滴眼液或眼药膏。急性期每1~2小时滴眼1次，晚上涂眼膏。对于盘状角膜炎，在使用抗病毒药物的同时，一般应局部加用糖皮质激素。树枝状和地图状角膜炎禁用糖皮质激素，否则会使感染扩散，甚至发生角膜穿孔。

（2）散瞳：并发虹膜睫状体炎者，应予以1%阿托品滴眼液或眼膏散瞳，防止虹膜后粘连。滴药需注意压迫泪囊，防止吸收中毒。

3. 手术护理　药物治疗无效，接近或已经穿孔，眼内容物脱出，可考虑施行治疗性角膜移植。

4. 心理护理　介绍病毒性感染的发病特点，要求患者在生活中尽量减少疲劳、饮酒等诱发因素，消除其悲伤、焦虑心理。

（五）健康教育

（1）避免疲劳、饮酒、情绪紧张等诱发因素，合理进行健身运动，增强体质，以降低复发概率。

（2）清淡饮食，二便通畅。

（3）反复发作者，可适当采用传统医药进行调节。

三、真菌性角膜炎患者的护理

（一）概述

真菌性角膜炎（fungal keratitis）是由真菌感染引起的角膜炎，中医称湿翳。由于广谱抗生素和糖皮质激素的广泛应用，近年来在我国，真菌性角膜炎的发病率呈明显升高趋势。本病的发病特点有起病缓，病程长，自我感知症状轻，但预后差，因其可反复发作，致盲率较高。

（二）护理评估

1. 健康史

（1）多见于夏秋农忙季节，有植物叶片擦伤角膜病史。

（2）有长期使用抗生素及糖皮质激素史。

2. 身体状况

（1）症状：病程进展缓慢，自觉症状较轻，早期可有眼部异物感、轻度疼痛、畏光、流泪等，后期主要以视力下降为主。

（2）体征：结膜混合充血，角膜病变初期在局部形成灰白色的浸润灶，一周或更长时间后形成溃疡，可有少量黏液性分泌物。溃疡形状不规则，表面粗糙而隆起，似灰白色牙膏样或苔垢样。溃疡周围有向四周蔓延的浸润，呈伪足状，可形成所谓的卫星灶，也可伴有前房积脓。如不及时治疗，易发生真菌性眼内炎。

3. 心理 – 社会状况　患者早期因症状较轻，未能引起重视，导致后期视力下降，易引起紧张、焦虑甚至悲观绝望的情绪。

4. 辅助检查　角膜溃疡刮片检查可见到真菌菌丝。共焦显微镜可直接发现病原微生物。

5. 治疗要点　积极控制感染，促进溃疡愈合，必要时做角膜移植。

（三）常见的护理诊断/问题

1. 疼痛　与角膜的炎症刺激有关。

2. 潜在并发症　角膜溃疡、穿孔、眼内炎及全眼球炎，与严重角膜溃疡有关。

3. 感知改变　视力下降，与角膜溃疡有关。

4. 焦虑　病程长，视力下降明显，导致患者产生焦虑情绪。

5. 知识缺乏　缺乏防治真菌性角膜炎的相关知识。

（四）护理措施

1. 一般护理　注意休息，多食富含维生素、蛋白质的饮食，保持二便通畅，减少继发感染。对病灶在表面麻醉下做清除处理，刮除溃疡面坏死组织，并用 5% 碘酊烧灼。

2. 用药护理

（1）抗感染：积极抗真菌治疗，常选用 0.2% 氟康唑滴眼液、0.25% 两性霉素 B 滴眼液等。每 0.5 ~ 1 小时滴眼 1 次。

（2）散瞳：予以 1% 阿托品滴眼液或眼膏散瞳。

3. 手术护理　药物治疗无效，接近或已经穿孔，眼内容物脱出，可考虑施行治疗性角膜移植。

4. 心理护理　介绍真菌性角膜炎的防治知识，消除其紧张、焦虑心理。

（五）健康教育

（1）在农业生产活动中，要注意预防角膜外伤，如有外伤应及时就诊。

（2）避免长期局部应用激素和抗生素药物。

四、角膜移植手术患者的护理

角膜移植术是一种采用同种异体的透明角膜替代病变角膜的手术。根据角膜取材的厚薄，可分为板层角膜移植术和穿透性角膜移植术。

（一）适应证

（1）板层角膜移植术是采用部分厚度的角膜进行移植的手术方法：适用于角膜病变未累及角膜全层，其内皮功能正常者，如浅表性角膜病变（包括瘢痕、营养不良等）。

（2）穿透性角膜移植术是采用全层透明角膜代替全层混浊角膜的手术方法：适用于角膜白斑、圆锥角膜、角膜变性和营养不良、角膜严重的化脓性感染等疾病。

（二）护理措施

1. 术前护理

（1）术前准备：按内眼手术常规做好术前准备。

（2）眼部检查：包括视功能检查、眼压、泪道冲洗、结膜、角膜及心电图、血糖等。

（3）预防感染：术前 3 天滴抗生素滴眼液，每天 6 次。

（4）降低眼压：术前半小时快速静脉滴注 20% 甘露醇 250ml。

（5）缩瞳：术前滴 1% 毛果芸香碱滴眼液，每隔 15 分钟 1 次，连续 3 ~ 4 次，使瞳孔保持在 2mm 左右，便于术中缝合。

2. 术后护理

（1）参照内眼术后护理常规。

（2）术后双眼包扎取仰卧位，术眼可戴硬性眼罩避免受压。

（3）手术 24 小时后，每天换药。

（4）密切观察眼压、角膜植片和伤口等病情变化，尤其是角膜感染和角膜排斥反应征象。

（5）术后应静脉滴注地塞米松，要坚持足量、规则用药和缓慢停药的原则，并注意有无眼压升高等药物不良反应。

（三）健康教育

1. 定期复查　嘱患者如果出现眼红、眼痛、畏光、流泪、视力突然下降，要立即到医院就诊。

2. 坚持用药　嘱其严格按医嘱使用散瞳剂、降低眼压药物等，不可随意停药。

3. 卫生和休息　术后 3 个月内要特别注意眼部卫生和休息，1 年内要注意保护角膜移植片，避免剧烈运动，不进游泳池，不要用力揉眼和眼部热敷。

（池晓红）

第十一章

血液肿瘤科疾病护理

第一节 霍奇金淋巴瘤

一、概述

（一）定义

霍奇金淋巴瘤（Hodgkin lymphoma，HL）是恶性淋巴瘤的一个独特类型。其特点为：临床上病变往往从一个或一组淋巴结开始，逐渐由邻近的淋巴结向远处扩散。原发于结外淋巴组织的少见；瘤组织成分多样，但都含有一种独特的瘤巨细胞即 Reed - Sternherg 细胞（R - S 细胞）；R - S 细胞来源于 B 淋巴细胞。

（二）发病情况

霍奇金淋巴瘤在欧美各国发病率高达：（1.6 ~ 3.4）/10 万；在我国发病率较低男性：（0 ~ 0.6）/10 万，女性（0.1 ~ 0.4）/10 万。

（三）病因

霍奇金淋巴瘤病因不明，可能与以下因素有关：EB 病毒的病因研究最受关注，约 50% 患者的 RS 细胞中可检出 EB 病毒基因组片段，细菌因素，环境因素，遗传因素和免疫因素有关。

（四）病理

霍奇金淋巴瘤病理检查至关重要。

霍奇金淋巴瘤的显微镜下特点是在炎症细胞的背景下，散在肿瘤细胞，即 RS 细胞及其变异型细胞。其背景细胞以淋巴细胞为主，包括 B 淋巴细胞和 T 淋巴细胞。有学者认为这些淋巴细胞不能限制肿瘤细胞的生长，相反，却能分泌一些淋巴因子刺激其生长。因此，在霍奇金淋巴瘤的治疗中，如果限制和减少了这些背景细胞，也就减少了霍奇金淋巴瘤细胞生长的"土壤"。

1. 病理学分类　HL 的特点是 RS 细胞仅占所有细胞中的极少数（0.1% ~ 10%），散在分布于特殊的反应性细胞背景之中。历史上 HL 曾被认为是单一疾病，并有过几次单纯根据形态学的分型：①Jackson 和 Parker（1949 年）将其分为 3 个亚型：副肉芽肿型、肉芽肿型和肉瘤型。②Luckes 和 Butler（1963 年）将其分为 6 个亚型：L&H 结节型、L&H 弥漫型、结节硬化型、混合细胞型、弥漫纤维化型、网状细胞型。③Rye 国际会议（1965 年）讨论决定将 Luckes 和 Butler 的 6 个亚型合并为 4 个亚型：淋巴细胞为主型（LP）、结节硬化型（NS）、混合细胞型（MC），淋巴细胞消减型（LD）。纯形态学分类与肿瘤恶性程度、预后等有关，亚型不多，临床医师易于理解和掌握，但不够完善。随着细胞生物学和分子生物学的研究进展，使得人们对霍奇金淋巴瘤的认识越来越深入，仅以病理形态为依据的恶性淋巴瘤分类和诊断已不能满足临床治疗的需求。人们逐渐认识到 HL 不是单一疾病，而是两个独立疾病，在修订的欧美淋巴瘤分类（REAL 分类，1994 年）的基础上，2001 年世界卫生组织（WHO）的淋巴造血系统肿瘤分类正式将它们命名为：结节性淋巴细胞为主型霍奇金淋巴瘤（nodular lymphocyte predominant Hodgkin's lymphoma，NLPHL）和经典霍奇金淋巴瘤（classical Hodgkin's lymphoma，CHL）。CHL 又包括 4 个亚型：富于淋巴细胞型（lymphocyte rich Hodgkin's lymphoma，LRHL）、结节硬化型（nodular sclerosis Hodgkin's lymphoma，NSHL）、混合细胞型（mixed cellularity Hodgkin's lymphoma，MCHL）和淋巴细胞消减型（lymphocyte deplecion Hodgkin's lymphoma，LDHL）。

NLPHL 与 CHL 在形态学上不同，但具有一个共同的特征即病变组织中肿瘤细胞仅占极少数，而瘤细胞周围存在大量反应性非肿瘤性细胞。CHL 的 4 个亚型之间存在着差异，好发部位不同，背景细胞成分、肿瘤细胞数量和（或）异型程度、EBV 感染检出率也不同，但肿瘤细胞的免疫表型相同。

2. 组织学特点　淋巴结正常组织结构全部或部分破坏，早期可呈单个或多个灶性病变。病变由肿瘤细胞（HRS 细胞）和非肿瘤性多种细胞成分组成。HRS 细胞是一种单核、双核或多核巨细胞，核仁大而明显，嗜酸性，胞质丰富。HRS 细胞有很多亚型，近年来已经倾向于其来自 B 淋巴细胞。非肿瘤性细胞包括正常形态的淋巴细胞、浆细胞、嗜酸粒细胞、中性粒细胞、组织细胞、成纤维细胞，同时伴有不同程度的纤维化，病灶内很少出现明显的坏死。

（1）HL 肿瘤细胞的特征：HL 肿瘤细胞是指经典型 RS 细胞及其变异型细胞，统称为 HRS 细胞，有 7 种不同的形态。

1）经典型 RS 细胞：是一种胞质丰富，微嗜碱性或嗜双染性的巨细胞，直径为 15~45μm，有 2 个形态相似的核或分叶状核，核大圆形或椭圆形，核膜清楚，染色质淡。每个核叶有一个中位嗜酸性大核仁，直径 3~5μm，相当于红细胞大小，周围有空晕，看起来很醒目，如同"鹰眼"。两个细胞核形态相似，比较对称，似镜映物影，因此有"镜影细胞"之称。这种细胞非常具有特征性，在 HL 中具有比较重要的诊断价值，故有诊断性 RS 细胞之称。值得注意的是，RS 细胞只是诊断 HL 的一个重要指标，但不是唯一的指标，除此之外，还必须具备"反应性背景"这项必不可少的指标。因为 RS 细胞样的细胞也可见于其他疾病，如间变性大细胞淋巴瘤、恶性黑色素瘤、精原细胞瘤、低分化癌等，而这些疾病都不具有反应性背景。

2）单核型 RS 细胞：又称为霍奇金细胞。在形态上除了是单核细胞，其余特征与经典型 RS 细胞相同。这种细胞可能是经典型 RS 细胞的前体细胞，即核分裂前的细胞，也可能是由于切片时只切到了经典型 RS 细胞的一叶核所致。这种细胞可见于各型经典霍奇金淋巴瘤，但 MCHI 更多见。在反应性增生的淋巴组织中有时会见到类似这种单核型 RS 细胞的免疫母细胞，应予以鉴别。免疫母细胞要小些，核仁也小些，为 2~3μm，核仁周围没有空晕，因此不够醒目。

3）多核型 RS 细胞：其特点是细胞更大，有多个核，有的核呈"马蹄形"，其余特征与经典型 RS 细胞相同。这种细胞也有较高的诊断价值，主要见于 LDHL 和 MCHL，但也可见于非霍奇金淋巴瘤，如间变性大细胞淋巴瘤。

4）陷窝型 RS 细胞：又称为陷窝细胞，是经典型 RS 细胞的一种特殊变异型。形态特点是细胞大，细胞界限清楚，胞质空，核似悬在细胞的中央。多为单个核，也可见多个核，核仁通常较典型 RS 细胞的核仁小。出现这种细胞的原因完全是人为所致，是由于组织固定不好造成细胞收缩引起的，如果先将淋巴结切开再固定这种现象就会消失。因此，也不难理解为什么这种细胞多见于包膜厚纤维条带多的 NSHL。

5）固缩型 RS 细胞：又称为"干尸"细胞（mummified cell），这种细胞比经典型 RS 细胞小，细胞膜塌陷，形态不规则，如同细胞缺水的干瘪状，最醒目的是细胞核，低倍镜下很容易注意到形态不规则的深染如墨的细胞核。细胞核的大小不一，与其身前的大小和固缩的程度有关。核仁因核深染而不明显。这种细胞是一种凋亡的 RS 细胞，可见于各型 HL。由于很少见于其他肿瘤（可见于间变性大细胞淋巴瘤），因此，对 HL 的诊断有提示作用。

6）奇异型 RS 细胞：这种细胞较大，可以是单核，也可以是多核，细胞核不规则，异型性明显，核分裂多见。主要见于 LDHL。

7）L&H 型 RS 细胞〔lymphocytic and/or histocytic Reed - Stemberg cell variants，淋巴细胞和（或）

组织细胞性 RS 细胞变异型]：L&H 细胞体积大，比典型的 HRS 细胞略小，比免疫母细胞大，胞质少，单一大核，核常重叠或分叶，甚至呈爆米花样，因此，有"爆米花"细胞（popcom）的名称。核染色质细，呈泡状，核膜薄，核仁多个嗜碱性，中等大小，比典型 HRS 细胞的核仁小。主要见于 NLPHL，但在部分 LRHL 中也可见少数 L&H 细胞，此时，应做免疫标记进行鉴别。

传统上一直认为 L&H 细胞是 RS 细胞的一种变异型，但是近年来免疫表型和遗传学研究显示 L&H 细胞明显地不同于经典型 RS 细胞及其他变异型，如 L&H 细胞几乎总是 CD20⁺，CD15⁻，CD30，Ig 基因具有转录的功能及可变区存在自身突变和突变正在进行的信号，而经典型 RS 细胞及其他变异型细胞几乎都呈 CD30⁺，大多数 CD15⁺，少数（20%～40%）CD20⁺，Ig 基因虽然有重排和自身突变，但不具有转录的功能。因此，L&H 细胞是 RS 细胞的一种变异型，这种传统的观点正在被动摇。

（2）HL 各亚型的病理特点

1）结节性淋巴细胞为主型（MPHL）：淋巴结结构部分或全部被破坏，取而代之的是结节，或结节和弥漫混合的病变。结节数量不等，体积比较大，超过常见的反应性淋巴滤泡的大小，结节界限清楚或不太清楚，周边多无纤维带，或有纤细纤维带，结节的边缘可见组织细胞和一些多克隆浆细胞。病变主要由小淋巴细胞、组织细胞和上皮样组织细胞构成背景，背景中偶见散在单个中性粒细胞，但不存在嗜酸粒细胞，也不存在中心母细胞。在背景中可见醒目的散在分布的大瘤细胞—L&H 细胞。不过，约半数病例中可见到分叶核、大核仁的 L&H 细胞，形态似典型 HRS 细胞，但这些细胞的数量很少，只有少数病例中这种细胞较多。L&H 细胞的数量不等，但通常较少。结节内几乎没有残留的生发中心。病变弥漫区主要由小淋巴细胞和组织细胞组成，后者可单个或成簇。该瘤很少以弥漫性为主的形式出现。欧洲淋巴瘤工作组曾将病变结节区域大于 30% 定为 NIPHL，小于 30% 定为弥漫性淋巴细胞为主 HL 伴结节区。该小组发现 219 例淋巴细胞为主 HL（LPHL）中仅有 6 例为弥漫性 LPHL 伴结节区。大约 3% 的病例可以完全呈弥漫性分布，此时，与 T 细胞丰富的大 B 细胞淋巴瘤鉴别非常困难。根据生长方式可以将 NLPHL 分为 6 个变异型：典型（富于 B 细胞）结节型、匍行（serpiginous）结节型、结节外 L&H 细胞为主结节型、富于 T 细胞结节型、富于 T 细胞的弥漫型（TCRacL 样型）、富于 B 细胞的弥漫型。富于 T 细胞的弥漫型主要见于复发病例，提示 T 细胞增多可能预后变差。结节外 L&H 细胞为主结节型可能是结节发展成弥漫的过渡阶段。在淋巴结结构尚未全部破坏的病例中，偶尔在病变附近存在反应性滤泡增生伴有生发中心进行性转化（PTGC）。

2）经典型霍奇金淋巴瘤（CHL）：肉眼所见为淋巴结肿大，有包膜，切面呈鱼肉状。NSHL 中可见明显结节，致密纤维条带和包膜增厚。脾脏受累时，白髓区可见散在结节，有时可见大瘤块，也可见纤维条带。发生在胸腺的 HL 可出现囊性变。

镜下显示淋巴结结构部分或全部破坏，病变主要包括两部分，即肿瘤细胞成分和反应性背景成分。

CHL 中每种亚型的组织形态学描述如下：

a. 混合细胞型 HL（MCHL）：淋巴结结构破坏，但也可能见到滤泡间区生长形式的 HL。多数病例呈弥漫性生长，有的可见结节样结构，但结节周围没有宽阔的纤维条带。可以出现间质纤维化，但淋巴结包膜不增厚，容易见到经典型、单核型和多核型 RS 细胞。背景由混合性细胞组成，其成分变化可以很大，常有中性粒细胞、嗜酸粒细胞、组织细胞和浆细胞。可以一种为主。组织细胞可以向上皮样细胞分化并形成肉芽肿样结构。

b. 结节硬化型 HL（NSHL＋）：病变具有 CHL 的表现，呈结节状生长，结节周围被宽阔的纤维条带包绕，结节内有陷窝型 RS 细胞，诊断 NSHL 至少要见到一个这样的结节。由于纤维化首先是从包膜开始，然后，从增厚的包膜向淋巴结内扩展，最后将淋巴结分割成大小不等的结节，因此，包膜纤维化（增厚）是诊断 NSHL 的一个必要条件。NSHL 中的 HRS 细胞、小淋巴细胞和其他非肿瘤性反应细胞数量变化很大，结节中的陷窝细胞有时比较多并聚集成堆，可出现细胞坏死，结节内形成坏死灶。当陷窝细胞聚集很多时，称为"变异型合体细胞"。嗜酸粒细胞和中性粒细胞常常较多。

c. 富于淋巴细胞型 HL（LRHL）：有两种生长方式，结节性，常见；弥漫性，少见。病变区有大量的小结节，结节间的 T 区变窄或消失。小结节由小淋巴细胞组成，可有生发中心，但常为偏心的退化或变小的生发中心。HRS 细胞多见于扩大的套区中。经典型 RS 细胞不易见到，但单核型 RS 细胞易见。部分 HRS 细胞可以像 L&H 细胞或单核的陷窝细胞，这一亚型容易与 NLPHL 混淆。最近欧洲淋巴瘤工作组分析了 388 例曾诊断为 NLPHL 的病例，结果发现 115 例（约 30%）是 LRHL。

d. 淋巴细胞消减型 HL（LDHL）：虽然 LDHL 的形态变化很大，但共同特征是 HRS 细胞相对多于背景中的淋巴细胞。有的病例很像混合细胞型，但 HRS 细胞数量更多。有的病例以奇异型（多形性）RS 细胞为主，呈肉瘤样表现，即 Lukes 和 Butler 分类中的网状细胞型。这些病例与间变性大细胞淋巴瘤鉴别较困难。另一些病例表现出弥漫性纤维化，成纤维细胞增多或不增多，但 HRS 细胞明显减少，等同于 Lukes 和 Butler 分类中的弥漫纤维化型。如果有结节和纤维硬化，就将其归为 NSHL。

二、临床表现

霍奇金淋巴瘤（HL）主要侵犯淋巴系统，年轻人多见，早期临床进展缓慢，主要表现为浅表淋巴结肿大。与 NHL 病变跳跃性发展不同，HL 病变沿淋巴结引流方向扩散。由于病变侵犯部位不同，其临床表现各异。

（一）症状

（1）初发症状与淋巴结肿大：慢性、进行性、无痛性浅表淋巴结肿大为最常见的首发症状，中国医学科学院肿瘤医院 5 101 例 HL 统计表明，HL 原发于淋巴结内占 78.2%，原发于结外者占 20.2%。结内病变以颈部和隔上淋巴结肿大最为多见，其次见于腋下和腹股沟，其他部位较少受侵。有文献报道，首发于颈部淋巴结者可达 60% ~ 80%。淋巴结触诊质韧、饱满、边缘清楚，早期可活动，晚期相互融合，少数与皮肤粘连可出现破溃等表现；体积大小不等，大者直径可达十厘米，有些患者淋巴结可随发热而增大，热退后缩小。根据病变累及的部位不同，可出现相应淋巴结区的局部症状和压迫症状；结外病变则可出现累及器官的相应症状。

（2）全身症状：主要为发热、盗汗和体重减轻，其次为皮肤瘙痒和乏力。发热可以表现为任何形式，包括持续低热、不规则间歇性发热或偶尔高热，抗感染治疗多无效。约 15% 的 HL 患者表现为周期性发热，也称为 Murchison – Pel – Ebstem 热。其特点为：体温逐渐上升，波动于 38 ~ 40℃ 数天，不经治疗可逐渐降至正常，经过 10d 或更长时间的间歇期，体温再次上升，如此周而复始，并逐渐缩短间歇期。患者发热时周身不适、乏力和食欲减退，体温下降后立感轻快。盗汗、明显消瘦和皮肤瘙痒均为较常见的症状，瘙痒初见于局部，可渐发展至全身，开始轻度瘙痒，表皮脱落，皮肤增厚，严重时可因抓破皮肤引起感染和皮肤色素沉着。饮酒痛为另一特殊症状，即饮酒后出现肿瘤部位疼痛，常于饮酒后数分钟至几小时内发生，机制不清。

（3）压迫症状：深部淋巴结肿大早期无明显症状，晚期多表现为相应的压迫症状。如纵隔淋巴结肿大，可以压迫上腔静脉，引起上腔静脉压迫综合征；也可压迫食管和气管，引起吞咽受阻和呼吸困难；或压迫喉返神经引起麻痹声嘶等；病变也可侵犯肺和心包。腹腔淋巴结肿大，可挤压胃肠道引起肠梗阻；压迫输尿管可引起肾盂积水，导致尿毒症。韦氏环（包括扁桃体、鼻咽部和舌根部）肿大，可有破溃或疼痛，影响进食、呼吸或出现鼻塞，肿块触之有一定硬度，常累及颈部淋巴结，抗感染治疗多无效。

（4）淋巴结外受累：原发结外淋巴瘤（primary extranodal lymphoma，PENL）由于受侵部位和器官不同临床表现多样，并缺乏特异性症状、体征，容易造成误诊或漏诊。有人曾报道 PENL 误诊率高达 50% ~ 60%，直接影响正确诊断与治疗，应引起足够重视。原发于结外的 HL 是否存在一直有争议，HL 结外受累率明显低于 NHL，以脾脏、肺脏等略多见。

1）脾脏病变：脾原发性淋巴瘤占淋巴瘤发病率不到 1%，且多为 NHL，临床诊断脾脏原发 HL 应十分小心，HL 脾脏受累较多见，约占 1/3。临床上判断 HL 是否累及脾脏可依据查体及影像学检查，确诊往往要采用剖腹探查术和脾切除，但由于是有创操作，多数患者并不接受此方式，临床也较少采用。

2）肝脏病变：首发于肝的 HL 极罕见，随病程进展，晚期侵犯肝者较多见，可出现黄疸、腹水。因肝脏病变常呈弥漫性，CT 检查常不易诊断；有时呈占位性病变，经肝穿刺活检或剖腹探查可确诊。

临床表现为肝脏弥漫性肿大，质地中等硬度，少数可扪及结节，肝功检查多正常，严重者可有肝功异常。

3）胃肠道病变：HL 仅占胃肠道 ML 的 1.5% 左右。其临床表现与胃肠道其他肿瘤无明显区别。病变多累及小肠和胃，其他如食管、结肠、直肠、胰腺等部位较少见。临床症状常为腹痛、腹部包块、呕吐、呕血、黑便等。胃 HL 可形成较大肿块，X 射线造影显示广泛的充盈缺损和巨大溃疡。与胃 HL 相比，小肠 HL 病程较短，症状也较明显，80% 表现为腹痛；晚期可有小肠梗阻表现，甚至可发生肠穿孔和肠套叠。

4）肺部病变：HL 累及肺部较 NHL 常见，以结节硬化型（NS）多见，女性和老年患者多见。病变多见于气管或主支气管周围淋巴结，原发 HL 累及肺实质或胸膜，病变压迫淋巴管或致静脉阻塞时可见胸腔积液。临床患者可表现呼吸道和全身症状，如刺激性干咳、黏液痰、气促和胸闷、呼吸困难、胸痛、咯血，少数可出现声音嘶哑或上腔静脉综合征；约一半患者出现体重减轻、发热、盗汗等症状。由于肺 HL 形态多变，应注意与放射治疗及化疗所致的肺损伤，以及肺部感染相区别。肺原发 HL 极少见，必须有病理学典型 HL 改变，病变局限于肺，无肺门淋巴结或仅有肺门小淋巴结以及排除其他部位受侵才可诊断。

5）心脏病变：心脏受侵极罕见，但心包积液可由邻近纵隔 HL 直接浸润所致。可出现胸闷、气促、上腔静脉压迫综合征、心律失常及非特异性心电图等表现。

6）皮肤损害：皮肤 HL 多继发于系统性疾病，原发者罕见。有报道 HL 合并皮肤侵犯的发生率为 0.5%，而原发性皮肤霍奇金淋巴瘤（primary cutaneous HL，PCHL）约占霍奇金淋巴瘤的 0.06%。HL 累及皮肤通常表明病变已进入第Ⅳ期，预后很差。而 PCHL 临床进展缓慢，一般不侵及内脏器官，预后相对较好。

7）骨骼、骨髓病变：骨的 HL 甚少见，占 0.5%。见于疾病进展期血源性播散，或由于局部淋巴结病变扩散到邻近骨骼。多见于胸椎、腰椎、骨盆，肋骨和颅骨次之，病变多为溶骨性改变。临床主要表现为骨骼疼痛，部分病例可有局部发热、肿胀或触及软组织肿块。HL 累及骨髓较 NHl，少见，文献报道为 9%～14%，但在尸检中可达 30%～50%。多部位穿刺可提高阳性率。

8）神经系统病变：多见于 NHL，HL 少见。HL 引起中枢神经系统损害多发生在晚期，其中以脊髓压迫症最常见，也可有脑内病变。临床可表现为头痛、颅内压增高、癫痫样发作、脑神经麻痹等。

9）泌尿系统病变：HL 较 NHL 少见。肾脏受侵多为双侧结节型浸润，可引起肾肿大、高血压及尿毒症。原发于膀胱病变也很少见。

10）其他部位损害：少见部位还有扁桃体、鼻咽部、胸腺、前列腺、肾上腺等器官，而生殖系统恶性淋巴瘤几乎皆为 NHL。类脂质肾病的肾脏综合征是一种霍奇金淋巴瘤的少见表现，并且偶尔伴有免疫复合物沉积于肾小球，临床上表现为血尿、蛋白尿、低蛋白血症、高脂血症、水肿。

（二）体征

慢性、进行性、无痛性淋巴结肿大为主要体征。

（三）检查

（1）血液和骨髓检查：HL 常有轻或中等贫血，少数白细胞轻度或明显增加，伴中性粒细胞增多。约 1/5 患者嗜酸性粒细胞升高。骨髓被广泛浸润或发生脾功能亢进时，可有全血细胞减少。骨髓涂片找到 RS 细胞是 HL 骨髓浸润依据。骨髓浸润大多由血源播散而来，骨髓穿刺涂片阳性率仅 3%，但活检法可提高至 9%～22%。

NHL 白细胞数多正常，伴有淋巴细胞绝对和相对增多。晚期并发急性淋巴瘤细胞白血病时可呈现白血病样血象和骨髓象。

（2）化验检查：疾病活动期有血沉加快，血清乳酸脱氢酶活性增高。乳酸脱氢酶升高提示预后不良。当血清碱性磷酸酶活力或血钙增加，提示骨骼累及。B 细胞 NHL 可并发抗人球蛋白试验阳性或阴性的溶血性贫血，少数可出现单克隆 IgG 或 IgM。必要时可行脑脊液的检查。

（3）彩超检查：浅表淋巴结的检查，腹腔、盆腔的淋巴结检查。

（4）胸部摄片检查：了解纵隔增宽、肺门增大、胸水及肺部病灶情况。

（5）胸部、腹腔和盆腔的 CT 检查：胸部 CT 可确定纵隔与肺门淋巴结肿大。CT 阳性符合率 65%，阴性符合率 92%。因为淋巴造影能显示结构破坏，而 CT 仅从淋巴结肿大程度上来判断。但 CT 不仅能显示腹主动脉旁淋巴结，而且还能显示淋巴结造影所不能检查到的脾门，肝门和肠系膜淋巴结等受累情况，同时还显示肝、脾、肾受累的情况，所以 CT 是腹部检查首选的方法。CT 阴性而临床上怀疑时，才考虑做下肢淋巴造影。彩超检查准确性不及 CT，重复性差，受肠气干扰较严重，但在无 CT 设备时仍不失是一种较好检查方法。

（6）胸部、腹腔和盆腔的 MRI 检查：只能查出单发或多发结节，对弥漫浸润或粟粒样小病灶难以发现。一般认为有两种以上影像诊断同时显示实质性占位病变时才能确定肝脾受累。

（7）PET - CT 检查：PET - CT 检查可以显示淋巴瘤或淋巴瘤残留病灶。是一种根据生化影像来进行肿瘤定性诊断的方法。

（8）病理学检查

1）淋巴结活检、印片：选取较大的淋巴结，完整地取出，避免挤压，切开后在玻片上做淋巴结印片，然后置固定液中。淋巴结印片 Wright's 染色后做细胞病理形态学检查，固定的淋巴结经切片和 HE 染色后作组织病理学检查。深部淋巴结可依靠 B 超或 CT 引导下细针穿刺涂片做细胞病理形态学检查。

2）淋巴细胞分化抗原检测：测定淋巴瘤细胞免疫表型可以区分 B 细胞或 T 细胞免疫表型，NHL 大部分为 B 细胞性。还可根据细胞表面的分化抗原了解淋巴瘤细胞的成熟程度。

3）染色体易位检查：有助 NHL 分型诊断。t（14；18）是滤泡细胞淋巴瘤的标记，t（8；14）是 Burkitt 淋巴瘤的标记，t（11；14）是外套细胞淋巴瘤的标记，3q27 异常是弥漫性大细胞淋巴瘤的染色体标志。

4）基因重排：确诊淋巴瘤有疑难者可应用 PCR 技术检测 T 细胞受体（TCR）基因重排和 B 细胞 H 链的基因重排。还可应用 PCR 技术检测 bcl - 2 基因等为分型提供依据。

（9）剖腹探查：一般不易接受，但必须为诊断及临床分期提供可靠依据时，如发热待查病例，临床高度怀疑淋巴瘤，彩超发现有腹腔淋巴结肿大，但无浅表淋巴结或病灶可供活检的情况下，为肯定诊断，或准备单用扩大照射治疗 HL 前，为明确分期诊断，有时需要剖腹探查，在取淋巴结标本同时切除脾做组织病理学检查。

（四）临床分期

根据病理活检结果、全身症状、体格检查、实验室检查、影像学检查等结果做出的临床分期，以及在此基础上通过损伤性操作如剖腹探查、骨髓活检做出的病理分期（pathological stage，PS）对治疗方案的选择、预后判断具有重要意义。目前国内外公认的 HL 分期标准系由 1971 年举行的 Ann Arbor 会议所建议，主要根据临床表现、体格检查、B 超、CT 扫描、下肢淋巴管造影、下腔静脉造影等进行分期。

根据患者有无临床症状又可分为 A 和 B。A 为无症状。B 为以下症状：①不明原因半年内体重下降 10%。②发热 38° 以上。③盗汗。

三、诊断与鉴别诊断

（一）诊断

霍奇金淋巴瘤的诊断主要依靠淋巴结肿大的临床表现和组织活检结果。霍奇金淋巴瘤的诊断应包括病理诊断和临床分期诊断。

（1）结节性淋巴细胞为主型霍奇金淋巴瘤（NLPHL）病理诊断要点

1）满足 HL 的基本标准，即散在大细胞 + 反应性细胞背景。

2）至少有一个典型的大结节。

3）必须见到 L&H 细胞。

4）背景中的细胞是小淋巴细胞和组织细胞，没有嗜中性和嗜酸粒细胞。

5）L&LH 细胞总是呈 LCA$^+$、CD$_{20}^-$、CD$_{15}^-$、CD$_{30}^-$，L&H 细胞周围有大量 CD$_3^+$ 和 CD$_{57}^+$ 细胞围绕。

（2）经典型霍奇金淋巴瘤 CHL 病理诊断要点

1）散在大细胞 + 反应性细胞背景。

2）大细胞（HRS 细胞）：主要为典型 RS 细胞、单核型和多核型 RS 细胞。

3）混合性反应性背景：中性粒细胞、嗜酸粒细胞、组织细胞和浆细胞等。

4）弥漫性为主，可有结节样结构，但无硬化纤维带包绕和包膜增厚。

5）HRS 细胞总是 CD$_{30}^+$，多数呈 CD$_{15}^+$，少数呈 CD$_{20}^+$，极少出现 EMA$^+$。

6）绝大多数有 EBV 感染，即 EBER$^+$ 和 LMPI$^+$。

（二）鉴别诊断

（1）病理鉴别诊断

1）结节性淋巴细胞为主型霍奇金淋巴瘤 NLPHL 与富于淋巴细胞型霍奇金淋巴瘤 LRHL 相鉴别。

LRHL 有两种组织形式：结节性和弥漫性。当呈结节性生长时很容易与 NLPHL 混淆。

2）富于 T 细胞的 B 细胞淋巴瘤 TCRBCL 与结节性淋巴细胞为主型霍奇金淋巴瘤 NLPHL 相鉴别。

NLPHL 的结节明显时，鉴别很容易。根据现在 WHO 的标准，在弥漫性病变中只要找到一个具有典型 NLPHL 特征的结节就足以排除 TCRBCL。但结节不明显或完全呈弥漫性生长时，应与 TCRBCL 鉴别。

3）生发中心进行性转化（PTGC）与结节性淋巴细胞为主型霍奇金淋巴瘤 NLPHL 相鉴别。

由于 PTGC 结节形态与 NLPHL 结节相似，二者也常出现在同一淋巴结，因此应做鉴别。PTGC 是由于长期持续的淋巴滤泡增生而变大的，套区小淋巴细胞突破并进入生发中心，生发中心内原有的中心细胞和中心母细胞被分割挤压，但常能见到残留的生发中心细胞（CD10$^+$），没有 L&H 细胞。

4）结节性淋巴细胞为主型霍奇金淋巴瘤 NLPHL 与经典型霍奇金淋巴瘤 CHL 相鉴别。

结节性淋巴细胞为主型与经典 HL 不同，NIPHL 的 RS 细胞为 CD45$^+$，表达 B 细胞相关抗原（CD19，CD20，CD22 和 CD79）和上皮膜抗原，但不表达 CD15 和 CD30。应用常规技术处理，NLPHL 病例中免疫球蛋白通常为阴性。L&H 细胞也表达由 bcl－6 基因编码的核蛋白质，这与正常生发中心的 B 细胞发育有关。

NLPHL 结节实际上是转化的滤泡或生发中心。结节中的小淋巴细胞是具有套区表型（IgM$^+$ 和 IgG$^+$）的多克隆 B 细胞和大量 T 细胞的混合物，很多 T 细胞为 CD57$^+$，与正常或 PTGC 中的 T 细胞相似。NLPHL，中的 T 细胞含有显著增大的不规则细胞核，类似中心细胞，往往呈小灶性聚集，使滤泡呈破裂状或不规则轮廓。NLPHL 中的 T 细胞多聚集在肿瘤性 B 细胞周围，形成戒指状、玫瑰花结状或项圈状。尽管几个报道表明，围绕爆米花样细胞的 T 细胞大多为 CD$_{57}^+$，但玫瑰花结中缺乏 CD$_{57}^+$ 细胞也不能否定 NLPHL 的诊断。在结节中，滤泡树突状细胞（FDC）组成了明显的中心性网。滤泡间区含有大量 T 细胞，当出现弥散区域时，背景淋巴细胞仍然主要是 T 细胞，但 FDC 网消失。Ig 和 TCR 基因为胚系，EBV 常阴性。但是，经典型霍奇金淋巴瘤常常没有这些特征。

（2）临床鉴别诊断传染性单核细胞增多症（infectious mononucleosis，IM）：IM 是 EBV 的急性感染性疾病，起病急，突然出现头痛、咽痛、高热，接着淋巴结肿大伴压痛，血常规白细胞不升高，甚至有些偏低，外周血中可见异型淋巴细胞，EBV 抗体滴度可增高。患者就诊时病史多在 1～2 周，有该病史者发生 HL 的危险性增高 2～4 倍，病变中可出现 HRS 样的细胞、组织细胞等，可与 LRHL 和 MCHL 混淆，应当鉴别。IM 淋巴以 T 区反应性增生为主，一般结构没有破坏，淋巴滤泡和淋巴窦可见，不形成结节样结构，没有纤维化。T 区和淋巴窦内有较多活化的淋巴细胞、免疫母细胞，有的甚至像单核型 RS 细胞，但呈 CD$_{45}^+$（LCA）、CD$_{20}^+$、CD$_{15}^-$，部分细胞 CD$_{30}^+$。如鉴别仍困难可进行短期随访，因 IM 是自限性疾病，病程一般不超过 1 个月。

四、治疗

日前 HL 的治疗主要是根据患者的病理分型、预后分组、分期来进行治疗选择，同时还要考虑患者的一般状况等综合因素，甚至还要考虑经济、社会方面的因素，最终选择最理想的方案。综合治疗是治疗 HL 的发展方向，对中晚期 HL 单纯放疗疗效不理想，常以化疗为主，辅以放疗。复发性、难治性霍奇金淋巴瘤的治疗已较多考虑造血干细胞移植。

（一）早期霍奇金淋巴瘤的治疗

早期霍奇金淋巴瘤的治疗近年来有较大进展，主要是综合治疗代替了放疗为主的经典治疗。早期霍奇金淋巴瘤是指 Ⅰ、Ⅱ 期患者，其治疗方针以往以放疗为主，国内外的经验均证明了其有效性，可获得 70% ~ 90% 的 5 年总生存率。近年来国外的大量研究表明，综合治疗（化疗加受累野照射）可以获得更好的无病生存率，大约提高 15%，但总生存率相似，预期可以明显减轻放疗的远期不良反应。因此，目前化疗结合受累野照射的方法是治疗早期霍奇金淋巴瘤的基本原则。但是国内尚没有大组病例的相关研究资料。

（1）放射治疗

1）经典单纯放射治疗的原则和方法：早在 1950 年以后，^{60}Co 远治疗机和高能加速器出现后，解决了深部肿瘤的放射治疗问题。对于常常侵犯纵隔、腹膜后淋巴结的霍奇金淋巴瘤来说，为其行根治治疗提供了技术设备条件。由于该病沿着淋巴结蔓延的生物学特性，扩大野照射解决了根治治疗的方式方法问题。对于初治的早期患者来说，行扩大野照射，扩大区 DT 30 ~ 36Gy，受累区 DT 36 ~ 44Gy，就可以获得满意疗效，5 年总生存率 80% ~ 90%，这是单纯放疗给患者带来的利益。

扩大野照射的方法包括斗篷野、锄形野、倒 Y 野照射，以及由此组合产生的次全淋巴区照射和全淋巴区照射等放疗方法。特点是照射面积大，疗效可靠满意，近期毒性不良反应可以接受。因此，对于有化疗禁忌证以及拒绝化疗的患者，还是可以选择单纯放疗。

2）单纯放疗的远期毒性不良反应：人们对单纯放疗的优缺点进行了较长时间的研究，发现随着生存率的提高，生存时间的延长，缺点逐渐显现，主要是放疗后的不良反应，特别是远期不良反应，如肺纤维化、心包积液或胸腔积液，心肌梗死，第二肿瘤的发生（乳腺癌，肺癌，消化道癌等）。Stanford 报道了 PS Ⅰ A ~ ⅢB 期治疗后死亡情况分析情况，总的放疗或化疗死亡率为 32.8%（107/326），死亡原因：①死于 HL，占 41%。②死于第二肿瘤，占 26%。③死于心血管病，占 16%。④其他原因死亡，占 17%。可见 59% 的患者不是死于 HL 复发，而是死于其他疾病，这些疾病的发生与先前的高剂量大面积放疗相关。VanLeeuwen 等 2000 年报道的研究发现第二肿瘤的发生与患者治疗后存活时间和接受治疗时年龄有关。患者治疗后存活时间越长，接受治疗时年龄越小，第二肿瘤的发病危险性越大。

3）放疗、化疗远期并发症的预防：国外对预防放疗、化疗远期并发症已经有了一定研究，制订了两级预防的措施。初级预防：①限制放射治疗的放射野和剂量。②先行化疗的联合治疗模式。③避免用烷化剂和 VP – 16。④避免不必要的维持化疗。⑤用博来霉素的患者应监护其肺功能。二级预防：①停止吸烟。②放疗后 5 ~ 7 年内常规行乳腺摄片。③限制日光暴露。④避免引起甲状腺功能低下的化学药物。⑤有规律的体育运动。⑥注意肥胖问题。⑦心脏病预防饮食。

（2）综合治疗

1）综合治疗的原则：先进行化疗，选用一线联合方案，然后行受累野照射。但要根据患者的预后情况确定化疗的周期数和放疗剂量。

a. 预后好的早期霍奇金淋巴瘤：指临床 Ⅰ ~ Ⅱ 期，没有不良预后因素者。选用一线联合化疗方案 2 ~ 4 周期，然后行受累野照射，剂量为 20 ~ 36Gy。而早期结节性淋巴细胞为主型 HL 可以采用单纯受累野照射。

b. 预后不好的早期霍奇金淋巴瘤：指临床 Ⅰ ~ Ⅱ 期，具有 1 个或 1 个以上不良预后因素的患者。选用一线联合化疗方案治疗 4 ~ 6 周期，然后受累野照射 30 ~ 40Gy。

2）综合治疗和经典单纯放疗的比较：尽管单纯放疗可以治愈早期霍奇金淋巴瘤，疗效满意，但其远期并发症是降低患者生活质量和增加死亡率的重要问题。常规化疗的远期毒性不良反应较放疗轻，因此有人提出化疗后减少放疗面积和剂量，以减少远期并发症的发生，结合两者的优点进行综合治疗。最近 30 年大量临床研究已证明综合治疗模式可以代替单纯放疗治疗早期霍奇金淋巴瘤。

到 20 世纪 90 年代后期就已有较大组综合治疗研究结果的报道。1998 年 Specht L 等报道的一个 23 组试验的随机对照结果，共 3 888 例早期 HL 病例参加试验，包括 Ⅰ、Ⅱ 期预后好的和预后不良的 HL，也含有少数 ⅢA 病例。文中分析了其中 13 组试验涉及单纯放疗或化疗结合放疗的综合治疗随机对照研究，10 年复发率分别是 15.8% 和 32.7%（P < 0.000 1），10 年实际生存率分别为 79.4% 和 76.5%（P > 0.05）。有学者认为综合治疗可以改善无病生存率，但是实际生存率相似。有学者还分析了 8 个单纯放疗的随机对照研究报道，对比局限扩大野照射（斗篷野照射等）与大野照射（次全淋巴区照射或全淋巴区照射）的疗效，全组的 10 年复发率分别为 31.1% 和 43.4%（P < 0.000 1），10 年实际生存率分别为 77.0% 和 77.1%（P > 0.05），结论是大野照射可以减少复发率，提高无病生存率，但是不能提高实际生存率，这从另一个角度提示放射野是可以适当缩小的。缩小放射野后，复发率提高增加了 HL 的死亡率，但是心脏病等并发症的减少似乎可以抵消这种死亡率的提高。

目前的问题是对于预后好的早期 HL 而言，综合治疗是否可以代替单纯放疗。EORTC 对这问题进行了系统研究。1997 年报道了 H7F 号研究结果，该研究对预后好的 333 例临床 Ⅰ、Ⅱ 期 HL 进行随机对照研究，单纯放疗组为次全淋巴区照射，综合治疗组为 6 周期的 EBVP 方案化疗加受累野照射，6 年无病生存率分别为 81% 和 92%（P = 0.002），6 年实际生存率分别为 96% 和 98%（P > 0.05）。EORTC – H8F 临床研究中，对 543 例临床 Ⅰ、Ⅱ 期 HL 患者进行随机对照研究，单纯放疗组为次全淋巴区照射，综合治疗组为 3 周期的 MOPP/ABV 方案化疗加受累野照射，4 年 TFFS 分别为 77% 和 99%（P = 0.002），4 年 OS 分别为 96% 和 99%（P > 0.05）。

德国的霍奇金淋巴瘤研究组（GHSG）也进行了研究，GHSG HD7 研究中有 571 例早期 HL 入组，随机分为两组，第一组为综合治疗组，采用 ABVD 2 周期十次全淋巴区照射；另一组为单纯放疗组，采用单纯次全淋巴区照射。2 年 FFTS 分别是 96% 和 84%，实际生存率无差异。

SWOG/CAL GB 的随机分组研究中有 324 例预后好的 HL 患者入组，分别随机分为综合治疗组（采用 AV 3 周期 + 次全淋巴区照射）和单纯放疗组（单纯次全淋巴区照射），3 年 FFS 分别为 94% 和 81%，但是实际生存率无差异。

Hagenheek 等在 2000 年美国血液学年会上报道了 543 例早期（预后好的）HL 的单纯放疗与综合治疗的临床对照研究结果。该研究中单纯放疗组采用 sTNI 常规放疗，综合治疗组采用 MOPP/ABV + 受累野照射，两组 CR 率分别为 94% 和 96%；4 年 FFS 分别为 77%。和 99%（P < 0.001），4 年 OS 分别为 95% 和 99%（P = 0.02）。上面多组随机分组研究的结果显示，综合治疗组提高了无病生存率，但是没有提高总生存率。还有其他多组研究均表明，综合治疗疗效不低于传统的单纯放疗。

但是否可以不用放疗，只用化疗治疗早期霍奇金淋巴瘤呢？目前尚无明确答案。在 1995—1998 年进行的 CCG – 5942 研究中，501 例化疗后获得 CR 的 HL 病例进入研究组，其中多数为 Ⅰ、Ⅱ 期，少数为 Ⅲ、Ⅳ 期，随机分入受累野照射组和单纯观察组。结果 3 年无事件生存率分别为 93% 和 85%（P = 0.002 4），实际生存率为 98% 和 99%。化疗后放疗改善了无事件生存率，但是没有改善实际生存率。另一个研究是 2002 年 ASTRO 上报道的 EORTC H9F 研究，入组病例是预后好的 Ⅰ、Ⅱ 期 HL 患者，接受 EBVP 方案化疗达 CR 后随机分为 3 组，第一组单纯观察不放疗；第二组行受累野照射 20Gy；第三组为 36Gy。但是由于单纯化疗组的复发率明显增高，故此项研究被提前终止。还有一些试验在进行中。目前单纯化疗虽然还没有结论，但是 EORTC H9F 的结果应当重视。目前单纯化疗还没有成为标准治疗。

对于预后不良的（含有 1 个或 1 个以上不良预后因素）Ⅰ、Ⅱ 期 HL，是否也可以用综合治疗的模式代替单纯放疗，对此也有许多重要的临床试验研究。EORTC – H5U 是随机对照临床研究，296 例入组病例均是预后不好的 Ⅰ、Ⅱ 期 HL，病例特点是年龄 ≥40 岁，血沉 ≥70mm/h，混合细胞型或淋巴细胞减少型，临床 Ⅱ 期，但未侵犯纵隔。分为单纯放疗组（全淋巴区照射）和综合治疗组（MOPP×3 + 斗篷野照射 + MOPP×3）。两组 15 年无病生存率分别为 65% 和 84%（P < 0.001），但是实际生存率两组均为 69%。在另一组临床研究中，115 例膈上受累的病例，病理分期为 ⅠA ~ ⅡB 期，随机分入单纯斗篷野照射组或综合治疗组（斗篷野照射 + MVPP 方案化疗）。两组 10 年无复发生存率分别为 91% 和

67%（P＜0.05），实际生存率为95%和90%（P＞0.05）。在EORTC H8U的预后不良Ⅰ、Ⅱ期随机研究中，495例初步结果显示，4周期和6周期MOPP/ABV＋受累野或扩大野照射的4年总生存率和无病生存率无差别。说明对于预后不好的HL来说，综合治疗同样提高了无病生存率，但未改善实际生存率。

3）综合治疗模式中化疗方案的优化：综合治疗中的化疗方案和周期数是以往较多探讨的问题。根据近些年的临床研究表明，预后好的HL选择ABVD方案、VBM方案；预后不好的HL选用ABVD方案、MOPP/ABV方案、BEAMOPP方案、Stanfort V方案等。ABVD方案和MOPP方案是治疗早期霍奇金淋巴瘤的经典方案，许多随机分组的临床研究均已经证明了ABVD方案的优越性，ABVD的疗效明显优于MOPP，毒性不良反应也较低。在EROTCH6U试验中，316例早期HL病例入组，随机分入两组，第一组为MOPP×3＋斗篷野照射＋MOPP×3；第二组为ABVD×3＋斗篷野照射＋ABVD×3。结果6年无进展生存率分别为76%和88%，实际生存率分别为85%和91%。ABVD的血液毒性和性腺毒性均轻于MOPP，但是肺毒性略高，可能与博来霉素有关，使用中应当注意不要超过其限制使用剂量。远期毒性还需继续观察。1988—1992年EROTC H7U的研究中，对预后不好的早期HL随机进入EBVP＋IFRT治疗组或MOPP/ABV＋IFRT治疗组进行比较，结果两组EFS分别为68%和90%（P＜0.000 1），6年OS分别为82%和89%（P＝0.18）。1998—2003年进行的GHSG HD11随机研究中，含有ABVD或BEAMOPP化疗方案的治疗方案，FFTF分别为89%和91%，OS分别为98%和97%，均没有明显差别。由于ABVD方案疗效不低于其他方案，不良反应相对较低。因此，对于预后不好的早期HL来说还是首选的方案。

早期霍奇金淋巴瘤综合治疗中化疗周期数量是长期探讨的问题。一般对于预后好的早期HL应采用2~4周期的ABVD方案化疗加受累野照射30~36Gy。对于预后不好的应采用4~6周期的ABVD方案化疗，加36~40Gy的受累野照射。有些试验表明并不是增加化疗周期数就可以增加疗效。2000年Ferme等报道EORTC/GELA H8U的试验结果，全组为995例预后不良的早期HL，分别采用6周期MOPP/ABV＋受累野照射、4周期MOPP/ABV＋受累野照射、4周期MOPP/ABV＋次全淋巴区照射3种治疗方法进行对照研究，结果3组病例的缓解率（CR＋PR）分别为86%、91%和88%；FFS分别为89%、92%和92%；OS分别为90%、94%和92%。3组缓解和长期生存情况接近，说明综合治疗方案中化疗4个周期与6个周期接近。

4）放射野的大小和放疗剂量：综合治疗中的受累野照射及照射剂量是综合治疗实施的重要问题。综合治疗模式中受累野照射已经可以代替扩大野照射。大多数治疗中心对预后好的早期HL受累野照射剂量为30~36Gy，预后不好的受累野照射剂量为36~40Gy。Milan组研究103例早期HL，两组分别为ABVD＋IF和ABVD＋sTNI，结果4年FFS分别为95%和94%，OS为均100%。这组试验也证明综合治疗中扩大照射野没有益处。1998—2003年进行的GHSG HD11研究中，针对早期HL的综合治疗中放疗剂量应该是多少进行了随机分组研究，化疗后受累野照射分为20Gy和30Gy两组，结果FFTF 91%和93%，SV 99%和98%，没有明显差异。现在关于HL的放疗剂量和放射野均有下降的趋势。

总之，对于早期HL的治疗已不再推荐单纯放疗作为其标准方案，而是推荐综合治疗的方法，较好的方法是ABVD＋IF的组合。一般对于预后好的早期HL应采用2~4周期的ABVD方案化疗然后加受累野照射30~36Gy。对于预后不好的应采用4~6周期的ABVD方案化疗，然后加36~40Gy受累野照射。

（二）进展期、复发性难治性霍奇金淋巴瘤的治疗

（1）进展期HL的治疗

1）进展期患者成为复发性和难治性HL的风险因素：进展期（Ⅲ、Ⅳ期）HL患者，疗效不如早期患者，更容易变为复发性和难治性的患者。90年代哥伦比亚研究机构对711例HL患者进行研究，虽然发现进展期患者复发率和难治性发生率较早期高，但分析后发现有7个风险因素对预后影响明显，包括：男性，年龄＞45岁，Ⅳ期，血红蛋白＜10^5g/L，白细胞计数＞$15×10^9$/L，淋巴细胞计数（0.6×

$10^9/L$ 或淋巴细胞分类 <8%，血浆蛋白 <40g/L。其中 0～1 个风险因素的进展期患者成为复发性和难治性 HL 的风险小于 20%，而还有 4 个或更多风险因素的进展期患者成为复发性和难治性 HL 的风险大于 50%。

2）进展期 HL 化疗：鉴于 ABVD 和 MOPP 方案对 HL 治疗效果，许多人提出 ABVD 与 MOPP 不同组合来提高Ⅲ期和Ⅳ期 HL 疗效。但多中心试验表明，不同组合与单独 ABVD 疗效相当，而血液系统和非血液系统毒性明显增加。进展期 HL 其他治疗方案有 Stanford V 方案、BEACOPP 基本和强化方案、BEACOPP-14 方案等。

3）进展期 HL 的放疗效果：进展期 HL 的常规治疗仍以联合化疗＋受累野照射为主，化疗方案选用 ABVD、MOPP/ABV、BEACOPP 和 Stanford V 等；受累野照射的剂量为 30～36Gy。GHST 进行的一项试验，患者随机分为 2 组，一组是 BEACOPP 强化方案 8 周期或 BEACOPP 强化方案 4 个周期 + BEA-COPP 基本方案 4 个周期后进行最初发病的淋巴结和残留病灶进行照射（剂量为 30Gy）；另一组是相同化疗后未进行放疗。两组最终结果无明显差异。最近 EORTC 进行的研究也将进展期 HL 患者化疗 MOPP/ABV 化疗 6～8 周期后分为继续照射组和不进行照射组。化疗达到 CR 的患者照射剂量为 16～24Gy，达到 PR 患者照射剂量是 30Gy。研究也显示，进展期 HL 患者经过 8 周期有效化疗达到 CR 后继续进行放疗并没有显示更好的效果，而且继发 AML/MDS 的概率明显增加。但对于化疗后达到 PR 的患者进行补充放疗效果较好，5 年 EFS 为 97%，OS 为 87%。

（2）复发性和难治性霍奇金淋巴瘤

1）定义和预后：1990 年以后霍奇金淋巴瘤经一线治疗，80% 患者达到治愈，所以对于 HL 的临床研究主要集中在复发性和难治性 HL。有专家提出难治性 HL 的定义为：在初治时淋巴瘤进展，或者虽然治疗还在进行，但是通过活组织检查已经证实肿瘤的存在和进展。复发性 HL 的定义为：诱导治疗达到完全缓解（CR）至少 1 个月以后出现复发的 HL。哥伦比亚研究机构对 701 例 HL 患者进行标准治疗，214 例为早期患者，其中有 6 例复发，460 例进展期患者中 87 例复发，34 例为难治性 HL，可见复发性和难治性 HL 主要集中在进展期的患者。

经联合化疗达到 CR 后复发有 2 种情况：①经联合化疗达到 CR，但缓解期 <1 年，即早期复发。②联合化疗达到 CR 后缓解期 >1 年，即晚期复发。有报道早期复发和晚期复发的 20 年存活率分别为 11% 和 22%，晚期复发者约 40%，可以使用常规剂量化疗而达到治愈。难治性 HL 预后最差，长期无病存活率在 0～10%。GHSG 最近提出了对于难治性患者的预后因素：KPS 评分高的、一线治疗后有短暂缓解的、年龄较小患者的 5 年总存活率为 55%，而年龄较大的、全身状况差且没有达到缓解的患者 5 年总存活率为 0。复发和难治的主要原因是难以克服的耐药性、肿瘤负荷大、全身情况和免疫功能差等。

2）复发性和难治性霍奇金淋巴瘤的挽救治疗：解救治疗的疗效与患者年龄、复发部位、复发时疾病严重程度、缓解持续时间和 B 症状有关。

a. 放疗缓解后复发病例的解救治疗：初治用放疗达到 CR 后，复发患者对解救化疗敏感，NCI 长期随访资料表明用放疗达 CR 后复发患者经解救化疗，90% 达到第二次 CR，70% 以上可长期无病存活，疗效与初治病例相似。所以放疗缓解后复发病例一般不首选大剂量化疗（HDCT）和自体干细胞移植（ASCT）。研究证实，用 ABVD 方案解救疗效优于 MOPP 方案。

b. 解救放疗（SRT）：对于首程治疗未用放疗的复发患者，若无全身症状，或仅有单个孤立淋巴结区病变及照射野外复发的患者 SRT 治疗有效。Campbell 等对 80 例化疗失败后的 HL 患者进行挽救性放疗，27 例（34%）达到完全缓解；7 例（9%）在 SRT 后仍未缓解；46 例（58%）复发。实际中位无进展生存期为 2.7 年，5 年 OS 为 57%。SRT 对化疗失败后 HL 患者的局部病灶效果好，长期缓解率高；对于不适合大剂量化疗加自体干细胞移植的患者，SRT 仍是一个很好的选择。

c. 复发性和难治性霍奇金淋巴瘤的解救方案：目前尚不能确定复发性和难治性 HL 的多种解救方案中哪个解救方案更好。有报道 Mini-BEAM 方案（卡莫司汀、依托泊苷、阿糖胞苷、美法仑）反应率 84%，Dexa-BEAM 方案（地塞米松、卡莫司汀、依托泊苷、阿糖胞苷、美法仑）反应率 81%，DHAP

方案（顺铂、大剂量阿糖胞苷、地塞米松）反应率89%。Mini - BEAM 方案的疗效肯定，但是此方案影响干细胞动员，一般在 HDC/HSCT 之前要进行最低限度的标准剂量化疗，其原因是安排干细胞采集和移植之前需要使淋巴瘤得到控制；促进有效外周血干细胞的采集。Koln 研究组认为在应用大剂量化疗前使用标准剂量的解救方案疗效最佳，如大剂量 BEAM 化疗前应用 3 ~ 4 个疗程 Dexa - BEAM。其他常用的药物包括足叶乙甙、铂化物和异环磷酰胺，这些药物既有抗 HL 疗效又具有较好的干细胞动员效果。

（三）大剂量化疗和放疗加造血干细胞移植（HDC/HSCT）

（1）HDC/HSCT 的必要性、有效性和安全性：霍奇金淋巴瘤经标准的联合化疗、放疗可获良好疗效，5 年生存率已达 70%，50% 的中晚期患者也可获长期缓解。但仍有部分患者经标准治疗不能达完全缓解，或治疗缓解后很快复发，预后不佳。现代的观点认为霍奇金淋巴瘤首次缓解时间的长短至关重要。如 > 12 个月，接受常规挽救性方案治疗常可再次获得缓解；如 < 12 个月，则再次缓解的机会大大下降。美国国立肿瘤研究所（NCI）的一项长期随访发现初次缓解时间长的复发患者，85% 可获再次缓解，24% 存活 11 年以上；而首次缓解时间短的复发患者，仅 49% 获得再次缓解，11% 存活 11 年。其他一些研究中初治不能缓解或短期复发者几乎无长期无病生存，实际生存率为 0 ~ 8%。另外，难以获得满意疗效的患者其不良预后因素包括年龄 ≥ 50 岁、大包块（肿瘤最大直径 ≥ 患者的 30%，其生存率明显下降。10cm，或巨大纵隔肿块）、B 组症状、ESR ≥ 30mm/h（伴有 B 组症状）或 ESR > 50mm/h（不伴有 B 组症状），3 个以上部位受侵，病理为淋巴细胞消减型和混合细胞型，Ⅲ、Ⅳ 期患者。这部分患者约占初治经过几十年的努力，自体造血干细胞移植结合大剂量化疗、放疗治疗技术已经成熟，其安全性和有效性已经被临床医师接受，使得挽救这部分患者成为可能。目前主要希望通过这一疗法改善那些初治难以缓解和复发（特别是首次复发）患者的预后状况。大约 25% 的中晚期患者初治时不能达到缓解，强烈治疗结合造血干细胞移植的疗效优于常规挽救治疗。Chopra 等报道造血干细胞移植治疗 46 例难以缓解的患者，8 年无病生存率 33%，其他研究结果为 27% ~ 42%；同法治疗复发（缓解期 < 12 个月）患者疗效也优于常规解救化疗，8 年无病生存率是 43%；而其他研究组的无病生存率为 32% ~ 56%。

另一前瞻性研究的结果证明，强烈治疗结合造血干细胞移植的疗效优于常规治疗，此研究中高剂量 BEAM（BCNU，VP16，Ara - C，Mel）组与常规剂量 BEAM 组比较，3 年无病生存率分别为 53% 和 0。还有一项随机研究对比了 Dexa - BEAM 方案与 HDT/HSCT 方案，HDT/SCT 方案的无治疗失败生存率（FF - TE）为 55%，Dexa - BEAM 方案为 34%。对多种方案均无效或耐药的难治性 HL 患者，HDC/HSCT 提供了几乎是最后的治疗机会，故认为 HDC/HSCT 是复发和耐药霍奇金淋巴瘤患者标准解救治疗的手段。

（2）自体骨髓移植（ABMT）与自体外周血干细胞移植（APBSCT）：造血干细胞移植最初是从 ABMT 开始的，并取得了较好疗效。Chopra 等报道 155 例原发难治性或复发性 HL 患者接受高剂量 BEAM 化疗后进行自体骨髓移植，5 年 PFS 为 50%，OS 为 55%。最近 Lumley 等使用相似的预处理方案对 35 例患者进行骨髓移植，EFS 为 74%。

近年来 APBSCT 已逐渐代替 ABMT，因外周血干细胞的采集已变得较为容易；采集过程痛苦较轻，可避免全身麻醉；可以门诊进行干细胞的采集；造血重建和免疫重建较 ABMT 快；采集的费用降低，降低了住院移植的费用；适用于以前进行过盆腔照射和骨髓受侵的患者。意大利一研究组报道 92 例 HL 患者进行 APBSCT 的多中心研究结果，90% 完成了 HDC 方案，5 例发生移植相关死亡，6 例出现继发性的恶性疾病，5 年 EFS 和 OS 分别为 53%、64%。首次复发者疗效最好，5 年 EFS 和 OS 分别为 63% 和 77%。难治性 HL 结果最差，5 年 EFS 和 OS 分别为 33% 和 36%。美国 Argiris 等对 40 例复发性或难治性 HL 患者进行 HD - BEAM/APBSCT 37 例达到 CR，3 年 EFS 69%，3 年 OS 77%。无论是 ABMT 或是 APBSCT，其总生存率相似，A R perry 报道两者的 3 年总生存率分别为 78.2%。和 69.6%；无进展生存率分别为 58.1% 和 59.4%，均无显著差别。两者的区别主要在方便程度、造血重建、免疫重建等方面，APBSCT 较 ABMT 更有优势。

首次复发的 HL 是否应采用自体造血干细胞移植尚存争议，特别是仅未照射的淋巴结复发及初治达 CR 持续 1 年以上复发者。前者经扩大范围的照射治疗，加或不加用化疗，40%～50% 的患者仍可再次达至Ⅱ治愈；而后者应用非交叉方案再次进行化疗，可加或不加放疗，也有 20%～40% 患者治愈。很多研究表明，首次复发的 HL 患者采用 HDC/ASCT 疗法，长期生存率可以达到 90%。GHSG 的研究表明，HDC/ASCT 对 HL 复发患者疗效很好，可提高长期生存率。复发者包括：初次化疗达到 CR 状态，但 1 年以内复发者；复发时伴有 B 症状者；结外复发者；照射过的淋巴结复发者。

复发性和难治性 HL 患者进行自体干细胞移植时应注意如下情况：①经检查确认骨髓中无肿瘤细胞侵犯时才可采集干细胞。②化疗次数越多，患者采集干细胞成功的可能性越低，尤其是应用细胞毒性药物时，如应用 MiniBEAM 或 Dexa－BEAM 方案时。③新移植患者获得较完善的造血重建需要一个较长的过程，故移植后一段时间内不应该化疗，移植后可根据患者情况行放射治疗。④移植时肿块越小预后越好，CR 后再进行移植治疗的预后最好。

（3）异基因造血干细胞移植

1）清髓性异基因造血干细胞移植在复发性和难治性 HL 治疗中的应用：异基因造血干细胞移植治疗难治性霍奇金淋巴瘤的疗效似乎优于自体造血干细胞移植，其优点是输入的造血干细胞不含肿瘤细胞，移植物抗淋巴瘤效应可减低复发率。Anderson 等报道的研究结果中，全组异体移植 53 例，自体移植 63 例，治疗后复发率分别为 43% 和 76%。但很多研究证明异基因移植的移植相关死亡率高，同胞间移植的移植相关死亡率为 20%～30%，主要死因为感染、肺毒性和 GVHD，抵消了异体移植低复发率的优点，而且治疗费用昂贵，配型困难，故一般霍奇金淋巴瘤治疗中采用者较少。

无关供者移植和单倍体移植的移植相关死亡率更高。最近一国际骨髓移植注册处（IBMTR）和欧洲外周血及骨髓移植组（EBMT）研究表明，进行异基因造血干细胞移植的 HL 患者，治疗相关死亡率高达 60%。T 细胞去除的异基因移植可以降低死亡率，但这样又会增加复发率和植入失败率。所以目前自体外周血干细胞移植是治疗 HL 的首选方法，而异基因造血干细胞移植仍然应用较少，主要用于如下情况：①患者因各种原因导致缺乏足够的干细胞进行自体移植。②患者具有较小病变，病情稳定但骨髓持续浸润。③ASCT 后复发的患者。

2）非清髓异基因外周血干细胞移植（nonmyeloablative allogeneicBtem－celltransplanta60n，NST）或小移植（minitranaplantation）：NST 是对传统异基因造血干细胞移植的一个改良，但这方面报道例数少，随访时间短，患者条件、GVHD 的预防、患者与供者之间组织相容性的不同可导致不同的结果。NST 的预处理造成充分的免疫抑制和适当的骨髓抑制，以允许供者和受者造血细胞共存，形成嵌合体，但最终被供者细胞所代替。Carella 等提出 NST 免疫抑制预处理方案包括一个嘌呤类似物（如氟达拉滨）和一个烷化剂（如环磷酰胺或美法仑）。欧洲骨髓移植组（EBMT）收集了 94 例接受 NST 治疗的 HI 病例，大部分患者接受的是同一家族的 HI 相同供者提供的造血干细胞，有 10 例接受的是无关供者或不匹配的供者的干细胞。80 例患者 4 年 OS 为 50%，PFS 39%，治疗相关死亡率 20%，4 年复发率 50%。Paolo 等治疗 58 例难治复发性 HL，其中 83% 是 ASCT 失败的患者，其中 33 例采用了无关供者。结果 100d 和 2 年移植相关死亡率分别是 7%、15%，与采用无关供者无关。100 d 急性 GVHD（Ⅱ～Ⅳ度）的发生率是 28%，慢性 GVHD 的发生率是 73%，预期 2 年 OS 和 PFS 分别为 64%（49%～76%）、32%（20%～45%），2 年疾病进展或复发率为 55%（43%～70%）。

从 EBMT 和其他机构的研究可以看出，NST 的移植相关死亡率较低，总生存率提高。NST 拓宽了恶性淋巴瘤患者异基因移植的适应证，特别是对一些惰性的类型。与 HDT/HSCT 比较，NST 预处理的强度较低，使用药物的细胞毒性是否充分达到异基因 T 细胞控制残留肿瘤细胞寿命的水平尚不确定，而且 NST 的严重感染发生率和慢性 GVHD 并未减少，故对难治性 HI，NST 的应用仍有一定限制。治疗 HL 还需要大样本和长期随访的临床研究，以确定 NST 最佳时机、最佳适合人群、最佳的预处理方案以及最佳 GVHD 的预防；并需要与 HDT/ASCT 进行大样本及长时间多中心前瞻性比较，才能确定 NST 治疗 HL 的效果。

（4）小结：造血干细胞移植疗法给复发难治性霍奇金淋巴瘤病例提供了重要方法，获得了明显的疗效，其中自体造血干细胞移植的应用更为成功。异基因造血干细胞移植虽然复发率略低于自体造血干细胞移植，但移植相关死亡率较高、供者困难、费用高等问题，抵消了其优点。非清髓异基因外周血干细胞移植还在研究之中。

（四）靶向治疗

靶向治疗是近些年来发展迅速的新型治疗方法，目前研究较多包括抗体治疗（单抗或多抗）、肿瘤疫苗（DNA 疫苗和细胞疫苗）、反义核酸、特异性配体携带治疗物（抗肿瘤药物、免疫毒素、放射性核素）等。现在较为成熟的治疗方法是单克隆抗体治疗，抗 CD20 单抗治疗 CD20 阳性的 B 细胞淋巴瘤取得较大成功，在惰性 NHL 中单药治疗可达到 50% 缓解率；对淋巴细胞为主型霍奇金淋巴瘤 CD20 单抗也有尝试，反应率可达到 50% 或更好。这种治疗方法毒性小，与其他方案联合使用可提高疗效。其原理可能是经典型 HL 损伤中浸润 B 淋巴细胞在体内促进 HRS 细胞生存并调节细胞因子和趋化因子的表达，CD20 在经典 HL 恶性细胞的表达占 25% ~30%，而在 LPHL 中 100% 表达，所以使用抗 CD20 单克隆抗体治疗这类患者应该有效。NLPHL 没有经典 HL 典型的 HRS 细胞，也不表达 CD30 和 CD15，但是却像 HL 那样具有明显的炎症背景，表达 CD20 标记，也有人尝试应用不良反应相对较好的抗 CD20 单抗治疗本病。2002 年，德国 HL 研究组报道 Rituximab 单药治疗 12 例 NLPHL，主要为复发病例，结果 CR 7 例，PR 5 例，OR 100%，9 例持续缓解时间 9 ~12 个月。2003 年，Bradley 等报道用 Rituximab 单药治疗 22 例 NLPHL，其中 10 例复发病例，10 例为初治病例，结果 100% 缓解，CR 9 例，CRu 1 例，PR 12 例，中位随访时间 13 个月，9 例中位复发时间为 9 个月，预期无复发生存时间 10.3 个月。

最近一些专家选择抗 CD20 单克隆抗体作为一种新的治疗复发性 LPHL 的方法，它可抑制恶性 B 细胞克隆，阻滞其转化为进展期非霍奇金淋巴瘤。1999 年，Keilholz 等给一位 Ⅳ 期复发性 LPHL 患者静脉注射常规剂量利妥昔单抗，CR 状态持续 6 个月。Lucas 等对 9 例复发性或第一次发病 LPHL 患者使用常规剂量利妥昔单抗，反应率达 100%，其中 6 例（66.7%）达到 CR，3 例（33.3%）达到 PR。另一项研究是 GHSG 进行的一项国际多中心的 Ⅱ 期临床试验，对象为复发性淋巴细胞为主型 HL 或 CD20 阳性 HL 的其他亚型患者，利妥昔单抗治疗前至少接受 1 次化疗。利妥昔单抗剂量为常规剂量：4 × 375mg/m²，14 例患者中 8 例（57.1%）达到 CR，4 例（28.6%）达到 PR，2 例（14.3%）为疾病进展 PD，中位随访时间为 12 个月。

Younes 等对 22 例复发性或难治性经典 HL 患者进行 6 周利妥昔单抗治疗，剂量是 375mg/（m²·周），连续 6 周。结果 22 例中有 1 例（4.5%）达到 CR，4 例达到 PR（18.2%），SD 为 8 例（36.4%）。伴有结外病灶的患者没有达到 CR 或 PR。结论：利妥昔单抗治疗复发性经典 HL 可以改变血清 IL-6 水平，改善 B 症状，对于限制在淋巴结和脾脏的病灶可以达到临床缓解。

其他研究者有应用抗 CD30 抗体治疗 HL，但治疗结果不满意。Schnell 等研制 Il31-CD30 鼠源单抗治疗 22 例复发难治性 HL，结果 CR1 例，PR 5 例，MR 3 例，7 例发生 Ⅳ 度骨髓毒性。

总之，利妥昔单抗治疗 CD20 阳性的 HL 各亚型是有效且安全的。但由于 LPHL 和 CD20 阳性的其他 HL 患者数量少，更缺乏大组病例的随机对照研究，目前还不能得出结论，有效性和可行性还需要进一步证实。随着新抗体的不断出现，可能会进一步改善疗效和减轻治疗相关的毒性不良反应，放免铰链物、双特异性抗体、肿瘤特异性免疫疫苗技术也正在研究中。

五、预后

（一）不同病理分型的预后

NLPHL 80% ~90% 的病例经过治疗可达完全缓解，并能存活 10 年以上。晚期是不利的预后因素。3% ~5% 的病例可能变为大 B 细胞淋巴瘤。患 NLPHL 的患者比患其他类型 HL 的患者发展成 NHL 的风险略高，其中发展成弥漫性大 B 细胞性淋巴瘤（DLBCL）最常见。Hansmann 等报道了在 537 个病例中，这种转变的发生率为 2.6%。英国国家淋巴瘤研究组（BNLI）报道了 182 例患者的转变率为 2%。大细胞性淋巴瘤（LCL）不一定含有典型的淋巴细胞和（或）组织细胞，通常与其他 DLBCL 相似。在某些病例中，通过分子遗传学分析，证实了 NLPHL 和 DLBCL 的克隆关系。有报道由 NLPHL 进展演变的 DLBCL 与原发的 DLBCL 预后相似。除了进展演变为 DLBCL，NLPHL 患者在确诊或复发时，其病变还可和 DLBCL 病变在同一个淋巴结中并存。目前还不知道这种现象发生的频率，但总体上似乎很低。并存型患者的预后明显比一般 DLBCL 患者好。NLPHL 患者较少转变成外周性 T 细胞性淋巴瘤。

在 CHL 中，淋巴细胞为主型预后最好，5 年生存率为 94.3%；LDHL 预后最差，5 年生存率仅为 27.4%。采用现代治疗方法后，如果临床分期相同，LDHL 与其他亚型 CHL 具有相似的预后。NSHL 的预后略好于 MCHL 和 LDHL，其中部分原因是 NSHL 被发现时多处于较早期（Ⅱ期）。纵隔形成巨大肿块是本病发展成晚期的危险因素。

（二）不同临床表现的预后

不同研究组关于 HL 的预后因素的认识略有不同，一般认为不良预后因素包括：①年龄≥45～50 岁。②≥3～4 个淋巴结区域受侵。③ESR≥50 或 ESR≥30（伴有 B 组症状）。④巨块（直径 >10cm）或纵隔大肿块（纵隔肿物最大横径大于第 6 胸椎下缘水平胸腔横径的 1/3）。⑤男性。⑥B 组症状。⑦混合细胞或淋巴细胞削减型。有研究者发现，HIV + 患者预后较差。

EORTC 对早期霍奇金淋巴瘤进行了预后分组、分为预后极好组、预后良好组、预后不良组。

（1）预后极好组的条件是 IA 期，女性，年龄 <40 岁，淋巴细胞为主型或结节硬化型，非巨块或大纵隔肿块。

（2）预后不良组的条件是≥50 岁，≥4 个淋巴结区域受侵，ESR≥50 或 ESR≥30（伴有 B 组症状），巨块（肿块 >10cm）或纵隔大肿块（纵隔肿物最大横径大于第 5、第 6 胸椎水平胸腔横径的 1/3 或 0.35）。

（3）预后良好组不符合预后极好组和预后不良组条件的其他临床 Ⅰ/Ⅱ 期患者。

德国霍奇金淋巴瘤研究组（GHSG）提出的预后因素包括纵隔肿块、结外病变等；EORTC 更重视年龄是否 >50 岁，GHSG 则更重视是否发生结外病变，其他各项均相似。

NCCN 2003 年公布的 HL 诊治指导原则中认为早期 HL 的预后因素主要是：①巨大肿块（纵隔肿块最大宽度/胸腔最大宽度 >1/3，或任何肿块的直径 >10cm）。②血沉≥50mm/h，并伴有 B 组症状。③ >3 个以上的受累淋巴结区。

对于进展期 HL 则要参考另一个预后标准，即预后指数。1990 年在哥伦比亚研究机构对 711 例 HL 患者进行研究，制订了 7 个风险因素：①男性。②Ⅳ期。③年龄≥45 岁。④Hb < 105g/L。⑤WBC≥ 15×10^9/L。⑥淋巴细胞绝对计数 $< 0.6 \times 10^9$/L，或淋巴细胞比例 <8%。⑦血浆蛋白 <40g/L。虽然发现进展期患者复发或难治的发生率较早期高，但含有 0～1 个风险因素的进展期患者，复发难治的风险小于 20%；而有 4 个或更多风险因素的进展期患者，复发和难治的风险大于 50%。根据这一观点，Moskowitz 等进行了相关研究，1998 年报道了 76 例 HL 病例，将全组病例进行了分组，化疗方案采用 ABVD 44 例，Stanford V 方案 32 例，随访 21 个月。结果发现分值越高，疗效越差。这个评分方法在国际国内尚未广泛使用，但是可以研究探讨。

关于 HL 的预后，最近不同的研究者还有新的不同的结论。一线治疗效果不好的难治性 HL 预后较差，长期无病存活率在 0～10%。

2003 年的美国血液年会（ASH）提出了更简单的预后因素：分期早晚；是否有 B 组症状；是否有巨大肿块（肿瘤直径≥10cm）。一般来说，没有上述不良预后因素者为预后良好组，或低危组；相反，具有上述不良预后因素者为预后不良组，或高危组，两组患者在治疗和预后上有区别。

（池晓红）

第二节　急性髓细胞白血病

急性髓细胞白血病（acute myeloid leukemia，AML）是造血系统的一类恶性肿瘤，白血病细胞在骨髓和血液中大量积聚，浸润全身器官和组织。AML 是一个具有明显异质性的疾病群，它可以由正常髓细胞分化发育过程中不同阶段的祖细胞恶性增殖而产生，不同阶段祖细胞的 AML 具有不同特征，故 FAB 分型有 $M_0 \sim M_7$。虽然 AML 有其异质性，但对其分子生物学特征和临床治疗方面除了急性早幼粒细胞白血病有比较深入的了解和针对靶基因采取诱导分化治疗外，其他髓系白血病仍以联合化疗为主。AML 总的缓解率可达 60% ~ 80%，但 5 年无病生存（DFS）率仍在 25% ~ 30%。

一、流行病学

美国 AML 每年发病率约为 3.6/10 万，男性略高于女性（1.2 : 1），随年龄增长，发病率逐渐升高，65 岁以下为 1.7/10 万，而 65 岁以上则为 16.2/10 万。过去 10 年间 AML 发病率迅速增加。我国近几年也呈上升趋势，20 世纪 80 年代末我国 22 个省进行了白血病年均发病率调查，总发病率为 2.76/10 万，其中 AML 为 1.85/10 万。与 ALL 不同的是，AML 以成人多见（成人急性白血病中 ALL 占 20%，AML 占 80%），其发病率随年龄增长渐次上升，20 岁以下年轻患者仅占全部 AML 的 5%，一般过 40 岁后发病增加，而 50% 以上 AML 年龄≥60 岁，中位发病年龄为 60 ~ 65 岁。男性发病率比女性略高，至老年期男性发病率明显高于女性。

二、病因和发病机制

AML 的病因和发病机制类似 ALL，主要为遗传因素、电离辐射、化学药物和某些职业相关因素，但病毒致 AML 还没有直接证据。

1. 遗传因素　体细胞染色体异常如 Down 综合征（21 - 三体）、Patau 综合征（13 - 三体）和 Klinefelter 综合征（XXY 畸形）的患者中，AML 的发生率增加。此外，一些常染色体遗传病如先天性血管扩张红斑病（Bloom 综合征）、先天性再生障碍性贫血（Fanconi 贫血）、先天性丙种球蛋白缺失症和 Kostmann 综合征等，AML 的发病率均较高。

2. 电离辐射　日本遭原子弹袭击后的幸存者中，AML 的发生率明显提高，爆炸 5 ~ 7 年后是发病高峰。单纯的放疗很少增加 AML 的患病率。

3. 化学因素　苯作为溶剂，应用于化工、塑料、橡皮和制药行业，它的致白血病作用已经肯定。吸烟、接触石油制品、燃料均会增加 AML 的患病率。抗癌药物，尤其是烷化剂可引起继发性白血病，多发生在接触后 4 ~ 6 年内，5 号和 7 号染色体异常多见。拓扑异构酶 Ⅱ 抑制剂相关的白血病发生在 1 ~ 3 年内，染色体异常表现为 11q23。乙双吗啉、氯霉素、保泰松亦可能有致白血病作用。氯喹、甲氧沙林可引起骨髓抑制，继而发展为 AML。

AML 的恶性克隆性增殖累及造血细胞的水平不一，可以是多能干细胞，也可以是粒 - 单核细胞祖细胞，白血病细胞失去进一步分化成熟的能力，阻滞在较早阶段。髓系造血细胞发生白血病变的机制可能还与染色体断裂、易位有关，使癌基因的位置发生移动和被激活，染色体内基因结构的改变可导致细胞发生突变。

三、临床表现

AML 的临床表型与 ALL 大致相同，但各有其特点。

1. 贫血　AML 患者起病急缓不一，有些自感乏力、心悸、气短、食欲下降和体重减轻，多数为轻至中度贫血。老年患者贫血更为多见，甚至为严重贫血，可能少数在确诊前数月或数年先有难治性贫血，以后再发展为 AML。

2. 出血　AML 患者起病时血小板减少极为常见，约 1/3 患者血小板数 $< 20 \times 10^9/L$，60% 初发患者有不同程度的出血，临床主要表现为皮肤瘀点和瘀斑、鼻出血、牙龈出血、口腔黏膜出血，少数患者有眼球结膜出血，女性患者常伴有月经过多。出血的主要原因是由于白血病细胞的异常增殖，使骨髓巨核细胞生成受抑，导致血小板减少；也可能是继发于 DIC 所致，这通常见于急性早幼粒细胞白血病患者，其表现为广泛皮肤、黏膜或注射部位、穿刺部位大片出血，甚至因颅内和消化道大出血而死亡。

3. 感染　10% 的 AML 患者，发热是首发症状，而感染是发热最常见的原因。几乎所有 AML 患者发病时中性粒细胞绝对值是下降的，同时伴粒细胞功能的缺陷。感染可发生在体内任何部位，约25%出现严重的软组织或下呼吸道感染，多数为细菌感染，极少数为真菌感染。

4. 白血病细胞浸润　AML髓外浸润主要以M_4和M_5多见，白血病细胞可侵及牙龈，出现牙龈增生和肿胀，甚至表面破溃出血。皮肤浸润表现为斑丘疹、结节状或肿块。眼部浸润一般出现在原始细胞极度升高的患者，以视网膜浸润为主，有时在眼球后部位可见绿色瘤，主要是因瘤细胞内含大量髓过氧化物酶，使瘤体切面呈绿色。肝、脾、淋巴结肿大比ALL少，肝、脾通常肋下刚及，明显的肝、脾、淋巴结肿大者≤10%。中枢神经系统浸润方面，AML明显低于ALL，包括初发和复发患者，成人CNS–L发生率大约为15%。极少数患者（2%~14%）首先发现有肿块，可出现在软组织、乳房、子宫、卵巢、硬脑（脊）膜、胃肠道、肺、纵隔、前列腺、骨骼或全身其他部位。肿块是由白血病细胞积聚而成，称为粒细胞肉瘤。肿块可以于AML诊断时被发现，亦可在AML诊断确立前即出现。这种粒细胞肉瘤多见于伴有t（8；21）染色体易位的患者。

四、辅助检查

1. 血象　AML患者的白细胞均值约为$15 \times 10^9/L$，约半数AML患者白细胞在$(10 \sim 100) \times 10^9/L$，而20%患者的白细胞$>100 \times 10^9/L$，25%~40%患者白细胞计数$<5.0 \times 10^9/L$，少数患者白细胞数$<4 \times 10^9/L$，常为$M_3$型和老年患者。外周血分类中可见不同数量的白血病细胞，大约有5%患者外周血中很难找到原始细胞。外周血中性粒细胞吞噬和趋化功能削弱，形态有异常改变（核呈分叶状，缺乏正常的嗜天青颗粒）。大多数患者有不同程度的正细胞正色素性贫血，有些甚至出现严重贫血，网织红细胞常减少。75%患者血小板计数$<100 \times 10^9/L$，而25%患者$<25 \times 10^9/L$，尤其是M_3型。血小板的形态和功能异常，巨大畸形含异常颗粒，失去正常的聚合、黏附功能。

2. 骨髓象　急性白血病的诊断依赖于骨髓穿刺和活检。多数患者骨髓象示细胞显著增多，白血病原始和（或）幼稚细胞占骨髓细胞的30%~100%，取代了正常的骨髓组织。白血病细胞常有形态异常和核质发育不平衡，如胞质内出现Auer小体，则可确诊AML而排除ALL。偶尔可见骨髓纤维化（M_7多见）和骨髓坏死。

3. 其他实验室检查　在出现DIC时，除血小板减少外，可有血浆凝血酶原时间（PT）和活化部分凝血活酶时间（APTT）延长，血浆纤维蛋白原降低，纤维蛋白降解产物增加和D–二聚体升高。高尿酸血症常见于白细胞数增高和诱导化疗期的患者，往往与肿瘤溶解有关，表现为高钙血症、高钾血症、高尿酸血症、高磷酸血症和肾功能不全，这些症状往往出现在治疗开始后不久，不予适当治疗将危及生命，但AML的高尿酸血症发生率比ALL低。血清乳酸脱氢酶（LDH）可升高，在M_4和M_5中多见，但也比ALL轻。血清溶菌酶在AML患者中增高，以M_4和M_5型多见。

五、分型

根据白血病细胞的形态学、细胞化学、免疫表型、细胞遗传学及分子生物学的特点，可以将AML进行多种分类。

1. 形态学　典型AML白血病细胞直径在$12 \sim 20\mu m$之间，形态有异常改变，如染色质粗糙、排列紊乱，核的形态异常（切迹、分叶），核仁明显，胞质中常含有嗜天青颗粒。AML的一个重要特征是胞质中可见Auer小体，经Wright–Giemsa染色呈红色。法国、美国、英国协作组（FAB协作组）根据形态学和组织化学将AML分为8个亚型：M_0、M_1、M_2和M_3型是原粒细胞分化停滞在不同阶段，M_4和M_5型白血病未成熟细胞为粒（单核）系，M_6型为红系，M_7型为巨核系（表11–1）。

表11–1　AML的FAB分类

亚型	形态	POX	NSE	PAS	染色体改变
M_0. 急性未分化型白血病	大小一致，未分化的原粒细胞	–	–		多样
M_1. 急粒白血病未分化型	未分化的原粒细胞，无嗜天青颗粒	+/–	+/–	–	多样

亚型	形态	POX	NSE	PAS	染色体改变
M$_2$. 急粒白血病部分分化型	含颗粒的细胞占主体，可见 Auer 小体	+ + +	+／-	+	多样； t（8；21）
M$_3$. 急性早幼粒细胞白血病	以多颗粒的早幼粒细胞为主	+ + +	+	+	t（15；17）
M$_4$. 急性粒-单核细胞白血病	原粒细胞和原单核细胞为主	+ +	+ + +	+ +	多样； Inv/del（16）
M$_{4EO}$. 急粒-单核伴嗜酸性粒细胞增多	除 M$_4$ 型特点外，含有嗜酸性粒细胞				
M$_5$. 急性单核细胞白血病	原单核细胞为主	+／-	+ + +	+ +	多样 11q23 异常
M$_{5a}$. 未分化型	原单核细胞≥80%				
M$_{5b}$. 部分分化型	原单核细胞＞20%				
M$_6$. 急性红白血病	原红细胞为主，巨大畸形红细胞可见	-	-	+ +	多样
M$_7$. 急性巨核细胞白血病	原巨核细胞为主	-	+／-	+	多样

2. **免疫表型** 根据细胞表面抗原对单克隆抗体的免疫反应，在一定程度上有助于 AML 进行分型。在 AML 的单克隆抗体检测中，未成熟的粒-单核细胞表面抗原可以与抗 CD$_{13}$、抗 CD$_{14}$、CD$_{15}$、抗 CD$_{33}$ 和抗 CD$_{34}$ 结合，这种反应出现在 AML 患者的白血病细胞中。而 M$_6$、M$_7$ 型表达红系、巨核系的免疫表型，M$_6$ 型为抗血型糖蛋白 A，M$_7$ 型表达抗血小板糖蛋白 CD$_{41}$、CD$_{42b}$、CD$_{61}$。AML 同时表达 HLA-DR 抗原，但通常缺乏 T 细胞、B 细胞和其他淋巴细胞抗原。仅 10%～20% AML 患者可表达 T、B 细胞等淋巴细胞抗原，这些患者淋巴细胞抗原的表达并不改变疾病的发展，但对化疗的反应可能较差。

3. **细胞遗传学和分子生物学** 在 AML 中，不同的形态学表现和临床亚型往往有特征性的染色体异常。染色体异常包括数目异常、染色体多或少；更多见的是染色体易位、缺失和倒置。在诊断 AML 时进行细胞遗传学的检测成为预测患者预后及治疗方案选择的依据。50%～60% 的初发成人 AML 骨髓可检测到染色体克隆的异常（至少 2 个细胞分裂中期的细胞有染色体结构异常或染色体三体，至少 3 个细胞分裂中期的细胞发现染色体单体）；10%～20% 患者存在复杂核型，即至少有 3 种染色体异常；另有 40%～50% 患者通过常规染色体显带技术检测不到细胞遗传学异常。一些协作研究已经提出在根据诊断时的核型变化，将 AML 分为预后良好、中等和不良三组。而且有资料证实，在诊断时即使只有 1 个中期细胞存在核型异常，但只要这种核型持续存在，就会导致更高的累积复发率及更低的 DFS 和总生存（OS）。当急性白血病患者经过化疗达完全缓解（CR）期，染色体异常消失；而当疾病复发后，染色体异常将又出现。

在所有细胞遗传学分类中，正常核型的患者比例最高，为中等预后。但发现对此类患者采取相同的治疗方案，其效果并非相同，可能原因是正常核型的 AML 患者在分子水平上存在异质性。目前影响正常核型 AML 患者最重要的因子是 FLT$_3$ 基因的内部串联重复（FLT$_3$-ITD），大约发生在 1/3 的患者中，提示预后不良，尤其是伴有不表达 FLT$_3$ 野生型等位基因或高度突变的 FLT$_3$ 基因的患者，预后更差。另外，在正常核型 AML 中有 5%～10% 的MLL-PTD 突变，另一些有 BAALC 和 ERG 的过度表达，这些突变和过度表达均提示其预后不良。相反，如出现 NPMI 和 CEBPA 突变，则提示其预后较好。

六、诊断

根据 AML 临床表型、外周血象及骨髓检查，一般均能给予明确诊断。随后结合骨髓涂片中的细胞化学、免疫学、染色体及分子生物学的检测，按照 FAB 或 WHO 分型进一步确立其分型。

七、鉴别诊断

1. **再障** 白血病和再障都可表现为外周全血细胞减少，但再障的骨髓象示细胞增生低下或极度低下，无原幼细胞发现，淋巴细胞相对增多。

2. MDS　表现为外周血细胞减少，出现病态造血，骨髓中可见一系或多系病态造血，原始细胞<20%。

3. 类白血病反应　严重感染可出现类白血病反应，外周血中可见幼稚粒细胞，但骨髓和外周血中以后期幼粒细胞为主，原始和（或）幼稚细胞增多不明显，一般<10%，细胞化学染色 NAP 积分升高，经抗感染治疗后白细胞逐渐下降。

八、治疗

AML 诊断确立后，应迅速对患者病情作一评估，然后给予适当的治疗。除了判断 AML 的亚型，还应对患者的全身整体情况做出评判，包括心血管系统、呼吸系统和肝肾功能等。还应评定与预后有关的某些因素，这些将影响患者能否达到 CR 和维持缓解的时间。如患者同时伴有感染，因寻找原因，积极抗感染处理。某些患者存在严重的贫血和血小板减少，应及时给予输注红细胞和血小板。尤其是急性早幼粒细胞白血病，若并发 DIC，除积极治疗原发病外，可使用低分子量肝素，24h 内肝素剂量为 3 000～6 000U；若同时伴有凝血因子减少包括纤维蛋白溶解亢进所致，可输注相应的血浆制品如凝血酶原复合物、纤维蛋白原等。

约 50% 患者血清尿酸浓度轻度或中度升高，仅 10% 有严重升高。尿酸在肾内形成结晶引起严重的肾病是较少见的并发症。化疗将加重高尿酸血症，应立即给予患者别嘌醇，并嘱咐其多饮水并碱化尿液。

多年来成人 AML 的总体疗效逐步改善，目前仍以细胞毒化学药物治疗为主。AML 的化疗一般分为诱导缓解治疗和缓解后治疗两个阶段。诱导缓解治疗的目的是达到临床和血液学的 CR，而缓解后的治疗则是尽可能地减少机体亚临床的白血病细胞负荷，达到真正的治愈。

1. 诱导缓解治疗　目前非 APL 的 AML 诱导缓解经典方案为 DA "3 + 7" 方案：柔红霉素（DNR）45mg/m^2 静注，用 3d；阿糖胞苷（AraC）100mg/（m^2·d）静滴，用 7d，最好 24h 内持续静滴。小于 55～60 岁患者的 CR 率为 60%～75%，遗传学特征不良组（即核型差的成人 AML）CR 率在 55%～58%。有许多随机研究在 AraC 用量不变的基础上比较了盐酸柔红霉素与伊达比星（idarubicin）、安吖啶（amsacrine）、阿柔比星、米托蒽醌，结果显示这些药物均优于 DNR（45 mg/m^2）。因此，目前主张采用比 45mg/m^2 更大剂量的柔红霉素，或换用其他蒽环类，如伊达比星或米托蒽醌。伊达比星替代DNR，组成伊达比星加 AraC 的 "3 + 7" 方案，伊达比星 12mg/（m^2·d）静滴，每日 1 次，连续 3d，而 Ara－C 的用法同上。此方案比 "DA 3 + 7" 方案有较高的长期 DFS 率。研究表明，此结果可能与伊达比星比 DNR 具有更好的中枢渗透性和在细胞内积蓄，以至不易被 P 糖蛋白（Pgp）泵出和与不易耐药有关。

近几年来有许多在 "3 + 7" 方案基础上的改良方案，通过增加 AraC 的剂量或加用依托泊苷来提高诱导化疗强度，对初始缓解率虽无明显提高，但 DFS 率得到改善，尤其对于 50 岁以下的患者。最近几年广泛的临床试验结果表明，在 AML 中具有潜在应用价值的其他新药包括以下 4 类：①核苷类似物：氟达拉滨（fludarabine）。②拓扑异构酶Ⅰ抑制剂：托泊替康（topotecan）和一氨基喜树碱（9－amino camptothecin）。③去甲基化制剂：氮杂胞苷（5－azacytidine）相地西他滨（decitabine）。④铂和烷化剂类似物：卡铂（carboplatin）和 tablimustine。这些新药目前主要被用于难治性 AML 和复发 AML 的诱导缓解治疗。

2. 缓解后治疗　20 世纪 80 年代以前 AML 的缓解后治疗主要是长期的维持治疗。维持治疗的方案很多，多数由 2 种以上的药物构成，但总的细胞毒杀伤程度通常低于诱导缓解治疗，复发率比较高。近来缓解后治疗方案的选择主要依据细胞遗传学特征而定。

（1）预后好的遗传学特征组：这组患者对诱导缓解的初始反应率在 85% 左右，经过强烈缓解后治疗 5 年生存率 >50%。缓解后治疗的化疗方案有很多，但大多数认为年龄在 55 岁以下者，大剂量阿糖胞苷（HD－AraC）是缓解后治疗的有效方案。HD－AraC 的具体用法为：AraC 2.0～3.0g/m^2，每 12h 一次，每次持续静滴 3h，第 1～3 日，共 6 次，根据骨髓造血功能恢复的快慢，每 35～42 日为一疗程，共 4~5 个疗程。主要毒副作用为皮疹、充血性结膜炎、胃肠道反应和中枢神经系统（常为小脑共济失调）毒性。CALGB 报道称对那些有 t（8；21）易位的患者，3~4 个疗程的 HD-AraC 是最合适的，这组患者 3 年 DFS 约为 60%。对本组患者缓解后是否需要进行自体造血干细胞移植尚有争议。自体造血干细胞移植后复发率明显下降，但移植相关死亡率为 18%，故总生存率无差别。而异基因干细胞移植治疗相关死亡率高，对这组患者不作为标准方案。

（2）预后中等的遗传学特征组：对 55~65 岁的患者，建议行 HLA 相合同胞的异基因移植，3 年生存率达 65%，3 年复发率为 18%。至于初次缓解期何时行异基因干细胞移植为宜，尚无前瞻性研究，IBMTR 的回顾性资料提示缓解后继续化疗无特别优点，如果有 HLA 相配的供体，应当尽快实施移植。无合适同胞供者，可接受 HD-AraC 方案，HD-AraC 的剂量为 1.5~3g/m²。有关核型中等 AML 患者的自体造血干细胞移植有相当多的报道。MRC 研究报道，接受自体移植的患者复发率为 35%，而接受强化疗的患者复发率为 55%，5 年生存率分别为 56% 和 48%。提倡移植前给予几个疗程强烈化疗以达到体内净化，或移植前加用抗 CD33 单抗。

（3）预后不良的遗传学特征组：含 3 种以上异常的复杂核型，这组患者长期以来被认为是 AML 中治疗效果最差的，虽然初始治疗反应可能 >50%，但无论缓解后治疗采用什么方案，总的长期生存很差。目前治疗趋势是，如果有 HLA 相合同胞供者，应当在诱导缓解后尽快行异基因造血干细胞移植，5 年生存率达 44%，而接受化疗组仅 15%。如无 HLA 相合同胞，可在第一次缓解后就接受 HLA 相合的无关供者或半相合同胞供者，长期生存仍可达 40%~50%。无合适供者，则接受 2~3 个疗程 HD-AraC 或类似方案，再行自体造血干细胞移植。

3. 老年 AML 的治疗　老年 AML 的治疗仍是一个具有很大挑战的问题，因为细胞遗传学的预后分组主要是以年轻患者（年龄 <60 岁）的研究结果而定，某些染色体的异常对老年和中青年 AML 临床预后的影响是不同的。如 MDR 的表达，<56 岁的为 33%，而 >75 岁的为 57%；预后良好的核型在 <56 岁为 17%，>75 岁则降至 4%；而年龄 <56 岁和 >75 岁 AML 患者核型不良的分别为 35% 和 51%。且老年患者体能状态差，某些有 MDS 的病史，骨髓中伴有多系分化异常，因此要寻求新的治疗措施，以改善老年患者的生存。

有研究显示，化疗比单纯支持治疗的生存率有增加的趋势，但是年龄 >80 岁的老年患者不会从标准化疗中受益。多中心研究显示，老年患者用标准方案治疗后的 CR 率达 45%~55%，但 3 年 DFS 率 <15%；尤其是对 60 岁以上患者，在诱导治疗和缓解后治疗中采用 HD-AraC，并不优于标准剂量 AraC。将依托泊苷、巯嘌呤等其他药物加到诱导化疗方案中，缓解率略有提高，但并不改善患者的 DFS。目前尚无随机对照显示缓解后的治疗能够改善老年患者的预后，但有研究表明，老年 AML 患者进行诱导缓解和缓解后治疗可获得较长的 DFS，因此给予缓解后治疗是合理的。可以采用重复诱导缓解方案、减弱的诱导方案（DA："2+5"）或 AraC 单药治疗。

九、预后

AML 的预后因素主要与年龄、外周血白细胞和原始细胞数的高低，以及患者的全身状况、细胞遗传学改变及治疗疗效有关。

患病时的年龄是影响预后最重要的因素，因为年龄较大的患者对化疗耐受性差，难以达到 CR。同时老年患者的 AML 生物学特征与年轻患者不同。老年患者的白血病细胞常有 MDRI（多药耐药基因）的表达，对化疗药物有抗药性。随着年龄增加，对药物的抗药性也增加。老年 AML 患者合并慢性疾病或并发症，对治疗的耐受性下降，如果治疗前有其他急性疾病，也会降低生存率。同时老年患者的一般情况将影响其对化疗的反应和预后，白细胞计数较高是影响预后的又一独立因素，维持 CR 的时间与外周血白细胞计数、外周血白血病细胞绝对值呈负相关。患者白细胞数 >100×10⁹/L，则早期中枢神经系统出血及治疗后复发比例较高，均会影响预后。FAB 分类诊断也会影响预后，其中 M₄ 及 M₅ 的预后较差，M₇ 的预后最差。染色体异常是影响预后的一个独立因素（前面已述）。骨髓有多系细胞异常造血者，或在 AML 诊断前已有一段时间存在贫血、白细胞减少和血小板减少者，预后较差。此类患者可能由 MDS 演变而来。应用细胞毒性药物治疗其他恶性疾病而引起的继发性白血病预后亦差。

除了治疗前的因素，一些治疗时的因素也关系到能否达到 CR，如治疗后多久白血病细胞在外周血中消失。患者经过一个疗程即达到 CR，预后要好于通过几个疗程才能达到 CR。

（池晓红）

第三节　慢性淋巴细胞性白血病

慢性淋巴细胞性白血病（chronic lymphocytic leukemia，CLL）是一种发生在外周血、骨髓和淋巴结的形态单一的小圆 B 细胞淋巴瘤，伴有前淋巴细胞和副免疫母细胞（假滤泡），通常表达 CD5 和 CD23。CLL 是肿瘤性疾病，病因不明，其发生发展可能与基因有关。约 50% CLL 患者的白血病细胞有染色体的异常，其中 13q14 基因缺失是最常见的染色体异常，其后依次是 12 三体型。17q13 的 p53 肿瘤抑制基因的突变常见。

一、流行病学

本病在西方国家是最常见的成人白血病，占 65 岁以上白血病患者的 65%。中位发病年龄 65～70 岁。30 岁以下极为罕见，但 20%～30% 的病例于 55 岁前发病，年发病率约 3/10 万。欧洲、澳大利亚、北美白人以及黑人的发病率是印度、中国、日本的 20～30 倍。美国每年的新发病例约为 17 000 人，发病率为 2.7/10 万人，约占所有白血病的 30%，发病年龄一般大于 50 岁（平均 65 岁），并且随着年龄的增加发病率也呈上升趋势，50 岁以下仅占 10%。男性多于女性，男女比例约为 2 ：1。一般来说，这种肿瘤性淋巴细胞属于 B 细胞系，而 T 细胞来源小于 2%，称为 T 淋巴细胞白血病。CLL 在东方人中少见，在日本仅占 2.6%，我国亦较少见，仅占 1.1%（1977 年）。

二、病因和发病机制

CLL 的病因和发病机制目前还不清楚。至今尚无明确的证据提示化学物质和放射接触史、饮食、吸烟、病毒感染以及自身免疫性疾病等因素能够引起 CLL，但本病具有家族聚集的特点。CLL 的 B 细胞表面免疫球蛋白呈弱阳性，主要为 IgM 和 IgG，为单一的轻链型（χ 或 λ）。血清中常产生自身抗体。单克隆性 B 淋巴细胞的增殖可能同抗原的持续刺激，T、B 细胞的调节异常，细胞因子调控异常以及细胞及分子遗传学的改变有关。约 80% 的病例伴有染色体的异常，常见的为 13q14 缺失，11q 缺失和三体 12，少见的有涉到 p53 基因的 17p 的缺失和 6q 的缺失。在伴有异常核型的患者中，65% 为单 - 核型异常，部分可有两种以上的染色体变异。

三、分类与分型

过去曾把细胞形态和临床表现与本病相似，但免疫表型带有明显 T 细胞特征的淋巴细胞增殖性疾病也归于 CLL，作为 CLL 的一种变异型，或称为 T 细胞性慢性淋巴细胞性白血病（T - CLL）。根据世界卫生组织对造血组织和淋巴组织肿瘤的分类方案，已经将本病归类于慢性淋巴细胞性白血病/小淋巴细胞性淋巴瘤（CLL/SLL），而 T - CLL 则被归类于 T 细胞幼淋巴细胞性白血病（T - PLL）和 T 细胞大颗粒淋巴细胞白血病（T - LGLL），而经典者均为 B 细胞性淋巴细胞白血病。

四、临床表现

大多数患者诊断时年龄在 60 岁以上，且 90% 大于 50 岁。男女发病率为 2 ：1。80% 的 CLL 患者表现为无痛性淋巴结肿大，大多见于颈部和锁骨上腋窝。50% 的患者有轻到中度脾大，少部分因脾功能亢进引起继发性贫血和血小板减少。多数情况下因骨髓浸润和（或）自身抗体间断表达引起血细胞减少。肝大少见，多因白血病细胞浸润所致。

1. 起病　起病比慢粒更缓慢，常拖延数月至数年才就诊，不少病例因其他疾病检查血常规时才被发现，首发症状以淋巴结肿大为最常见，也可因乏力、消瘦、贫血、出血、脾大、感染而就诊。

2. 全身症状　可有乏力、发热、出汗、瘙痒、体重减轻等。

3. 淋巴结、肝、脾大　淋巴结肿大为全身性，最常见于颈部、腋下、腹股沟等处。淋巴结常呈中等度肿大，表面光滑，质地中等硬度，无压痛或粘连。纵隔淋巴结肿大可压迫支气管而引起刺激性咳嗽及反复的肺炎发作等，也可压迫上腔静脉而引起上腔静脉综合征。后腹膜淋巴肿大可致下背痛、下肢水肿，也可引起输尿管梗阻，从而反复并发肾盂肾炎，甚至发生肾功能损害、尿毒症。扁桃体和胸腺也可明显肿大。

脾肿大不如慢粒显著，亦有少数病例只有脾肿大而无淋巴结肿大。肝大不如脾肿大多见，但至晚期，肝脏可有明显肿大，伴肝功能损害，表现为黄疸、右上腹疼痛、低蛋白血症，血清碱性磷酸酶、谷丙转氨酶及乳酸脱氢酶值升高。本病还可因胆道浸润而发生梗阻性黄疸。并发慢性溶血者还可继发胆色素结石，从而出现胆道疾病的表现。

4. 其他局部表现　50%病例有皮肤病变。非特异性改变包括瘙痒、荨麻疹、湿疹、丘疹、疱疹带状疱疹等；特异性皮肤损害，则包括结节和红皮病。肺部表现为肺浸润和胸膜渗出，可引起呼吸道症状。胃肠道表现为厌食，上腹饱胀、腹痛、腹泻及黑便等，偶有肠梗阻或肠穿孔。骨骼系统可有骨痛、溶骨性改变及骨硬化。20%病例有蛋白尿、血尿，并可发生肾结石。

五、实验室检查

外周血淋巴细胞比例和计数均明显增高，细胞形态表现为成熟型小淋巴细胞。部分病例可伴有贫血和血小板减少，多数与脾脏肿大伴有脾功能亢进以及骨髓浸润有关。部分患者 Combs 试验阳性，但有溶血表现的不多见。骨髓中淋巴细胞比例可达到30%～100%，骨髓活检可见淋巴细胞浸润。

1. 血常规　白细胞增多，一般为 $(30～200)×10^9/L$（3万～20万/mm³），偶见高达（500～1 000）$×10^9/L$（50万～100万 mm³），分类中多数为成熟小淋巴细胞（可达80%～99%），血片中破碎细胞较多，偶可找到原淋细胞。有时可见幼粒细胞，为骨髓受白细胞浸润所"刺激"的表现。

贫血和血小板减少为晚期表现，除由于白血病细胞浸润骨髓外，本病易并发自身免疫性溶血性贫血及血小板减少症，还可能由脾功能亢进引起。

2. 骨髓象　疾病早期，白血病细胞仅在少数骨髓腔出现。以后侵犯全身骨髓。骨髓象显示增生明显至极度活跃，主要是淋巴系增生。50%以上为小淋巴细胞，并可见相当数量的大淋巴细胞，原始淋巴细胞和幼稚淋巴细胞较少见（5%～10%）；红系一般增生低下，有溶血反应时，幼红细胞增生；巨核细胞到晚期才减少。骨髓活检示淋巴细胞浸润呈弥漫性、间质性或局灶性，在后两种情况下常保留有残余的正常造血。

3. 淋巴结检查　典型的淋巴结结构因小淋巴细胞的浸润而丧失，这些小的淋巴细胞和循环的白血病细胞形态相同，淋巴结组织学和低分化的小淋巴细胞性淋巴瘤相同。在疾病进展期，淋巴结融合形成大而固定的团块。

4. 免疫表型　95% 以上的 CLL 呈 B 淋巴细胞标志。瘤细胞表面 IgM 弱（＋）或 IgM 和 IgD 弱（＋），CD5⁺，CD19⁺，CD20 弱（＋），CD79a⁺，CD23⁺，CD43⁺，CD11e 弱（＋）。并且 CD10 和 cyclin D1（－）；FMC7 和 CD79a 通常（－）或弱（＋）。有些具有典型 CLL 形态的病例可出现免疫表型分离，即 CD5⁻ 或 CD23⁺，FMC7⁺ 或 CD11c⁺，或表面 Ig 强（＋），或 CD79b⁺。

5. 遗传学　80%患者存在异常核型。50%的患者有 13q14 基因缺失，20%的患者 12 号染色体出现三倍体的情况，11q22－23 基因缺失见于 20% 的病例，10%的患者有 17q13（p53 位点）基因缺失，5%的患者有 6q21 基因缺失。

六、分期

CLL 分期对预后有意义，以 Rai 分期系统和 Binet 分期系统应用较广。

Rai 分期系统，由 Rai 等于 1975 年提出。

0 期：仅有外周血和骨髓中淋巴细胞增多，为低危；Ⅰ期：淋巴细胞增多和淋巴结肿大，为中危；Ⅱ期：淋巴细胞增多合并肝和（或）脾肿大，为中危；Ⅲ期：淋巴细胞增多和贫血（血红蛋白 <110g/L），为高危；Ⅳ期：淋巴细胞增多和血小板减（<100×10⁹/L），为高危。

其平均生存期依期别增加而递减，分别如下：0 期，150 个月；Ⅰ期，101 个月；Ⅱ期，72 个月；Ⅲ期，30 个月；Ⅳ期，30 个月。

Binet 分期系统，由 Binet 等于 1981 年提出。除淋巴细胞增多外，将身体淋巴组织分为 5 个区域即颈淋巴结区、腋下淋巴结区、腹股沟淋巴结区、脾脏和肝脏。

A 期：血红蛋白 ≥100g/L，血小板 ≥100×10⁹/L，小于 3 个淋巴结区受累；B 期：血红蛋白 ≥100g/L，血小板 ≥100×10⁹/L，≥3 个淋巴结区受累；C 期：血红蛋白 <100g/L 和（或）血小板 <100×10⁹/L，不论累及部位多少。

七、鉴别诊断

CLL 应与下列疾病相鉴别：

（一）幼淋巴细胞白血病

幼淋巴细胞白血病是 CLL 亚急性型，该病50%以上的血液白细胞是大淋巴细胞，其大小和形态可以和 CLL 的白血病细胞区别。幼淋巴细胞直径 10~15μm，而 CLL 细胞一般是小的静止的淋巴细胞，直径为 7~10μm。血液或骨髓中的幼淋巴细胞为圆形或分叶核，每一核有单突厚边缘的核仁，染色质的密度高于原始淋巴细胞，而低于成熟淋巴细胞或 CLLB 细胞。胞质一般呈淡蓝色，无颗粒，有时光镜下可见胞质包涵体。这些细胞侵犯淋巴结，一般产生浸润假结节，它与典型 CLL 弥漫型明显不同。与 CLL 白血病 B 细胞不同，幼淋巴细胞高表达表面免疫球蛋白，SN8 染色亮，表面抗体为特异性 CD79b。

（二）毛细胞白血病

毛细胞白血病肿瘤 B 细胞比 CLL 细胞大（MCV 400fl），胞质丰富，常有较好的丝状"毛发"影。这些细胞对酸性磷酸酶抗酒石酸同工酶呈强阳性反应。与 CLLB 细胞不同的是毛细胞白血病的肿瘤细胞高表达 CD11c 和 CD25。

（三）淋巴瘤

淋巴瘤有循环瘤细胞，这种瘤细胞有时引起血液淋巴细胞增多症，它可能被误认为 CLL。

1. 小淋巴细胞白血病　低分化小 B 淋巴细胞淋巴瘤在生物学和临床特点方面与 B-CLL 密切相关，外周血小淋巴细胞淋巴瘤的肿瘤细胞与 CLL 白血病细胞形态相同，故需首先鉴别。CLL 常常有血液淋巴细胞增多，而小淋巴细胞淋巴瘤常常有淋巴结浸润，CLL 常常有骨髓淋巴细胞增多，而小淋巴细胞淋巴瘤骨髓未受浸润。当小淋巴细胞淋巴瘤浸润骨髓时，呈典型的结节型，而不是间质型及弥漫型。

2. 套细胞淋巴瘤　套细胞淋巴瘤是一种中度分化 B 细胞淋巴瘤。与弥漫性淋巴结受累典型 CLL 不同，套细胞淋巴瘤的淋巴结组织学特征之一是套带单克隆 B 细胞围绕反应生发中心。而且与 CLLB 细胞不同的是套细胞淋巴病一般不表达 CD23。

3. 滤泡性淋巴瘤　起源于滤泡中心细胞低恶度淋巴瘤能够侵犯血液，常以淋巴结肿大，偶尔巨脾为特征，这些白血病细胞体积小，典型的是胞核清晰，核仁清楚，滤泡中心小细胞淋巴瘤常表达 CD10（CALLA）抗原。与 CLL 不同，这些细胞常高表达表面免疫球蛋白，而不表达鼠的玫瑰形受体和 CD5 抗原，这种细胞 FMC7 阳性。淋巴结活检可证实为结节状或弥漫小细胞淋巴瘤。

八、治疗

目前临床上使用 Rai 和 Binet 分期评估预后。早期的患者（Rai 0~Ⅱ，Binet A）一般不需治疗，仅需"观察和等待"。只有出现和疾病进展相关的症状（肝、脾、淋巴结肿大的症状或并发症）时，才必须治疗。NCCN（美国国家综合癌症中心联盟）治疗指征：有症状；反复感染；就诊时巨大瘤负荷；重要脏器功能受累；血细胞减少（红细胞、血小板）；自身免疫性血细胞减少（AIHA，ITP，纯红再障）；

疾病持续缓慢进展至少6个月；患者要求治疗。BCSH（英国血液学标准委员会）治疗指征：全身症状：6个月内体重下降＞10%，发热＞38℃2周，乏力，盗汗；淋巴结肿大＞10cm或进行性增大；脾脏肿大＞6cm或进行性增大；淋巴细胞进行性升高：2个月内升高＞50%，淋巴细胞倍增时间＜6个月；进行性造血衰竭：出现贫血，血小板减少或加重；自身免疫性血细胞减少。

（一）烷化剂

苯丁酸氮芥（CLB）应用最广，延缓疾病进展，但不延长总生存期；苯丁酸氮芥＋泼尼松或蒽环类药物并不延长10年生存期。用法为：①0.1～0.2mg/（kg·d），口服，连用6～12天，2周后减至2～4mg/d，长期维持。②间歇疗法，0.2mg/（kg·d），口服，连用10～14天，休息2周重复给药。亦可用联合化疗，用CLB＋PDN（泼尼松），CLB 0.1～0.2mg/（kg·d）与PDN 10～20mg/d，连用4天，每3周一次。亦可用M$_2$方案，即BCUN（卡莫司汀）0.5～1mg/kg，静注，第1天；CTX（环磷酰胺）10mg/kg静注，第2天；L－PAM（美法仑）0.25mg/（kg·d），口服，第1～14天；VCR（长春新碱）0.03mg/kg静注，第21天；PDN 1mg/（kg·d），口服，第1～14天。停药4周后可重复。苯丁酸氮芥的主要不良反应是骨髓抑制。

（二）嘌呤类似物

1. 嘌呤类似物单药治疗　目前治疗CLL主要使用3种嘌呤类似物：氟达拉滨、喷妥司汀（Pentostatin）和克拉屈滨（Cladribine）。氟达拉滨单药治疗相比于其他的包含烷化剂或糖皮质激素的治疗方案具有更出众的总体缓解率，但并未证实总体生存时间延长。

氟达拉滨25～30mg/m^2 iV.（30分钟滴注），d1～5，每3～4周重复。适用于患者对首次治疗无效或首次治疗后12个月内复发。

克拉屈滨0.1mg/（kg·d）iV.（连续滴注），d1～7，每3～4周重复。

2. 嘌呤类似物联合化疗　CLL联合化疗是氟达拉滨加环磷酰胺（FC）。在一项前瞻性研究中比较氟达拉滨和FC，研究结果表明联合治疗具有更高的缓解率。FC联合化疗具有明显更高的完全缓解率（16%）和总体缓解率（94%），相比于氟达拉滨单药治疗（分别是5%和83%），FC治疗也具有更长的中位缓解持续时间（48个月：20个月）和更长的无病生存时间（49个月：33个月）。FC相比于氟达拉滨引起更显著的血小板减少和白细胞减少，但贫血不显著。FC没有增加严重感染的数量。目前认为FC是CLL的一线治疗方案。

（三）美罗华为基础的化学－免疫治疗

美罗华（Rituximab），一种CD20单克隆抗体，在CLL治疗中令人鼓舞，Rituximab可以下调抗凋亡因子的表达。联合美罗华的化疗被证实是CLL非常有效的治疗。在MD Anderson肿瘤中心进行的实验中224位初治的CLL患者，使用美罗华加氟达拉滨/环磷酰胺（FC）取得95%的缓解率，71%完全缓解，提示美罗华加以氟达拉滨为基础的化疗是CLL治疗的较好选择。但复发患者应用FCR方案疗效还有待研究。177名复治患者，无论患者既往曾应用单药或联合化疗，FCR方案缓解率73%，其中25%达CR。氟达拉滨耐药患者缓解率也可达58%，但CR率仅6%。

（四）阿仑单抗（Alemtuzumab）为基础的化学－免疫治疗

阿仑单抗（Alemtuzumab）是一种重组人源化的CD52的单克隆抗体。在使用过烷化剂并且使用氟达拉滨治疗失败或复发的进展期患者中，阿仑单抗单药治疗已经产生33%～53%的缓解率，中位缓解持续时间为8.7～15.4个月。Alemtuzumab对于存在p53基因突变或缺失、对化疗无效的患者亦有一定疗效。Alemtuzumah对多发淋巴结肿大患者效果欠佳，但对清除外周血及骨髓中肿瘤组织有一定作用。对自体干细胞移植的干细胞采集有一定作用。

（五）造血干细胞移植

CLL患者的中位发病年龄为65岁，其中小于60岁的患者占40%，因此对于高危组及低危组部分年轻患者也可行造血干细胞移植。

1. 自体造血干细胞移植　研究表明自体造血干细胞移植疗效优于传统化疗。有研究表明移植后仅 1 名患者死于移植早期并发症，CR 率 74%，5 年生存率 77.5%，5 年无病生存率 51.5%。未发现能够预测患者生存期及无病生存期的治疗前因素。可检测的 20 名患者中 16 名在移植后 6 个月内达到分子学完全缓解。8% 的患者发生移植后急性髓性白血病/骨髓异常综合征。目前研究认为，自体移植早期治疗相关病死率较低，但移植后机会感染发生率较其他疾病高。

与其他疾病相似，早期治疗和移植时肿瘤负荷低的患者预后较好，故认为患者应在第一次完全或部分缓解后尽早行造血干细胞移植。造血干细胞的采集时机和是否应该在第一次缓解时采集后保留至治疗终末期再应用，仍有待进一步探讨。此外，部分患者采集不到足够的 CD34$^+$ 细胞，尤其对于接受大剂量前驱治疗的患者，推荐在最后一次应用氟达拉滨或白细胞减除术后至少 3 个月后再采集。复发是自体造血干细胞移植的主要问题。

2. 异基因造血干细胞移植　CLL 患者行异基因造血干细胞移植有较高治疗相关病死率，包括治疗相关毒性、移植物抗宿主病（graft - versus - host disease，GVHD）及感染。但存活患者疾病能够得到长期控制。据骨髓移植登记处资料统计，CLL 患者异基因造血干细胞移植治疗相关病死率为 46%，其中GVHD 病死率 20%。CLL 患者自体造血干细胞移植与异基因干细胞移植的疗效比较至今尚无定论。异基因移植的最主要优点在于存在移植物抗白血病效应，移植后供者淋巴细胞输注或停用免疫抑制剂可诱导该效应产生。研究者正在对 CLL 及其他血液恶性肿瘤患者应用供者淋巴细胞输注时的淋巴细胞用量及移植后的应用时机进行研究，希望能够达到最大的移植物抗白血病效应而不引起 GVHD。

3. 非清髓造血干细胞移植　非清髓或降低预处理剂量的移植能够降低移植后短期病死率，通常被称为"小移植"。主要的抗白血病效应是移植物抗白血病作用而非化疗。在预处理时应用 Alemtuzumab 可能降低 GVHD 发生率，但却能够增加复发率，进而需要应用供者淋巴细胞输注。

降低预处理强度能够降低移植相关病死率，使老年患者造血干细胞移植成为可能，使更多的 CLL 患者能够获得移植机会。虽然进行该类移植的患者多为反复化疗或难治性患者，但患者的植入率及 CR 率均较高，移植后患者生存期延长。这说明移植物抗白血病效应在 CLL 患者治疗中可能得到广泛应用；今后的研究重点在于移植前或移植后维持适当的免疫抑制状态使嵌合状态能够呈稳态存在。值得强调的是这项治疗正在研究过程中，尽管与大剂量预处理相比其急性病死率明显降低，但慢性 GVHD 相关死亡及疾病控制情况仍不清楚。

总之，对于低危组年轻患者可应用大剂量化疗或自体干细胞移植治疗，但其最终疗效仍有待评价。微小残留病变的检测可用于指导上述治疗的应用。清髓性移植治疗相关病死率高，应该被限制应用于预后较差患者。虽然没有进行清髓性及非清髓性移植在 CLL 患者疗效的比较，但是考虑到 CLL 患者年龄偏大，选择非清髓移植似乎更合理。

尽管大剂量治疗能够获得高 CR 率，一部分患者能够达到长期无病生存，但目前 CLL 仍被认为是不可治愈的。与传统治疗相比自体移植能够延长患者的生存期及无病生存期。然而，随着非清髓移植的不断成熟，其可能最终取代自体移植。

（池晓红）

第十二章

皮肤整形护理

第一节 应用皮管修复瘢痕手术的护理

一、概述

皮管又称管形皮瓣，是指皮瓣在形成与转移时将皮瓣卷成管状，其外层为皮肤，中心为脂肪组织构成的实体。主要优点是：①供区多；②皮瓣转移全过程无创面暴露，减少感染的机会；③血供好，有充分血液供应；④可经皮管携带移植较大皮瓣，转移灵活，身体许多部位的皮肤、皮下脂肪均可被移至需要的部位；⑤修复后挛缩机会较少；⑥因其携带皮下组织转移，故修复后质地软，易成活；⑦由于已形成圆柱形，因此对于耳郭、鼻小柱、阴茎、手指的再造十分合适。当然皮管也有一些缺点：①不能及时转移；②手术次数多，疗程长，造成的经济费用也较高；③在转移过程中，有时需要肢体固定，给生活带来不便。

人体可形成皮管供区的部位有上臂内侧、胸腹部、腹股沟区、股内侧、股下段、小腿、背部等。

1. 耳鼻等器官不全缺损的修复或耳鼻再造　可选颈斜皮管、颈横皮管、耳前皮管、上臂内侧皮管等。

2. 拇指或手指再造　多选用胸肩峰皮管。

3. 外生殖器如阴茎、会阴再造　多选用腹部皮管，其次是股皮管。

4. 头面颈或下肢较大面积缺损的修复　可选用胸腹联合皮管或背胸腹联合皮管，有的长达40cm以上。

二、术前护理

（一）心理护理

经常与患者沟通，建立良好的护患关系。

1. 入院宣教

（1）介绍病区环境及管床医师、责任护士。

（2）帮助其安排好住院后的生活及适当休息。

（3）介绍疾病相关知识及手术前、中、后的注意事项。

（4）多与患者沟通，尽量满足其合理要求。

2. 术前宣教　根据患者年龄及文化程度等特点，结合病情进行术前宣教，减少患者的恐惧心理，主动配合治疗。

（1）介绍手术室环境。

（2）讲解术后可能的麻醉反应。

（3）解释术前各种准备的程序及意义。

（4）解释手术治疗的目的、过程和可能造成的不适。

（5）介绍术后留置引流管的目的、意义。

（6）介绍术前、术后的常规护理。

（二）身体准备

1. 完善术前检查　向患者讲解各项检查的意义及注意事项，包括血常规、尿常规、胸片、心电图及术前照相，并协助完成检查。

2. 呼吸道准备　主要是告知患者戒烟。有吸烟习惯的患者应于术前一周停止吸烟，防止呼吸道分泌物过多，影响呼吸道通畅。

3. 胃肠道准备　成年人于术前 8~12 小时禁食，4~6 小时禁饮，以防麻醉或术中呕吐引起窒息或吸入性肺炎。手术前一日晚遵医嘱药物灌肠。

4. 手术区皮肤准备　嘱患者手术前一日沐浴，更换清洁病号服，充分清洁手术野皮肤和剃除毛发，目的是清除微生物，预防切口感染。

5. 休息　创造安静整洁的休息环境，促进患者休息和睡眠，减少术前紧张情绪。

6. 其他准备

（1）手术日晨起为患者测量生命体征（若发现患者体温升高、血压升高或月经来潮等情况，应延迟手术日期）。

（2）进入手术室前指导患者排尽尿液，取下活动义齿、假发、眼镜、手表、首饰、贵重物品等。

（3）嘱患者洗去指甲油，术日不要化妆。

（4）准备好病例，与患者一同带入手术室。

（5）与手术室接诊人员仔细核对，做好交接。

（6）准备麻醉床。

（三）健康教育

1. 饮食　嘱患者术前、术后进食富含蛋白质、能量、维生素和膳食纤维的食物。

2. 休息　劳逸结合，适当休息，保证充足的睡眠。

3. 预防感染　预防上呼吸道感染，患者不能随便外出离院，注意保暖，避免着凉感冒，减少探视，防止交叉感染。

三、术后护理

（1）与手术室护士或麻醉恢复室护士做好床边交接。

（2）搬动患者时动作轻稳，注意保护头部，检查负压引流是否有负压、静脉输液是否通畅。

（3）注意保暖，保护患者隐私。

（4）安置合适的体位，术后应去枕平卧 4 小时，减少术后恶心、呕吐引起的误吸，如腹部皮管术后宜取半坐位，使皮管处于松弛的位置，做好家属的解释工作。

（5）观察和记录病情

1）严密观察皮管血供：观察部位应是皮管的远端，单蒂皮管的远端是距离蒂部最远的边缘，而双蒂皮管的远端则是皮管的中段。

2）毛细血管充盈反应：又称指压反应，用手指轻压皮管使之苍白，然后迅速移开手指，如 1~2 秒内转为红润，则为正常；充盈时间缩短提示静脉回流不畅，如反应时间超过 5 秒，则提示供血出现问题。

3）皮管的颜色和温度：用半导体体温计测量皮管温度，并与邻近的正常皮肤作为对照，正常情况下温差小于 3℃，如果皮管温度低于正常皮肤温度 3℃ 以上，或者温差大于 3℃，常提示可能存在血液循环障碍。

4）保持术区敷料清洁，注意皮管不能扭转，要有良好、可靠的固定。

5）手术当日及术后 3 日内测量患者生命体征，每日 4 次，监测患者体温变化。

6）加强巡视，注意观察负压引流管是否通畅，有无阻塞、扭曲、折叠和脱落，并记录引流的颜色、形状和量。

7）静脉补液和药物治疗：遵医嘱合理应用抗生素预防感染，根据患者情况补充水、电解质和营养物质。

四、常见术后并发症及不适的护理

1. 伤口疼痛　麻醉作用消失后，患者往往因切口疼痛感觉不舒适。缓解疼痛的措施有：

（1）遵医嘱给予患者口服镇痛类药物。

（2）可使用患者自控式镇痛泵。

（3）将患者安置于舒适体位，有利于减轻疼痛，减少对切口张力性刺激。

（4）加强交流，鼓励患者表达疼痛的感受，并加以解释。

（5）心理疏导，分散患者注意力，减轻对疼痛的敏感性。

2. 发热　是术后最常见的症状。由于手术创伤的反应，术后患者体温可略升高 $0.5 \sim 1℃$，一般不超过 38℃，术后 1~2 日逐渐恢复正常。术后 3~6 日的发热或体温降至正常后再度发热，则要警惕继发感染的可能性。

3. 术后出血　主要原因是术中止血不完善，创面渗血未完全控制，凝血障碍等。一旦确认为术后出血，及时通知医师，迅速建立静脉通道，完善术前准备，再次手术进行止血。

4. 恶心、呕吐　常见原因为麻醉镇痛后的反应，待麻醉作用消失后自然消失。

（1）应稳定患者情绪，协助取合适体位，头偏向一侧，并及时清理呕吐物，以防发生吸入性肺炎或窒息。

（2）遵医嘱使用镇吐药物。

5. 腹胀　一般是胃肠道功能受抑制，肠腔内积气过多，鼓励患者早下床活动，开始时不宜进食含糖量过高的食品和奶制品。

五、健康教育

1. 营养和饮食护理　告知患者营养素、水分的摄入直接关系到术后的康复。鼓励患者多进食易消化、高蛋白、高能量、富含维生素和膳食纤维的食物。

2. 活动　鼓励患者根据自身情况尽早下床活动。

3. 卫生　协助患者搞好个人和床单位的卫生，每日扫床，协助患者洗漱。

4. 防护　皮管移植后，局部感觉迟钝，应提醒受术者加强自我保护，防止烫伤、冻伤或撕裂伤。

六、出院指导

（1）患者出院后要听从医师指导，按时来医院进行换药、拆线，定期复查。拆线后 24 小时可用清水擦洗，但动作要轻柔。

（2）加强营养，多吃一些蛋白质含量较高的食物。避免进食刺激性较强的食物，如辛辣的食物、海鲜、鲫鱼、羊肉等。

（3）保持术区干燥清洁，如有不适及时就诊。

（4）皮管血液循环训练　使用橡皮筋或止血带进行皮管血液循环训练。方法是先用小纱布环绕包裹在拟转移或断蒂的皮管一端，再用止血带或橡皮筋适度拉紧，用止血钳夹住，切断供区血液循环。如皮管颜色无改变，阻断时间可逐渐延长，第一天可夹 5 分钟，以后再 10 分钟、15 分钟，每天可训练 1~3 次，直至夹住 1 小时以上无肤色变化及水肿时，表明皮管已能从受区获得足够的血液供应，可行皮管断蒂转移。

（池晓红）

第二节　皮肤软组织扩张术的护理

一、概述

皮肤软组织扩张术是将邻近的正常皮肤软组织通过人为的手段使之在一定时间内逐渐增大，然后以这些扩大了的"额外"皮肤组织进行修复缺损的组织和器官的再造。这一技术几乎适应于所有正常皮肤软组织缺损的患者。其治疗过程大致分为三个阶段：两期手术和一定时间的系列扩张期。首先在预定的正常皮肤区域内埋植一个组织扩张器，待伤口愈合完全后，开始进行为期 2 ~ 3 个月的系列注入扩张。一旦完成预期的扩张大小后，再将这些扩张的"多余"皮肤软组织合理地转移到组织缺损区或器官再造区，以完成这些皮肤软组织缺损的修复和器官的再造。整个治疗过程一般需要 3 ~ 4 个月。

皮肤软组织可以延伸扩张这种自然现象一直伴随着我们。随着腹内胎儿的生长，妊娠妇女腹部皮肤和其深部软组织也逐渐扩大，就是最好的例证。几十年来骨科医师不断尝试利用组织可延伸的原理延长骨的长度，整形外科医师们不自觉地应用皮肤软组织可以扩张的原理也有数十年的历史，体表小面积的病变（如黑痣、瘢痕等）采用分次切除缝合的方法治疗，关节挛缩采用持续牵引可以使关节逐渐伸直。

因各种因素造成的皮肤软组织缺损，传统的手术方式往往是皮肤移植或各种皮瓣的修复治疗。这样的治疗手段，由于采取身体其他部位的皮肤来达到修复要求的，因此，治疗效果不仅外观与原皮肤组织差距很大，而且还会遗留下身体供区的继发性缺损或瘢痕。实际上是一种"拆东墙，补西墙"的治疗方法。皮肤软组织扩张术可以改变这种治疗状况。这是目前治疗皮肤组织缺损的先进技术。这一技术不仅可以提供与缺损区域皮肤软组织色泽、质地、功能近似的充裕的皮肤软组织，供组织缺损的修复和再造所用，而且又克服了传统方法遗留供区继发性缺损的弊端，是整形外科的一大技术革命。临床上常常应用这一技术治疗因烧伤、烫伤、感染和各种创伤等造成的全身体表皮肤软组织缺损和器官再造。不仅可以达到功能上的复原治疗目的，而且也可以取得美容性康复，是目前理想的治疗皮肤组织缺损的整形外科手术。

例如大面积深度烧伤患者，创面愈合后头、面、颈以及身上留下很多又硬又厚的增生性瘢痕，不仅外形丑陋，而且生活不便，有时还有痛痒不适的症状，患者与家属均十分苦恼。过去的治疗方法主要有植皮或皮瓣转移修复，这两种基本方法，均需要从患者自身上切取皮片或皮瓣，因此必然带来新的创伤或留下新的瘢痕，况且大面积烧伤患者存留的好皮肤已经是少得可怜了，不够用，徒手切皮刀或取皮鼓切取中厚皮片非常容易出现新的瘢痕，取全厚皮，供区则更不够用。若采用皮肤扩张术则可使少量皮源得到充分合理的使用，扩张后产生的"额外"皮肤就可以替代旧的瘢痕。

二、皮肤软组织扩张术的术前护理

下面以利用扩张术修复头面部瘢痕为例了解皮肤软组织扩张术手术前护理。皮肤软组织扩张手术需分两期进行，Ⅰ期为扩张器的埋入，Ⅱ期手术为扩张器的取出、扩张后皮瓣的转移和病变部位的修复。Ⅰ、Ⅱ期手术期间患者在院外时间长，相对并发症发生多，为减少并发症的发生，护理显得十分重要。

1. 术前心理护理　面颈部瘢痕比较暴露，易造成心理上的负担，产生悲观心理，甚至产生轻生念头，有的产生恐惧、疑虑等。他们迫切希望手术，恢复原有的外貌，对施术医师及术后效果尤为关注，且对医护人员存有依赖性。因此，针对不同患者应采取不同的方法进行必要解释，使其了解手术医师的高超医术、手术方法、术后恢复效果、注意事项及出现的问题等，使其产生信任感，积极配合治疗。

2. 扩张器手术前常规护理　术前一日清洗头面部，术前宣教，并注意防止上呼吸道感染等，以免影响手术效果。术前晚确保睡眠，保证有充足的耐力和体力接受手术，如失眠可根据医嘱适当服用地西泮。注意全麻手术要求术前 8 小时禁食，4 小时禁水。排空膀胱。

三、皮肤软组织扩张术的术后护理

1. Ⅰ期手术后

（1）一般护理：保持室内清洁、安静。因手术多为全身麻醉，床旁应配置吸痰器、心电监护仪等，并确保性能良好。要及时吸出呼吸道内分泌物，保持呼吸道通畅及低流量氧气吸入。

（2）体位：未醒前头偏向一侧，去枕平卧6~8小时；清醒后患者应保持安静，平卧3~5天，严格控制头颈部活动，少说话、少咀嚼，防止出血及血肿形成。

（3）饮食：由于体力消化过大，要注意加强营养，多进食一些高营养、高蛋白、高热量、高维生素类食品，全流食3~5天，每日口腔护理3次。

（4）负压引流管的观察及护理：面颈部血管丰富，术后易出血，手术中放置引流管连接于密封的负压引流器，防止血肿形成；观察负压引流器是否通畅（引流器必须保持负压），随时检查引流管有无脱出、漏气、阻塞等；观察引流液的性质、颜色及剂量（瓶内引流量一般为50mL左右），3天后无特殊情况拔出引流物，若引流量每小时大于100mL，提示有出血可能，应密切观察，及时处理。

（5）注意体温、血象变化，预防感染。

（6）谨防包扎过紧，引起注射部位皮肤的损伤。

2. 扩张囊内注水的护理

（1）扩张Ⅰ期术后7~10天切口愈合拆线后，间隔3~7天注水一次。首次注水剂量一般为扩张器容量的10%~15%。

（2）用手扪及注射阀门顶盖穿刺部位，常规碘附消毒穿刺部位及操作者左手示指、拇指，注射用20mL注射器抽吸0.9%氯化钠注射液20mL，选四号半头皮针垂直阀门进针至金属片时回抽，缓缓推注。

（3）推注时注意阻力大小及局部皮肤血运情况，如发现局部皮肤张力较大，苍白，无充血反应，注射停止数分钟后仍不恢复时，一定要适当回抽减压。

（4）埋植2个以上扩张器时，要注意患者有无血压下降或呼吸压迫等，每次注水不宜太多，或采取单侧交替注射。如出现血压有压迫症状，立即从扩张器内抽取部分液体减压，观察30分钟，以防发生意外，注射后轻压针眼1分钟防外渗。

（5）注意勿穿过紧衣物，以免摩擦引起扩张皮瓣的损伤。

（6）避免挤压水囊，防止破裂，造成手术失败；同时注意个人卫生，预防感染。

（7）注水完成后，根据扩张皮瓣的多少，一般院外需2~6个月。期间应定期随访，一旦发生皮瓣发红或扩张器突然变软，应随时来院检查。

3. Ⅱ期手术后的护理

（1）密切观察皮瓣的颜色、血运、肿胀程度。术后面部会有轻度肿胀，3天后自行消退，若肿胀加重，应报告医师，及时处理。

（2）术中放置引流管防止出血及血肿形成，密切观察引流器是否通畅、负压大小、引流物颜色等。术后限制患者活动，以防过度牵拉造成创口裂开，皮瓣坏死。

（3）患者已做2次手术，为使伤口早日愈合，提高抵抗力，应加强营养，采用高营养、高蛋白、维生素丰富的饮食。

四、皮肤软组织扩张术注水期间的健康教育

皮肤软组织扩张器目前已广泛应用于临床，是大面积瘢痕和组织缺损修复的重要方法。但由于扩张器注水期比较长，而大部分患者的注水是在出院后完成的，加之患者对扩张器的护理缺乏了解，在注水期间有时会出现各种与患者保护和处理不当相关的并发症，严重时会影响到整个扩张的过程。为了减少类似情况的发生，患者在注水期间应当注意：

1. 要注意保护术区　包括扩张器和注水壶所在的区域。

（1）绝对避免暴力、锐器等直接作用于扩张皮瓣表面。直接的暴力可能会导致扩张器破裂、渗漏以及扩张皮瓣感染、坏死，甚至导致扩张的失败，所以要绝对避免。儿童往往对扩张治疗不配合，有时可能会有意无意地触摸、抓挠扩张器表面的皮瓣，家长应注意看护，说服儿童配合治疗，必要时应对其较危险的行为进行管制。

（2）紧贴扩张皮瓣表面的衣物应宽松、柔软，以纯棉织物为宜。领口常常会摩擦颈部扩张皮瓣，导致皮瓣的红肿、干燥，最好剪去领口处能够摩擦扩张皮瓣的部分。

（3）尽量不要使用化妆品：市场上销售的化妆品成分复杂，有影响扩张皮瓣的潜在可能，不宜使用。冬季较干燥时可以在扩张皮瓣表面涂凡士林、甘油或婴儿护肤用品。

（4）注意不要烫伤、晒伤皮瓣，防止蚊虫叮咬。

2. 加强营养

（1）术后的恢复需要足量的蛋白质和热量。部分患者术后短期内食欲较差，应当克服困难，保证足量的蛋白质摄入，并注意膳食的均衡。

（2）注意饮食卫生，预防食物中毒。

（3）不宜吃辣椒。

3. 注意清洁卫生

（1）居住的环境应尽量整洁，衣物经常换洗。

（2）有条件尽量多沐浴，但不应用力搓洗扩张皮瓣表面。头皮下扩张器置入的患者洗头时应避免用力抓挠，不宜使用尖锐的梳子，不要使用刺激性强的洗发和沐浴液。

4. 不宜进行剧烈运动　任何剧烈运动都有可能导致扩张皮瓣的损伤，应严格限制。

5. 特殊情况

（1）注水壶外置的患者应定期换药，保持注水壶周围的干燥和清洁，发现红肿和渗出时应及时告知医师。

（2）儿童患者需家长的细心照顾。

（3）感染和扩张器外漏等情况的处理应严格遵医嘱执行。

6. 有问题及时联系管床医师　发现局部的红肿热痛、皮瓣颜色和厚度的改变、有液体渗出或注水壶、扩张器外漏等情况时，应尽快联系医师。

（樊　媛）

第三节　皮片移植护理

一、定义

是指一块与肌体完全游离的皮肤，不附带皮下脂肪，由身体的某一部位取下，移植于另一部位，重新建立血液循环而成活。皮片可分为刃厚皮片、中厚皮片、全厚皮片、含真皮下血管网皮片。

二、疾病相关知识

（一）临床应用

肉芽创面、大面积皮肤缺损、瘢痕溃疡、皮瓣区创面。

（二）治疗

手术覆盖创面，修复组织。

（三）康复

进行功能锻炼，防止皮片挛缩。

（四）预后

1. 刃厚皮片　移植后易挛缩，不耐摩擦，色泽深暗，外观不佳。

2. 中厚皮片　移植后挛缩轻微，能耐受一定摩擦，色素沉着比刃厚皮片轻，愈合后易出现瘢痕增生。

3. 全厚皮片　移植后挛缩轻，质量高，色泽和弹性好，耐摩擦，无色素沉着，不易出现瘢痕增生。

4. 含真皮下血管网皮片　植皮条件和技术要求高，成活率不稳定，有时发生水疱、花斑甚至浅表坏死，临床使用很少，预后同全厚皮片。

三、专科评估与观察要点

（一）专科评估

评估患者的精神心理状态。

（二）病情观察

（1）术区给予弹力绷带固定，严格制动。

（2）患肢抬高，观察末梢血运，以及皮片的颜色、温度、切口渗血、渗液情况，防止皮片移位、坏死。

（三）自理能力

能力受限，术后需卧床 10 ~ 14 天。

四、护理问题

1. 疼痛　与手术创伤有关。

2. 潜在并发症：感染　与手术后皮肤完整性受损，失去皮肤屏障功能，瘢痕组织代替正常皮肤有关。

3. 知识缺乏　与缺乏康复保健知识有关。

4. 自理能力缺陷　与疾病和治疗限制有关。

5. 皮肤完整性受损　与自体皮片移植取皮有关。

五、护理措施

（1）病情观察

1）局部制动，抬高患肢，防止水肿，注意肢端血运。

2）保持敷料清洁干燥，防止脱落及污染。

3）注意观察术区有无出血、渗液、疼痛、肿胀、异味；患者体温是否升高，WBC 的动态变化等。

（2）用药指导、观察。

（3）做好自理能力的评估与指导。

（4）做好康复训练与健康教育。

六、健康指导

（1）戒烟。

（2）避免日光照射，防止色沉加深。

（3）功能锻炼，应用抑疤的药物。

（4）定期复查，定期指导，至少每年两次。

（5）加强自我防护，防止撞伤、烫伤、冻伤等意外伤害。

七、护理结局评价

（1）疼痛得到缓解。

（2）自理能力提升。

（3）对植皮手术治疗、护理、康复训练有明确的认知。

（4）通过心理护理，使患者消除心理障碍，保持乐观，正确对待治疗及其疗效。

（樊 媛）

第四节　皮瓣移植护理

一、定义

是指在保持原有血供的状态下，用供区的一块完整组织修复邻近或远处组织缺损，皮瓣在植皮区建立新的血运关系获得充分血运，完成转移的全过程。

二、疾病相关知识

（一）是皮肤缺损时关闭创面的首选目标

（二）临床应用

（1）有深部组织如血管、神经、肌腱、骨、关节暴露的创面，或覆盖以后还要进行深部组织修复的创面。

（2）器官再造。

（3）营养性溃疡、放射性溃疡、压疮等。

（4）面颊、鼻、上腭等部位的洞穿性缺损。

（三）治疗

手术覆盖创面，修复组织。

（四）康复

进行功能锻炼，防止供区出现继发畸形。

（五）预后

皮瓣厚度、色泽、柔软度均与受区近似，修复效果较理想。

三、专科评估与观察要点

（一）专科评估

详细询问病史，有无吸烟史、糖尿病及血液病史等，评估患者的精神心理状态。

（二）病情观察

（1）术区给予弹力绷带加压包扎，减轻皮瓣水肿。

（2）严格制动，患肢抬高，观察末梢血运以及皮瓣的颜色、温度、切口渗血、渗液情况。

（3）防止皮瓣撕脱、血肿、感染、循环障碍、坏死。

（三）自理能力

能力受限，术后需卧床 7 天。

四、护理问题

1. 疼痛　与手术创伤有关。

2. 潜在并发症：感染　与手术后皮肤完整性受损，失去皮肤屏障功能，瘢痕组织代替正常皮肤有关。

3. 知识缺乏　与缺乏皮瓣移植手术治疗、护理、康复、保健知识有关。

4. 自理能力缺陷　与疾病和治疗限制有关。

5. 皮肤完整性受损　与自体皮片移植取皮有关。

五、护理措施

（1）病情观察

1）局部制动，抬高患肢，防止水肿，注意肢端血运。

2）保持敷料清洁干燥，防止脱落及污染。

3）注意观察术区有无出血、渗液、疼痛、肿胀、异味；皮瓣的色泽、温度、毛细血管充盈状况，皮瓣下引流是否通畅。

4）做好基础护理。

（2）用药护理与观察：遵医嘱给药，观察用药后反应。

（3）做好自理能力的评估与指导。

（4）做好康复训练与健康教育。

六、健康指导

（1）戒烟。

（2）进行功能锻炼，应用抑疤的药物；肢体保持功能位或抗挛缩位。

（3）定期复查，定期指导，至少每年两次。

（4）避免日光照射，防止色沉加深，加强自我防护，防止撞伤、烫伤、冻伤等意外伤害。

七、护理结局评价

（1）减轻或消除疼痛。

（2）自理能力提升。

（3）对植皮手术治疗、护理、康复训练有明确的认知。

（4）并发症得到预防或及时发现和治疗。

（樊　媛）

第五节　重睑成形术护理

一、定义

通过改变眼睑的组织结构，对眼睑外形进行重新塑造，形成重睑皱襞的手术方法。

二、疾病相关知识

（一）居于美容外科手术首位

（二）临床应用

（1）凡身体健康、精神正常、无心理障碍的求美者，由于睑裂细小、上睑皮肤悬垂于睑缘、睫毛平直，或上睑臃肿的单睑，主动要求手术者。

（2）原为重睑者，由于上睑皮肤、肌肉和眶隔松弛，眶脂下垂，原重睑皱襞下方皮肤松弛，呈多层皱襞，重睑皱襞变浅者。

（3）原本是重睑者，但重睑皱襞窄、浅、睫毛平直，眼睑缺少立体感。

（4）两眼不对称，表现在先天性上睑皱襞一无一有，或两眼皱襞宽窄不一，睑裂大小不一。

（5）轻度上睑内翻倒睫者。

（三）治疗

手术。

（四）预后

通过精心的手术设计，认真仔细的手术操作，效果满意。

三、专科评估与观察要点

（一）专科评估

评估患者的精神心理状态，了解患者的年龄、职业、和对手术的要求。

（二）病情观察

（1）患者有结膜炎、睑缘炎、严重沙眼等疾病，必须治愈才能手术。术前一天滴抗生素眼药水，一日两次。

（2）对有出血倾向的受术者要检查血小板和出、凝血时间。对中老年受术者必要时需测血压和做心电图，如轻度异常，在术前要对症用药。

（3）避开月经期施行手术，妊娠前期（3个月）或妊娠后期（3个月）暂缓手术。

（4）术前7～10天停服类固醇激素和阿司匹林等抗凝药物。

（5）术后观察术区渗血情况，注意观察有无眼睑瘀青和水肿。

（三）自理能力

可自理。

（四）治疗效果

四、护理问题

1. 疼痛　与手术创伤有关。

2. 潜在并发症：感染　与手术后皮肤完整性受损，失去皮肤屏障功能有关。

五、护理措施

（1）病情观察

1）注意休息，减少用眼，防止眼睑瘀青、水肿。

2）保持敷料清洁干燥，防止脱落及污染。

3）注意观察术区有无出血、渗液、疼痛、肿胀、异味等。

（2）用药指导与观察：遵医嘱滴抗生素眼药水，注意用药反应。

（3）做好自理能力的评估与指导，告知患者安排好生活和工作。

（4）做好健康教育。

六、健康指导

（1）让受术者了解基本的医学美学知识，了解受术者不正确的认识和心理障碍，说明术后可能出现的情况，给予耐心细致的解释，做好心理疏导工作。

（2）1周内禁食辛辣刺激食物。

（3）手术当日不宜看书、看报、看电视、使用电脑，避免眼睛疲劳，伤口有渗血渗液应立即回医院处理，术后休息1周。

（4）近期内避免强光、紫外线照射。

（5）术后5~7天来医院拆线，拆线后24小时后可沐浴；伤口处留有的红色线状瘢痕，3~6个月逐渐消退。

七、护理结局评价

（1）患者主诉疼痛减轻或消失。

（2）患者未发生并发症或并发症得到预防、及时发现和处理。

（3）通过有效的沟通，尽量给予求美者引导和指点，让她（他）认识眼部美的真正含义。

（樊　媛）

第六节　烧伤整体护理

一、整体护理的实施

整体护理的目标是使患者达到身心整体健康。烧伤专业护士可以通过以下3个途径实施整体护理：①对暂时或永久需要依赖护理者，护士应对其生理和心理需求进行帮助；②协助患者做到独立，尽可能由他们自己照顾自己，帮助患者发挥最大潜能以满足生活的需求；③通过教育的方法，预防一些基本需要得不到满足的情况发生，如提供营养方面的知识，协助制订饮食计划，以预防营养失调。

二、护理诊断

1. 烧伤的护理诊断　根据北美护理诊断协会（NANDA，1986）的按人类反应形态分类法中的128项护理诊断，适用于烧伤的护理诊断主要有：①营养失调：低于机体需要量，与摄入不足和机体能量消耗增加有关；②潜在的感染，皮肤破损、体液失衡；③潜在的体温改变，创面暴露、皮肤损伤所致；④体液不足，烧伤所致体液丧失过多。共有28条护理问题。

2. 注意事项　①根据烧伤部位的不同，患者的文化程度不同，其护理问题可能不同。另外，烧伤早期与后期存在的护理问题也不一样。②护理问题的排列，应分主次，要把主要的、急需解决的、危及生命的最主要的问题放在首位。

如大面积烧伤患者，早期由于处于死亡的边缘、患者的思维过程发生改变，处于精神恍惚阶段，这时的护理问题是把救命放在首位。如体液不足、气体交换受损等护理问题。一旦患者从死亡的边缘救治过来后，患者面临的是创面的修复，感染等问题，与此相关的护理问题也即是患者基本需要的问题。如营养失调、潜在的感染、疼痛、知识缺乏等问题。另外，患者意识逐渐清醒，对生的欲望将更强烈，这时他们会在心理、社会等问题上有更多想法。相应的焦虑、恐惧、自我形象紊乱等护理问题将成为我们工作的重点。

三、健康教育

健康教育是指有计划、有组织的系统教育过程，使人们自觉地采用有利于健康的行为，以改善、维持和促进个体的健康。健康教育是整体护理的重要组成部分。现就烧伤患者健康教育的内容、方式与注意事项介绍如下。

（一）教育的内容

烧伤患者健康教育的内容应根据患者的病情、治疗经过、康复情况制订。大体包括以下几个方面。

1. 入院宣传教育　此期对患者及家属宣传教育的重点是规章制度、探视制度、治疗、作息时间、经治医生、护士的姓名，以及宣传有关预防医院院内感染的重要性。

2. 疾病认知宣传教育　贯穿于整个烧伤患者治疗过程中。从疾病的发展过程、转归等简略介绍烧伤的病程经过。

3. 饮食宣传教育　介绍饮食在烧伤创面愈合过程中的重要性、饮食的搭配、时间分配及注意事项，鼓励进食。

4. 手术宣传教育　让患者及家属知道手术的时间，术中采用的麻醉方式及感觉。重点讲解手术前的准备，如禁食、备皮、引流管放置的必要性及术后注意事项，手术后创面首次换药时间、皮片生长时间等。

5. 浸浴宣传教育　浸浴的好处，浸浴前、后的注意事项，浸浴中可能出现的问题及采取的措施。

6. 特殊治疗宣传教育　如翻身床使用、悬浮床使用时患者应注意什么，使用呼吸机的目的及注意事项等。

7. 功能锻炼指导　根据病情，与患者和家属共同制订。

8. 出院患者的健康教育　患者及家属的心理指导；正确保护创面的方法；药物使用方法及注意事项；详细的功能锻炼计划及复诊时间。

以上内容，护理人员需要根据患者疾病不同阶段的需求进行指导。如疾病认知宣传教育，包括的内容很多，护士应根据患者所处的不同时期进行不同的宣传教育，而不能在患者还处于休克期时就讲解康复的有关知识。否则，既不利于患者及家属了解此期的重点，又不能取得满意的效果。

（二）教育的方式

烧伤多为突然发生，但病程长，大部分患者为择期手术，因此，其健康教育的方式可以采用正式健康教育和非正式健康教育两种。

烧伤患者早期教育一般采用口头宣传教育、小册子、图片的形式，待患者创面部分愈合后，可以采用示范、亲手操作等形式（如功能锻炼的方法、步骤），出院指导采用电视录像效果较好。在向患者及家属进行教育的过程中，应注意少、短、具体。即每次给患者讲授不宜多，一般 3 ~ 4 条；具体指出患者应知道的内容，先讲最重要和最需要知道的内容；使用简单的日常用语。

（三）注意问题

护理人员在对患者及其家属进行健康教育的活动中，首先要注意称呼，称呼患者的名字或根据患者的意愿来称呼患者。护士自我介绍，包括姓名、职称等。其次，对患者进行咨询时要准备足够的时间，切忌以匆忙的态度进行交谈。尽可能不要站着同患者谈话。另外，在交谈过程中，应观察患者有无恐惧和焦虑。在提供有关诊断和治疗信息之前，必须谨慎。

（樊　媛）

第七节　面部除皱手术的护理

一、概述

面部除皱术是将面部松弛下垂的皮肤用外科手术方法将其拉紧，切除多余部分，使皱纹展平。面部松弛皱纹的种类：①由于皮肤浅层的老化形成的细小皱纹，普遍存在各个部位；②面部表情肌方向垂直的深而长的皱襞，主要是额部的"抬头纹"，外眦的"鱼尾纹"，颏颈部的"火鸡脖子"及鼻唇沟的加深。

二、术前护理

1. 一般护理　按术前常规护理。重点是血液检查有无凝血障碍。

2. 心理护理　充分了解患者的精神及心理状况，了解她们要求手术的动机，针对具体情况做好术前解释工作。

3. 术前　术前一日嘱患者淋浴，剪指（趾）甲，去除指甲油，根据需要协助医师剃除术区头发。术前一日晚及次日晨用 0.1% 的苯扎溴铵药物洗头，重点是术区皮肤。

三、术后护理

1. 按麻醉方式一般护理常规　全身麻醉清醒后尽量采取半坐卧位，可适当抬高头部，减轻头面部水肿。

2. 局部观察及护理　敷料固定是否良好，有无渗血及脱落，负压引流管需保持通畅，防止引流管扭曲、打折、脱出，并记录引流量及性状。面部及眼部是否肿胀，必要时用0.25%氯霉素眼药水滴眼或0.9%氯化钠注射液棉球擦拭双眼，观察术后疼痛程度及性质，避免血肿形成。

3. 饮食护理　术后开始用流食，2~3天后可进半流食，避免食用硬食及口腔咀嚼。

四、出院指导

（1）嘱患者未拆线时及拆线后2周内，不得自行洗头，如患者有不适感觉，头皮瘙痒等不适症状时，可协助患者药物洗头（1%~2%碘附）流水洗净，擦干头发，碘附消毒术区。拆线后指导患者局部涂抹预防瘢痕增生的药物及应用弹力敷料3~6个月抑制瘢痕增生。

（2）嘱患者勿强行揭掉伤口痂皮，局部可涂抗生素软膏帮助痂皮软化，促进其自行脱落，避免伤口感染、裂开。术后3~6个月避免染发、皮肤护理（按摩、熏蒸、热敷）及使用电吹风，避免因面部皮肤感觉迟钝或麻木引起过敏、烫伤。

（3）指导患者保持心情愉快，规律生活，充足睡眠，合理饮食，以延缓皮肤衰老。

（樊　媛）

参考文献

［1］陈德荣. 五官科护理. 第2版. 北京：人民军医出版社，2015.

［2］魏革，马育璇. 手术室护理必备. 北京：北京大学医学出版社，2011.

［3］黄人健，李秀华. 妇产科护理学. 北京：人民军医出版社，2013.

［4］何仲，吴丽萍. 妇产科护理学. 北京：中国协和医科大学出版社，2014.

［5］张铭光，杨小莉，唐承薇. 消化内科护理手册. 第2版. 北京：科学出版社，2015.

［6］李红，李映兰. 临床护理实践手册. 北京：化学工业出版社，2010.

［7］尤黎明，吴瑛. 内科护理学. 第5版. 北京：人民卫生出版社，2012.

［8］皮红英，朱秀勤. 内科疾病护理指南. 北京：人民军医出版社，2013.

［9］尹安春，史铁英. 内科疾病临床护理路径. 北京：人民卫生出版社，2014.

［10］毕怀梅，王家兰. 中医临床护理学. 北京：科学出版社，2017.

［11］徐燕，周兰姝. 现代护理学. 第2版. 北京：人民军医出版社，2015.

［12］钟华荪，李柳英. 静脉输液治疗护理学. 第3版. 北京：人民军医出版社，2014.

［13］祝水英. 外科护理技术. 武汉：华中科技大学出版社，2015.

［14］李秋萍. 内科护理学. 第2版. 北京：人民卫生出版社，2010.

［15］王建荣，周玉虹. 外科疾病护理指南. 北京：人民军医出版社，2012.

［16］张志庸. 协和胸外科学. 第2版. 北京：科学出版社，2016.

［17］高小雁，彭贵凌. 积水潭创伤骨科护理（积水潭骨科护理系列教程）. 北京：北京大学医学
出版社，2014.

［18］陈金宝，刘强，范玲，于新颖. 儿科护理学. 第2版. 上海：上海科学技术出版社，2016.

［19］周乐山，朱念琼. 儿科护理学. 湖南：湖南科学技术出版社，2016.

［20］戴新娟. 中医护理常规. 南京：东南大学出版社，2014.